兼本浩祐

第**4**版

てんかん学
ハンドブック

医学書院

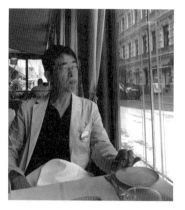

【兼本浩祐】
愛知医科大学精神科学講座 教授／愛知医科大学病院こころのケアセンター部長
1983年京都大学医学部医学科卒業。ベルリン自由大学神経科，国立療養所宇多野病院精神神経科などを経て，2001年より愛知医科大学精神科学講座教授。2012年からは愛知医科大学病院こころのケアセンター部長を，2016年からはてんかんセンター部長を兼務。日本てんかん学会理事，日本精神病理学会理事。2013〜2017年国際てんかん連盟精神科部門委員長。
著書に《神経心理学コレクション》「こころはどこまで脳なのだろうか」(医学書院)，「精神科医はそのときどう考えるか──ケースからひもとく診療のプロセス」(同)，《こころの科学叢書》「てんかんと意識の臨床」(日本評論社)，「脳を通って私が生まれるとき」(同)など多数。

てんかん学ハンドブック

発　行	1996年 6月 1日	第1版第1刷
	2004年 9月 1日	第1版第6刷
	2006年 1月 1日	第2版第1刷
	2010年12月15日	第2版第6刷
	2012年 4月15日	第3版第1刷
	2016年 1月15日	第3版第5刷
	2018年10月15日	第4版第1刷Ⓒ
	2023年 1月15日	第4版第4刷

著　者　兼本浩祐
　　　　　かねもとこうすけ
発行者　株式会社　医学書院
　　　　代表取締役　金原　俊
　　　　〒113-8719　東京都文京区本郷1-28-23
　　　　電話　03-3817-5600(社内案内)

印刷・製本　三美印刷

本書の複製権・翻訳権・上映権・譲渡権・貸与権・公衆送信権(送信可能化権を含む)は株式会社医学書院が保有します．

ISBN978-4-260-03648-1

本書を無断で複製する行為(複写，スキャン，デジタルデータ化など)は，「私的使用のための複製」など著作権法上の限られた例外を除き禁じられています．大学，病院，診療所，企業などにおいて，業務上使用する目的(診療，研究活動を含む)で上記の行為を行うことは，その使用範囲が内部的であっても，私的使用には該当せず，違法です．また私的使用に該当する場合であっても，代行業者等の第三者に依頼して上記の行為を行うことは違法となります．

JCOPY 〈出版者著作権管理機構　委託出版物〉
本書の無断複製は著作権法上での例外を除き禁じられています．複製される場合は，そのつど事前に，出版者著作権管理機構(電話 03-5244-5088，FAX 03-5244-5089，info@jcopy.or.jp)の許諾を得てください．

第 4 版の序

　てんかんについて初めて知ろうという思いでこの本を手にとっていただいた方は，第 1 章がマスターできれば成人のてんかんであればその診療のほぼ 8 割くらいはとりあえずは可能と考えていただいてよい。「視点・論点」などはすべて読み飛ばし，また本文のなかでも，歴史的な経緯を説明した部分も読み飛ばすとさらに必要不可欠な部分の分量は減る。最短距離は，第 1 章図 1，2 で 4 大類型を理解し，p. 8 下 7 行目～p. 12 の 10 行目，さらに p. 17～25 で概観した 10 個程度の症候群を把握することである。1 つの症候群についての鍵概念は 3，4 個であるから，集中すれば 3～4 時間もあればとりあえずは十分把握できる。もちろん，この部分を実際の臨床で使うためには本書の他の部分を必要に応じて参照しなければならないので，実質的にはもう少し時間はかかると思うが，いずれにしてもすぐに実践の役に立てようという動機で本書を買っていただいた方は第 1～3 章をまずは集中して読んでいただくのが近道だと考える。

　その上で実際の事例に当たった場合，第 4 章「鑑別診断」の項目で目立った症状から逆引きして目の前のこの症状であればどんな疾患の可能性があるかを考える手助けにしていただくとよいかと思う。よく欧米の医学ドラマで，ホワイトボードに目の前の症状から考えられる病態の候補をすべて挙げて，そのなかから疾患を絞り込むあれである。そしてこの下準備をした上で，最初からすべてを把握しようと思わないことがてんかん医療に習熟する近道だと思う。まずは，現場，現場に応じて目の前によく現れる病態，側頭葉てんかんなら側頭葉てんかん，若年ミオクロニーてんかんなら若年ミオクロニーてんかんに習熟するのが第一である。個別の症候群によく習熟することができれば，そこからそれに類縁の病態を簡単に理解できるようになる。確実にわかる一部をゲットすれば，少なくともそれについてはすぐに実践で使うことができて時間コストの損はないが，漠然と

たくさんの知識をもっていても，実践では何も始めることはできないからである。

　本書を前版から買っていただき，この新しい版も買っていただいた方は，ともにこの間のてんかん学の歴史を歩んできた同志だと心密かに思わせていただいている．特に「視点・論点」などこの本の一部は私のてんかん学であって，これが唯一つの正解だなどとは決して思っていない．てんかん学をともに学び続ける同志への話題提供だと考えている．いろいろな機会でお会いしたときに，侃々諤々と議論できると嬉しい．

　医学書院の小藤崇広さんのお蔭で，装丁やガストー教授の後書きなどを通して，この本が実現したいコンセプトを形にしていただいた．愛知医科大学の精神科学講座の同僚，脳神経外科や神経内科の諸先生，そして何よりもこの何十年間かをともに歩んでもらった患者・家族の方にこの本を通して深く感謝したい．

2018年8月27日（平成最後の夏に）

兼本浩祐

第3版の序

　本書を改訂しなくてはならなくなった理由は2つある。1つは，ガバペンチン，トピラマート，ラモトリギン，レベチラセタムといった有用性の高い新薬が相次いで本邦でも使用可能となり，このため具体的な処方戦略の見直しが必要となっていることである。もう1つは，従来の国際てんかん分類を，基本的にはてんかん症候群の集合体として定義し直し，大分類を解体しようという動きが2000年以降行われており，何らかの形でこの改定を意識する必要があると考えたからである。

　ただし，2つの点で第3版は，今後の小改訂をあらかじめ予想する形で書かざるをえなかった。1つは新規抗てんかん薬の保険適応の問題である。新規抗てんかん薬は本来は単剤療法が可能であり，さらにいえば多くの場面で単剤療法でなければその十分な有用性を発揮しないが，現在は本邦では併用療法でないと適用外使用となる。したがって，新規薬剤の単剤療法の保険適応が通った場合，それに応じた若干の改訂が必要となることが当然予想される。

　もう1つは複雑部分発作という用語に関わる問題である。2010年の国際分類案では，複雑部分発作は，意識障害を伴う焦点性発作"focal seizure with impairment of consciousness or awareness"あるいは認知不全発作"dyscognitive focal seizure"と呼び変えられているが，「凝視→口部自動症→発作後もうろう状態」という一連の流れから構成されるまとまった臨床単位としての複雑部分発作の病態像が前者では見失われるし，後者では失語発作や既知感の一部も含まれた広範な状態が字義通りとれば含まれてしまうことになり，いずれも目下のところ実臨床でそのまま使用することが難しい。意識障害を伴う焦点性発作をFS-ICというように略号化することで臨床単位としての一体感を強める，精神運動発作という以前の用語を復活させるなどいくつかの案が考えられるがいずれも現時点では汎用されて

いる用語法とは乖離してしまうと思われる．本書では，2010 年国際分類とも可能な限り整合性をもたせるように，例えば単純部分発作は前兆および焦点性運動発作という用語で置き換えたが，複雑部分発作などいくつかの用語については十分に熟した術語の置き換えは現時点では不可能であると判断し，従来の複雑部分発作という術語をそのまま用いることとした．このため全体としてはちぐはぐな印象を残すこととなったが，どの方向に術語が熟すかを待つ間の正しい経過措置であると考えている（本文の視点・論点 2 を参照）．新分類は全体として評価されず用いられないままに終わる可能性もまだ十分にあるからである．

　ジョン・ヒューリングス・ジャクソンの有名な箴言の 1 つに，「よい臨床家であるためにはわれわれは植物学者であるとともに庭師でなくてはならない」という言葉がある．新分類を考えるとき，この言葉は含蓄深い．庭師は仕事を頼まれた木をみたときに，その木を見栄えよく枯れないように育てるためにはどの枝を切るべきかの判断をその場で迫られる．それは木の本来の系統発生を問う植物学者の目からみれば最も整合性の高そうな分類とは若干のずれが生ずることもあるかもしれないが，庭師に必要なのは目の前の枝を今どのように剪定すればよいのかについて具体的な指針を与えてくれる枠組みなのである．

　2012 年 2 月

兼本浩祐

第 2 版の序

　医学書院の樋口覚さんに促されて，第 2 版のための小改訂の作業を始めてみたところ，この間のてんかん学の変化に追いつくために訂正しなければならない点が幾つかあり，これを見直しているうちに，第 5 章以降の大幅な改訂を行わざるをえなくなった。特にてんかん学の領域における遺伝子学の進歩は目を見張るものがあり，そのため第 7 章を新たに設け，遺伝疾患としてのてんかんの側面について取り上げた。また，「第 6 章・抗てんかん薬」においては，イオンチャンネル調節剤として抗てんかん薬の側面を取り上げるとともに，わが国では認可が下りていないが，諸外国では既に 10 年近く使用されている旧"新薬"の解説も今後の認可への期待も込めて掲載した。他にも第 5 章以降ではかなりの情報の追加や訂正を行っている。さらに，新たに「視点・論点」と題したコラムを設け，さまざまの意見がありうるてんかん学上のトピックで，臨床上重要と思われる事柄に関して，本書での考えを載せた。

　本書は，てんかんの専門医のための本ではなく，忙しい日常診療の中でてんかんを診察せざるをえない非専門医や研修医が，これ 1 冊でとりあえずてんかんについて必要な当座の知識を拾い読みできるようにということを目的としている。したがって，第 5 章以降はできるだけ多くの関連項目をできるだけ短く詰め込んである。また，第 5 章・第 7 章を併せるとほぼ国際分類に沿った形でのてんかん症候群分類のためのコードしても利用可能なように工夫してある（若年性ミオクローヌスてんかんであれば，2.1.B のように）。

　診療上の疑問など e-mail（fwkh2919@mb.infoweb.ne.jp）へ送ってもらえば一緒に考えたいと思います。それから，忙しい時間の合間に文献収集のお手伝いをいただいた愛知医科大学精神神経科の柴田純子さん，面倒な校正作業を忍耐強くしていただいた医学書院の加谷洋子さん，現在てんかん

診療を愛知医科大学で一緒に行ってもらっている精神神経科の諸先生，神経内科の諸先生にこの場を借りて感謝致します。

2005 年 11 月

兼本浩祐

初版の序

　このハンドブックは，初めててんかん患者の診療に当たる研修医やレジデントの医師がてんかん学をある程度体系的に学ぶ手助けになるとともに，てんかん専門医ではないが，神経内科，脳外科，精神神経科，小児科などの外来でてんかん症例を診療する必要のある医師のための実践的な手引きとなることを目的としている。

　「1章・てんかん学基礎編」，「2章・治療編」，「3章・脳波編」までを読んでいただければ，てんかん診療のための必要最小限の知識を習得していただけるはずである。「4章・鑑別診断編」では，てんかんが疑われる特定の臨床症状を目の前にした時に考える鑑別診断のリストを列挙した。「5章・てんかん症候群およびてんかん類似疾患編」，「6章・抗てんかん薬編」は，個々の症候群や薬剤についてもう少し詳細な情報が必要だと感じられた場合に，辞書的に用いてもらうことを意図した。

　また，てんかん臨床のちょっとしたこつやトピックを「臨床メモ」として，治療上教訓となった自験例を「事例」として幾つかを記した。「事例」はすべて国立宇多野病院関西てんかんセンターで著者が治療した例である。

　外来の診療では多くの場合てんかん発作そのものをみることはできない。しかも前兆体験を除いては発作の最中には本人は多くは意識を失うことから，本人だけではなく発作を目撃した人の問診を重視せざるをえない。てんかん診療における問診は1つの事実にたどりつくための探偵の聞き込みに似ている。さまざまな悩みや苦しみから患者さん本人や家人の証言は実際の観察と思い込みとが複雑に交錯する迷路のような様相を呈することも多い，てんかん学の知識を背景にこの迷路が解きほぐされ，1つの臨床像が次第に姿を表す過程こそがてんかん臨床の醍醐味である。

　私が外人助手を勤めていたベルリン自由大学のヤンツ教授の外来診療は，深い霧が晴れて急に広い眺望が開ける時のように1つの臨床像が目の

前に現れてくる，このような問診に満ちていた．てんかん臨床においてはどんな高価な医療機器も適切な患者・家族への問診がなければ無力なのである．

　この10年間，私は国立療養所宇多野病院関西てんかんセンターで大変恵まれた環境のもとで臨床を行ってきた．さまざまな臨床場面で看護スタッフには物心両面で支えられ，私の臨床研究の最も重要な部分は看護スタッフの熱心な協力がなければ不可能であった．さらに極めて自由な闊達な議論が常にできる雰囲気が関西てんかんセンターの伝統となるように腐心された河合逸雄院長の懐の深さがなければ私はとても10年にわたっててんかん臨床を続けることはできなかっただろうと思う．また川崎淳先生をはじめ同僚にも恵まれ，現在では小児科の白坂幸義先生，光吉出先生，脳外科の武内重二先生，森村達夫先生，久保祥昭先生，精神神経科の森悦子先生，辻富其美先生，栗山みのり先生とかなり大きな所帯となった．本書は，これらの関西てんかんセンターのスタッフとの共同作業なしには上梓できなかった．

　しかし，この間最も多くのことを私に教えてくれたのは本日で4,279人目となる関西てんかんセンターに来院され，てんかんをきっかけに出会うこととなった患者さんとその御家族であったことは言うまでもない．この10年で出会ってきたこれらの人々がいなければ私はこの間の生活は随分貧しいものになっていたに違いない．

　最後に，著者を促し本書を上梓する機会をつくって下さった医学書院の樋口覚氏がいなければ本書が存在することはなかったのは間違いなく，この点を深謝しつつ，本書が少しでもてんかん診療の実践に役立つことを祈って序文を終える．

1996年3月25日

著者

目次

第❶章 てんかん学の基礎 — 1

- A てんかん診療のフローチャート — 2
- B てんかんの定義と非てんかん — 4
- C てんかん4大類型の予後と治療 — 6
- D てんかん4大類型の診断の仕方 — 12
  - 1 てんかん発作 — 13
  - 2 てんかん症候群 — 17
  - 3 症候群診断ができない場合 — 25

第❷章 治療 — 29

- A てんかん類型の診断がつかない場合 — 34
- B 年齢非依存性焦点性てんかん — 37
- C 特発性全般てんかん群 — 47
- D けいれん発作重積状態の初期治療 — 49
- E 迷走神経刺激療法 — 56
  - 1 侵襲性 — 56
  - 2 効果 — 57
- F てんかんの外科手術 — 57
  - 1 薬剤抵抗性の証明 — 58
  - 2 術前検査とインフォームド・コンセント — 58
  - 3 手術手法 — 58
  - 4 アフターケア — 60
  - 5 ガンマナイフなど — 60
- G ケトン食 — 61

第❸章 脳波 — 65

- A てんかんにおける脳波判読の原則 — 66
  - 1 脳波記録の原理 — 66
  - 2 双極誘導と基準誘導 — 66

　　　　3　局在決定……66
B　てんかんに特異的な脳波異常……67
　　　　1　3 c/s 棘徐波……68
　　　　2　遅棘徐波……68
　　　　3　棘波群発……68
　　　　4　多棘徐波……70
　　　　5　ローランド棘波……70
　　　　6　棘波（鋭波）……72
　　　　7　ヒプスアリスミア……75
　　　　8　群発・抑制交代……75
C　てんかんに特異的な脳波異常と混同しやすい波形……76
　　　　1　頭蓋頂鋭一過波（瘤波）と紡錘波……77
　　　　2　その他の非てんかん性突発波……79

第4章　鑑別診断……81

A　発作性のけいれんとけいれん様症状……82
　　　　1　発作性両側性のピクつきが主訴
　　　　　（両側非同期性のものも含む）（乳幼児期発症）……82
　　　　2　発作性両側性のピクつきが主訴
　　　　　（両側非同期性のものも含む）（思春期以降発症）……84
　　　　3　意識保持下で出現する発作性一側性のピクつきが主訴……87
　　　　4　意識保持下で出現する発作性の硬直が主訴……89
　　　　5　意識喪失下で出現する発作性の硬直が主訴……92
　　　　6　繰り返す大発作・大発作様症状が単独で主訴となる場合……95
　　　　7　新生児に出現するけいれん，自動症，自律神経症状……96
B　転倒発作（大発作を除く）を主症状とする場合……98
C　意識，記憶，反応性が繰り返し消失
　　ないしは減損するのが主症状（転倒を伴わない）……101
　　　　1　数秒〜数十分の持続……101
　　　　2　数十分〜数時間までの持続……104
D　突然出現した錯乱状態……107
E　発作性の主観的体験を主症状とする場合……111
　　　　1　理由や原因がなく突然始まる発作性の不安・恐怖……111
　　　　2　消化器系に異常がないのに反復性発作性に
　　　　　繰り返す腹痛あるいは嘔吐……113
　　　　3　発作性反復性のめまい……114
　　　　4　発作性非対称性の感覚異常……115
　　　　5　発作性反復性の視覚障害……116

| F | 発作性の笑いを主訴とする場合 ……… 117 |

第❺章 てんかん症候群とてんかん類似疾患 ……… 119

本書でのてんかんとてんかん類似疾患の分類 ……… 121

1 **年齢依存性てんかん群** ……… 127
- 1.1 年齢依存性新生児・乳児てんかん ……… 127
  - 1.1.A 良性家族性新生児てんかん ……… 127
  - 1.1.B 良性新生児てんかん（五日けいれん）……… 128
  - 1.1.C 良性乳児てんかん ……… 129
- 1.2 年齢依存性焦点性てんかん群 ……… 131
  - 1.2.A ローランドてんかん ……… 131
  - 1.2.B 早発性良性小児後頭葉てんかん（パナエトポラス症候群）……… 134
  - 1.2.C 遅発性小児後頭葉てんかん（ガストー型）……… 136
- 1′ 脳症に至る年齢依存性焦点性てんかん群 ……… 137
  - 1′.1.A 徐波睡眠期持続性棘徐波を示すてんかん性脳症 ……… 138
  - 1′.2.B ランドー・クレフナー症候群 ……… 140
  - 1′.3.C 非定型ローランドてんかん ……… 142

2 **特発性全般てんかん群** ……… 143
- 2.1 特発性全般てんかん ……… 146
  - 2.1.A 小児欠神てんかん（ピュクノレプシー）……… 146
  - 2.1.AB 若年欠神てんかん ……… 149
  - 2.1.B 若年ミオクロニーてんかん（ヤンツ症候群）……… 150
  - 2.1.B′ 覚醒時大発作てんかん ……… 154
- 2.2 特発性全般てんかん亜型 ……… 156
  - 2.2.A 欠神発作を伴う眼瞼ミオクロニー（ジーボンス症候群）……… 156
  - 2.2.B 乳児ミオクロニーてんかん ……… 157
  - 2.2.C ミオクロニー脱力てんかん ……… 159

3 **全般・焦点混合てんかん群** ……… 161
- 3.1 全般・焦点混合てんかん ……… 166
  - 3.1.A ウェスト症候群 ……… 166
  - 3.1.B レンノックス・ガストー症候群（レンノックス症候群）……… 170
  - 3.1.C 早期ミオクロニー脳症 ……… 174

	3.1.D	大田原症候群……175
	3.1.E	ミオクロニー欠神てんかん……176

3.1′　全般・焦点混合てんかん亜型……178

	3.1′.A	遊走性焦点性発作を伴う乳児てんかん……178
	3.1′.B	非進行性疾患のミオクロニー脳症……178
	3.1′.C	環状20番染色体……180
	3.1′.D	視床下部過誤腫による笑い発作……180
	3.1′.E	ピリドキシン依存性てんかん……181
	3.1′.F	ドラベ症候群……183
	3.1′.G	熱性けいれんプラス(FS+)……186

4　年齢非依存性焦点性てんかん群……187

4.1　辺縁系年齢非依存性焦点性てんかん……188

	4.1.A	側頭葉てんかん……191
	4.1.B	辺縁系前頭葉てんかん……197
	4.1.C	島回てんかん……201

4.2　新皮質系年齢非依存性焦点性てんかん……202

	4.2.A	補足運動野系前頭葉てんかん……202
	4.2.B	背外側系前頭葉てんかん……204
	4.2.C	後頭葉てんかん……206
	4.2.D	頭頂葉てんかん……210
	4.2.E	ジャクソン発作関連てんかん……211
	4.2.E′	Epilepsia partialis continua (EPC)……213
	4.2.Z	その他の新皮質系てんかん……215

5　状況依存性機会性けいれん……217

	5.1.A	熱性けいれん……217
	5.2.B	機会性けいれん(非誘発性発作)……218

6　進行性ミオクローヌスてんかん……219

	6.1.A	シアリドーシス……220
	6.1.B	ゴーシェ病……221
	6.1.C	MERRF……222
	6.1.D	ラフォラ病……222
	6.1.E	セロイドリポフスチン症……222
	6.1.F	ウンフェルリヒト・ルンドボルク病……223
	6.1.G	DRPLA (dentato-rubral-pallido-luysian-atrophy)……224
	6.2.H	良性成人型家族性ミオクローヌスてんかん……226

7　反射てんかん……227

- 7.1.A　光刺激……228
- **7.2　開閉眼・注視関連**……230
  - 7.2.B　閉眼……230
  - 7.2.B′　閉眼直後……230
  - 7.2.C　Fixation-off sensitivity（FOS）（中心視の遮断）……232
  - 7.2.D　Scotosensitivity（暗闇過敏）……232
  - 7.2.E　眼球運動……233
  - 7.3.F　驚愕（びっくりてんかん）……234
  - 7.4.G　音楽・特定の音……236
- **7.5　言語性高次大脳機能刺激（読書，会話）**……237
  - 7.5.H　原発性読書てんかん……237
  - 7.5.I　失読を伴う焦点性読書てんかん……238
  - 7.6.J　非言語性高次大脳機能刺激（意思決定，ゲーム，描画，計算，そろばん，書字）……239
  - 7.7.K　体性感覚……240
  - 7.7.L　湯あみ……241
- **7.8　摂食**……242
  - 7.8.M　側頭葉辺縁型……242
  - 7.8.N　傍中心回下部型……242
  - 7.9.O　てんかん性スパスム型……243
  - 7.10.P　運動……244
  - 7.11.Z　その他の誘発因……245

8　発作重積状態……246

- 8.1.A　強直間代発作重積状態……246
- 8.1.B　間代発作（半側間代発作）重積状態……247
- 8.2.C　強直発作重積状態……248
- **8.3　欠神発作重積状態**……248
  - 8.3.D　定型欠神発作重積状態……251
  - 8.3.E　非定型欠神発作重積状態……252
  - 8.3.F　中年以降に初発する欠神発作重積状態（狭義の棘徐波昏迷）……253
- **8.4　小運動発作の混入が目立つ小発作重積状態**……255
  - 8.4.G　環状20番染色体……255
  - 8.4.H　アンゲルマン症候群……256
  - 8.5.I　ミオクロニー発作重積状態……257

- 8.6.J 焦点性意識減損発作重積状態……258
- 8.6.K 全般性あるいは焦点性てんかん性放電を伴う昏睡……260

8.7 意識障害を伴わない焦点性発作重積状態……262
- 8.7.L Aura continua……262
- 8.7.M 言語障害発作重積状態……264
- 8.7.N Epilepsia partialis continua（EPC）……264
- 8.7.O 弁蓋発作重積状態（opercular status epilepticus）……265

9 てんかんと時に混同される可能性のある疾患……265
- 9.1.A 心因性非てんかん性発作……265
- 9.2.B 失神発作……269
- 9.3.C 一過性脳虚血発作……271
- 9.4.D 一過性全健忘……272
- 9.5.E 片頭痛……273

9.6 睡眠に関連する病態……274
- 9.6.F ナルコレプシー……274
- 9.6.G レム睡眠行動障害……277
- 9.6.H 夜驚……277
- 9.6.I 入眠時ミオクローヌス……278
- 9.6.J 睡眠時ミオクローヌス（周期性四肢運動障害）……279
- 9.6.K クライネ・レヴィン症候群……280
- 9.6.L 頭内爆発音症候群……280
- 9.6.M 睡眠時律動性運動障害……281

9.7 発作性運動障害……282
- 9.7.N 発作性運動起因性ジスキネジア……282
- 9.7.O 発作性非運動起因性ジスキネジア……284
- 9.7.P 発作性労作誘発性ジスキネジア……284
- 9.7.Q 発作性失調症Ⅰ型……286
- 9.8.R アルコール離脱……286

9.9 代謝・内分泌疾患……288
- 9.9.S インスリン産生腫瘍……288
- 9.9.T 低血糖発作……289
- 9.9.U 高血糖……289
- 9.9.V 褐色細胞腫……289
- 9.9.W 急性間欠性ポルフィリア……290
- 9.10.X びっくり病……290

- 9.11.Y　フェジャーマン症候群……291
- 9.12.Z　家族性直腸痛……292

第6章　抗てんかん薬……293

- **A**　抗てんかん薬の簡易薬理学……297
  - 1　イオンポンプとイオンチャネル……299
  - 2　イオンチャネルの種類と機能……301
  - 3　抗てんかん薬の作用部位……303
- **B**　レベチラセタム(LEV)……305
- **C**　バルプロ酸(VPA)……307
- **D**　カルバマゼピン(CBZ)……309
- **E**　ラモトリギン(LTG)……311
- **F**　ゾニサミド(ZNS)……313
- **G**　トピラマート(TPM)……314
- **H**　ラコサミド(LCM)……315
- **I**　ペランパネル(PMP)……316
- **J**　フェノバルビタール(PB)……317
- **K**　プリミドン(PRM)……319
- **L**　フェニトイン(PHT)……320
- **M**　エトスクシミド(ESM)……322
- **N**　ガバペンチン(GBP)……323
- **O**　ベンゾジアゼピン……324
  - O-1　クロバザム(CLB)……325
  - O-2　クロナゼパム(CZP)……325
  - O-3　ジアゼパム(DZP)……326
  - O-4　ニトラゼパム……326
- **P**　ビガバトリン(VGT)……327
- **Q**　ルフィナミド(RFN)……328
- **R**　ビタミンB_6……329
- **S**　スチリペントール……329
- **T**　アセタゾラミド(AZA)……330
- **U**　スルチアム……331
- **V**　ピラセタム……332
- **W**　臭化ナトリウム……333

第 7 章　遺伝 ……335

- **A** ｜ 遺伝・遺伝子関係の用語解説 …… 336
- **B** ｜ 遺伝性疾患の種類とてんかんを主症状とする症候群・疾患の対応関係 …… 339
- **C** ｜ 遺伝要因が発病を規定していることが判明しているてんかん症候群・関連疾患 …… 341
  1. てんかんを主たる症状とし，メンデル型遺伝を示すグループ …… 341
  2. 遺伝子変異がてんかんだけでなく脳症も生じるか，遺伝子変異が脳の形態異常をもたらし，それが間接的にてんかんの原因となるグループ …… 345
- **D** ｜ 多因子遺伝あるいは trait marker が不明なその他のてんかん症候群 …… 354

第 8 章　器質因 …… 357

- **A** ｜ 急性症候性発作 …… 358
- **B-1** ｜ 感染性脳炎 …… 358
- **B-2** ｜ 免疫介在性脳炎・脳症 …… 360
  1. GAD 抗体関連脳症 …… 360
  2. VGKC 複合体抗体関連脳症 …… 361
  3. NMDA 受容体脳炎 …… 362
  4. 傍腫瘍性辺縁系脳炎 …… 362
- **C** ｜ 頭部外傷 …… 363
  1. 一般人口との比較 …… 363
  2. 早期発作 …… 363
  3. 晩期発作 …… 364
- **D** ｜ 脳血管障害 …… 366
- **E** ｜ 内分泌・代謝・膠原病 …… 368
  1. 全身性エリテマトーデス …… 368
  2. 橋本脳症 …… 368
- **F** ｜ 認知症 …… 369
  1. アルツハイマー病 …… 369
  2. その他の認知症 …… 370
- **G** ｜ 薬物中毒 …… 371

第9章 診療アラカルト……375

- **A** 初回発作の治療……376
- **B** 妊娠とてんかん……378
  1. 妊娠前……380
  2. 授乳……382
- **C** 海馬硬化を伴う側頭葉てんかんの外科手術……384
  1. 手術の候補……384
  2. 第一段階の検査……385
  3. 第二段階の検査……385
  4. アミタールテスト……385
  5. 術後……386
- **D** 自動車の運転……386
  1. 事故率……387
  2. 手続き……387
  3. その他……388
- **E** てんかんと熱性けいれんをもつ人への予防接種……388
  1. 説明と同意……389
  2. 悪条件の回避……389
  3. てんかん発作の状態……389
  4. 接種までに一定の期間待つ必要がある場合……389
  5. 予防接種後の発熱など……390
- **F** 抗てんかん薬による薬疹……391
- **G** 自閉症……393
- **H** 公的支援……395
- **I** 多剤併用時の薬剤整理……400
  1. 準備……400
  2. 患者・家族のニーズと発作悪化の覚悟の聞き取り……401
  3. 薬剤整理のためのいくつかのヒント……401
- **J** 投薬の終了……403

索引……407

事例

1. 排尿後失神のため失職しそうになったお抱え運転手 ……… 8
2. 発作ではなく脳波を治療されて成績の下がった小学生 ……… 11
3. 朝上肢がピクつく高校生 ……… 11
4. 焦点性意識減損発作を欠神発作と誤診され失職した女性 ……… 12
5. 3回目の大発作でようやく薬の服用に納得したヤンキー高校生 ……… 36
6. 1日に何度も急に返事をしなくなるので無理やり妻に連れてこられた会社社長 ……… 38
7. CBZをLEVに変更され1日中意識減損発作を群発した主婦 ……… 40
8. 統合失調症様の交代性精神病を呈した1例 ……… 41
9. 発作後に急性の躁状態となり精神科病院への入退院を繰り返す市会議員 ……… 42
10. クロナゼパム投与が激しい行動化を招いた事例 ……… 46
11. 心因性発作重積状態を起こして挿管された若年女性 ……… 55
12. 出社前になると倒れてしばらく動けなくなる会社員 ……… 77
13. 新人を怒鳴り散らした1年後に目と上肢がブルブルッとする発作が群発した中華料理店店主 ……… 88
14. 姿勢発作を心因性発作と誤診され抗うつ薬と多量のベンゾジアゼピンを投与された1例 ……… 90
15. 採血や運動で左半身のけいれんが誘発された高齢の男性 ……… 91
16. 解離・転換性障害によるオピストトーヌスを疑われたNMDA受容体脳炎のツアーコンダクター ……… 93
17. SPECTで側頭葉てんかんを疑われたピアニスト ……… 96
18. 心因性非てんかん性発作に側頭葉てんかんが隠されていた1例 ……… 97
19. 時々ブツブツと独り言を言う介護福祉士 ……… 102
20. 小声でブツブツ囁くディスコの女王 ……… 103
21. 発作を反抗的な態度と誤解され，繰り返し体罰を受けていた青年 ……… 104
22. 数時間の耐えがたい「眠気」を主訴とする中年女性 ……… 105
23. 数時間の間，事務処理能力が低下する中間管理職の男性 ……… 107
24. 長年蟄居生活を送っていたヤンツ症候群の青年 ……… 151
25. 当初ヤンツ症候群に似た症状を呈した青年 ……… 153
26. 手術によって発作後精神病と新興宗教への信心が消失した側頭葉てんかん ……… 192
27. 毎夜ベッドの上で飛び跳ねる青年実業家 ……… 198
28. 突発行動の目立つ辺縁系前頭葉てんかんの女性 ……… 199
29. 失語になってから頭部が右へ向く歯科衛生士 ……… 205
30. 7色の糸巻きが右視野にみえる高校生 ……… 208

| 31 | 暴漢に襲われた後ジャクソン発作を起こした1例……212
| 32 | 発作重積状態の診断で運ばれて来た洗濯工場で働く女性……267
| 33 | 毎夜「夜の霊」に噛みつかれる主婦……276
| 34 | Ⅰ型糖尿病がてんかんに続発したGAD抗体関連脳症の主婦……361

🖉 臨床メモ

| ❶ | 見落としやすい高齢発症てんかん……28
| ❷ | なんでもレベチラは新規投薬例だけに！……39
| ❸ | 抗てんかん薬の精神症状とガイドライン……44
| ❹ | 脳波の周波数……79
| ❺ | 誤診されやすい発作――ミオクロニー発作とジャクソン発作……85
| ❻ | 誤診されやすい焦点性意識減損発作と欠神発作……102
| ❼ | 意識障害の精神病理学……109
| ❽ | 特発性全般てんかん各症候群での定型欠神発作の比較……145
| ❾ | 覚醒てんかんの性格……151
| ❿ | 代謝・病巣性ウェスト症候群と特発性ウェスト症候群……167
| ⓫ | ミオクロニー発作とてんかん性スパズムの相違……169
| ⓬ | レンノックス症候群の側頭部焦点……173
| ⓭ | 過剰連結症候群……194
| ⓮ | てんかん外科を難しくするハブてんかん？……195
| ⓯ | 閉眼と発作誘発……231
| ⓰ | 前兆としての不安・恐怖と扁桃核……263
| ⓱ | 血中アンモニア値……309

視 点・論 点

| 1 | てんかんの新たな定義（ILAE，2014年）……6
| 2 | "特発性"とは何か……9
| 3 | 空欄"placeholder"としてのてんかん発作用語活用のすすめ……14
| 4 | 精神運動発作，複雑部分発作，意識減損を伴う焦点性発作……20
| 5 | システムてんかん……162
| 6 | てんかんでみられる"うつ病"……207
| 7 | チャンネル病としてのてんかん……307

本書では，以下の19種類の主要抗てんかん薬を略号で記載する。

AZA	アセタゾラミド	CBZ	カルバマゼピン	CLB	クロバザム
CZP	クロナゼパム	DZP	ジアゼパム	ESM	エトスクシミド
GBP	ガバペンチン	LCM	ラコサミド	LEV	レベチラセタム
LTG	ラモトリギン	PB	フェノバルビタール	PHT	フェニトイン
PMP	ペランパネル	PRM	プリミドン	RFN	ルフィナミド
TPM	トピラマート	VGT	ビガバトリン	VPA	バルプロ酸
ZNS	ゾニサミド				

（詳細は第6章「抗てんかん薬」を参照）

謹 告

　本書に記載されている治療法に関しては，出版時点における最新の情報に基づき，正確を期するよう，著者ならびに出版社は，それぞれ最善の努力を払っています．しかし，医学，医療の進歩から見て，記載された内容があらゆる点において正確かつ完全であると保証するものではありません．
　したがって実際の治療，特に新薬をはじめ，熟知していない，あるいは汎用されていない医薬品の使用にあたっては，まず医薬品添付文書で確認のうえ，常に最新のデータに当たり，本書に記載された内容が正確であるか，読者御自身で細心の注意を払われることを要望いたします．
　本書記載の治療法・医薬品がその後の医学研究ならびに医療の進歩により本書発行後に変更された場合，その治療法・医薬品による不測の事故に対して，著者ならびに出版社は，その責を負いかねます．

株式会社　医学書院

カバー絵：竹中　建

装丁：加藤愛子（オフィスキントン）

第 1 章 てんかん学の基礎

A てんかん診療のフローチャート

　てんかん診療は診断から治療まで非常に体系的に結びついており，いくつかの基本的な事項さえおさえておけば，多くの症例で当座の明確な治療方針を打ち出すことができる。

　実践的な診療手順は，まだ診断が確定しておらず今から投薬を始める状況なのか，すでに診断が確定し投薬が行われている状況なのかで異なる。初めててんかん発作様の症状をきたして来院した場合，図1のようにまずはてんかん発作なのか（心因性非てんかん性発作や失神発作などを除外），さらにてんかん発作であった場合には特定の原因によって誘発された発作ではないのか（低ナトリウム血症やベンゾジアゼピンの離脱などを除外）を確認することがてんかん治療の開始前に必要である。2014年に国際抗てんかん連盟（ILAE）が発表したてんかんの新しい臨床定義では，特定の原因によって誘発されずにてんかん発作が起こっていると判断された場合，再燃率が6割以上であれば（脳波上てんかん波が出現するか，脳炎，頭部外傷，脳梗塞などの中枢神経疾患の既往歴があれば），てんかんとして治療するということになった。しかし，来院までに1，2回しか発作が起こっていない場合，抗てんかん薬を

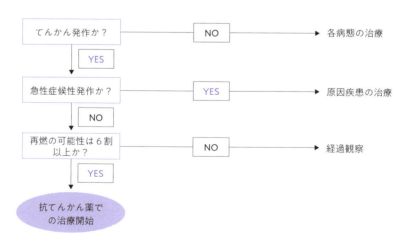

図1　てんかん治療開始までの流れ

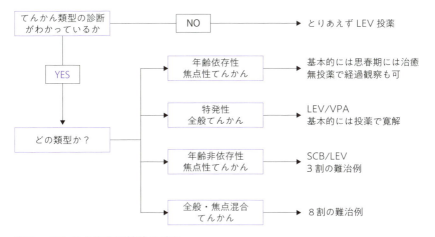

図2 てんかん治療開始後の流れ
本書の全般・焦点混合てんかんはてんかん性脳症におおよそ該当する。
SCB(sodium channel blocker)：ナトリウムチャンネル遮断薬（CBZ, LTG, LCM など）

　予防的に何年も飲み続けることを決意できない患者・家族も少なからずおり，再燃のリスクを説明した上で，その人の置かれている実際の生活状況において今ここで抗てんかん薬を始めるのが現実的なのか，本当に薬を飲み続ける覚悟ができているのかを患者・家族とともにまずは話しあうことが必要である。

　図2に示したように来院までに1～2回しか発作が起こっていない状況で，抗てんかん薬を開始することが患者・家族との話しあいの結果決まった場合，発作が少ないため目撃情報などが不十分でてんかん類型を判断する根拠に欠けていることも少なくない。さらに発作回数が少なければそれまでに受けている社会的なダメージも相対的に少なく，重篤な副作用の可能性のある薬剤は許容されないことが多い。そのため，このような事例の治療開始時点ではてんかん類型にかかわらず有効性があり，不可逆的な副作用が少ないという点で，圧倒的にLEVが選択されている。

　図2は，てんかんに対する医療的介入を行うことが患者・家族に同意された場合，具体的には何をターゲットにして治療をすればよいのかの青写真を示したものである。20世紀までのカルバマゼピンとバルプロ酸の時代には，この青写真に第一選択薬を書き込むことができたが，現時点で各てんかん類型にどの特定の薬剤をまず使うのがよいのかの明確なコンセ

ンサスはない。また，2017年改訂のILAE国際分類では，てんかん類型は，全般てんかん，焦点性てんかん，全般・焦点混合てんかんに再編されたが，特発性全般てんかんのグループと年齢依存性焦点性てんかんのグループは別途使用が許容されている。治療プランの臨床実践的青写真を描くという観点からは，焦点性てんかんから年齢依存性焦点性てんかんを区分し，全般てんかんから特発性全般てんかんを区分しておくことが大きな有用性をもつと考え，本書ではこの2つを残した。また，年齢依存性焦点性てんかんは，2017年国際分類では自己終息型焦点性てんかんと名づけられているが，自己終息という用語はてんかん発作重積状態と重積しない発作を区別するのにも用いられ，混乱を生む可能性があることも本書では従来通り年齢依存性と非依存性を使うことにした理由である。本書の1～3章は，図2のフローチャートを実際に使用するためのノウ・ハウを示したものと考えてもらってもよい。

B てんかんの定義と非てんかん

WHOにより刊行された『てんかん事典』〔原著1973年，日本語訳1974年(金原出版)〕では，てんかんは以下のように定義されている。

> 種々の病因によってもたらされる**慢性の脳疾患**であって，**大脳ニューロン**の**過剰な放電**から由来する**反復性の発作**(てんかん発作)を主徴とし，それに変異に富んだ臨床ならびに検査所見の表出が伴う。
>
> （和田豊治 訳）

この定義を整理すると，そこにはてんかんを規定する4つの要素が含まれていることがわかる(表1)。

この定義においては，てんかんという疾患が横断像(表1の2と3)とともに時間軸を交えた縦断像(表1の1と4)を合わせて初めて規定しうることが明らかにされている。

横断像のなかで規定されているのは，てんかんは大脳ニューロンの過剰

表1 てんかんの定義

1. 慢性の脳疾患
2. 大脳ニューロン由来
3. 過剰な放電
4. 反復性の発作

放電であるということである。例えば発作性運動起因性ジスキネジア（☞第5章 p.282）が発作性の過剰な運動であり，抗てんかん薬CBZが奏効するにもかかわらず通常はてんかんから除外されるのは，その起源が大脳皮質外であるとみなされているからである。これに対して，例えば一過性脳虚血発作（TIA）（☞第5章 p.271）は，発作性反復性の大脳皮質の疾患であるという点ではてんかんの定義を満たすが，過剰放電の結果起こるのではなく当該部分の虚血による機能低下の結果引き起こされるという点でてんかんではない。てんかんでは発作の最中には当該部分の代謝が低下ではなく亢進していることが，他の脳疾患と異なる際立った特徴だからである。

　縦断像に目を転じると，WHOの定義では，てんかんは慢性の脳疾患であるとされている。この定義は，脳炎や頭部外傷の急性期，薬物中毒の最中や離脱時に起こる発作，すなわち急性症候性発作をてんかんから除外するものである。WHOのこの古典的なてんかんの定義は要を得てしかも簡潔であり，長年てんかんの定義として共有されてきており，表1の1~3までの条項については現在も変更はない。しかし4の「反復性の発作」という条項は新たな定義（2014年）においては変更された。具体的には先述のように6割以上の確率で再発が予期される場合には，1回しか発作のない機会性てんかんもてんかんに含まれることになったが，この変更はみかけよりもはるかに大きなてんかんの定義の変更を意味している（☞視点・論点1）。

　表2にてんかんと混同されやすい非てんかん性疾患のリストを掲げた。フローチャート（図1）に示した診断の第一段階，すなわち，発作がてんかんか非てんかんかの鑑別においては，少なくともこのリストに掲げた諸疾患は常に念頭において除外診断を行う必要がある（詳細は第5章9，p.265を参照）。てんかんという診断が今なお及ぼす社会的なインパクトを通して，非てんかんをてんかんと誤診することが，社会的，心理的，身体的に取り

返しのつかない大きな不利益を患者に与える場合があることを忘れてはならない（← 事例 1，事例 11 p. 55）。

C てんかん 4 大類型の予後と治療

1989 年の国際分類では，てんかんを「特発性–症候性」と「局在関連–全般」の 2 つの軸によって大きく 4 つに分割していた。2010 年改訂の国際分類はこれを，「素因性–病巣性・代謝性」と「焦点性–全般」という 2 つの軸に置き換えた。素因性とは特定の病変・原因なしにてんかん発作が起こ

> **視点・論点 ❶ てんかんの新たな定義（ILAE，2014 年）**
>
> 新たな定義では，てんかんとは「てんかん発作を引き起こす持続する病態と，その神経生物学的，認知的，心理的，社会的影響によって形成される病態からなる脳疾患であり，少なくとも 1 回のてんかん発作の出現を条件とする」と変更されている。わかりにくいので図示したが（図 3），従来の定義がてんかんを単純にてんかん発作の集合体としてとらえていたのに対して（図 3a），新たな定義ではてんかん発作を発生させる脳の機構が，てんかん発作を通して，あるいはてんかん発作とは独立に引き起こすさまざまの障害を総括しててんかんと呼ぶことになっている（図 3b）。この難解な定義は，1 回しかてんかん発作を起こしていない機会性てんかんの一部をてんかんとしてカウントできる道を開いたという点が実臨床的には最も影響が大きい。しかし，理念的には，徐波睡眠期持続性棘徐波（CSWS）やランドー・クレフナー症候群において極端な形で示されているように，てんかん発作そのものは実際的には大きな問題ではなく，てんかん発作を引き起こしているてんかん性活動が，てんかん発作自体とは独立してもたらす認知機能障害こそが主な治療標的になるような病態をてんかん学の対象として真正面から引き受けることを宣言している。この点はてんかんの概念の根本的な変更と言える。側頭葉てんかんの精神症状などもてんかん学の副次的問題ではなく，本来の問題であることをこの定義は示唆しており，精神症状や認知機能障害をもつ人々には大きな助けとなる可能性がある。しかし他方で，てんかんは心理的問題とは関係のない他の身体疾患と同じ単純な脳の疾患であり，精神疾患とは違うというキャンペーンによって社会的なスティグマを軽減しようとしてきた従来の活動とは逆行する点もあり，慎重な運用に向けて注視を続ける必要がある。

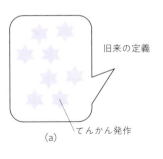
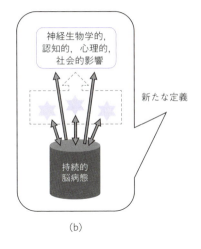

図3 てんかんの定義の新旧比較
兼本浩祐:てんかんの基本的な治療姿勢.In:樋口輝彦,市川宏伸,神庭重信,他(編):今日の精神疾患治療指針第2版.pp 588-592,医学書院,東京,2012より転載

表2 てんかんと鑑別を要する頻度の高い非てんかん性疾患

心因性非てんかん性発作
失神発作
睡眠関連障害
チック
片頭痛
低血糖発作

り,発作の出現が基本的には遺伝的に規定されているという意味であり,これに対して病巣性・代謝性とは脳炎,脳腫瘍,頭部外傷など何らかの脳の疾患があらかじめあって,そこから二次的にてんかんが生じてくるという意味である。1989年分類の「症候性」という言葉は字義通りにとらえれば確かに「病巣性・代謝性」という意味であるが,運用上はそれより広く用いられており,2010年分類との間の大きな食い違いの一因となっていた(☞視点・論点2)。「局在関連」から「焦点性」への置き換えには,こうした概念上のずれはない。「焦点性」とは,てんかん発作の開始時に,大脳半球の一側に(多くは大脳の特定の部位に)てんかん放電が一定時間限局してとどまっているという意味であり,「全般」とは,てんかん放電がすでに発作開始時

> **事例 1**
>
> ### 排尿後失神のため失職しそうになったお抱え運転手
>
> 　52歳のお抱え運転手。51歳頃からトイレで倒れるという症状が合計3回あり，いずれも倒れる直前に胸のあたりから気持ちの悪い感じが込み上げてきて冷汗が出たかと思うと転倒し意識を失っている。近医を受診したところ脳波異常を指摘され，運転を禁止されたため本院を受診した。
>
> 　問診するといずれの症状も相当量の飲酒後，一度に大量の排尿をしたときに限って起こっていることが判明。脳波も時に徐波が混入する程度で，てんかんに特異的な異常は認められなかった。立位で排尿をせずに大便器のほうですること，沢山ためずにこまめに排尿することを勧めたところ，その後発作は全く起こらなくなった。
>
> 　　　　　　　　　　　　　　　　　　　　　　　　　　　　　（排尿後失神）

に急速に大脳半球の両側に伝播しているという意味である。

　2010年分類では，てんかん症候群の整理の一案として発症年齢による分類が提案されている。本書前版（第3版）ではそれに沿う形で，焦点性てんかんを2つに大別し，一方を年齢依存性，他方を年齢非依存性とすることとした。このように名称変更すれば，年齢依存性焦点性てんかん群は従来診断の特発性局在関連てんかんに，年齢非依存性焦点性てんかん群は従来診断の症候性局在関連てんかんに無理なく移行可能で1989年の大分類の概念はそのまま使用でき，同時に誤解を生む「症候性」という術語を避けるという2010年分類の方針にも沿うことができるという考えからであった。前述(p.4)のように2017年分類への対応についてもこれと同じ方向性を基本的に維持した。てんかん大分類の歴史的変遷を図4に示した。また，それぞれの大分類への対応を以下に示すが，詳細は各論（第5章）に譲る。

　冒頭のフローチャート（図2）で示したように，てんかん大分類は本書では予後および治療方針の大枠を共有するものの集まりである。したがって，今自分が診療を行おうとしている症例がてんかん大分類のどこに位置するのかが判断できれば，当座の治療戦略を立て，てんかんをもつ人やその家族にその理由を提示するという目的のためには十分に役立つ。

　年齢依存性焦点性てんかん群は，基本的には思春期になれば寛解する疾患であり，必要があればナトリウムチャンネル遮断薬やLEVを処方する

視点・論点 ❷ "特発性"とは何か

　1989年に提唱され，われわれがこれまで使い慣れてきた国際分類では，てんかん症候群をグループ分けする際に，特発性・症候性という概念を大きな軸の1つとして用いていた。症候性という術語は新分類では廃止されたが，この概念をどう取り扱うかは，てんかんの大分類に対する2つの異なった姿勢を反映しており，新分類を理解する上でも大きなヒントを与えてくれる。1つは本書の第1版，第2版で行ってきたように，臨床症状・経過・治療・病態を一連の流れとして全体的に把握し，臨床的な取り扱い方が近く，病態的にも共通の要因をもっている症候群同士を括るためのラベルとして大分類を活用しようとする考えであり，もう一方は特発性・症候性という言葉をできる限り字義通りに受け取っていく考え方である。前者は，臨床的に有用な大分類を行い，症候群同士の関係を俯瞰する大局観を養いうる利点があるが，一部で特発性・症候性という術語の字義通りの意味とは矛盾した分類をしなくてはならなくなる短所があるのに対して，後者は，分類そのものは機械的にできるが，その結果作成された大分類そのものにはあまり臨床的な有用性はない。

　メンデル型の遺伝を示す家族性の焦点性てんかんの家系が1990年代後半から次々にみつかったことで，この問題はより先鋭化した。例えば有名な常染色体優性遺伝を示す前頭葉てんかんを例にとって考えると，症状・治療・予後などはほぼ症候性の辺縁系前頭葉てんかんと共通しており，逆に年齢依存性焦点性てんかんが共通にもっていた特質である年齢依存性や自然寛解傾向などの性質には欠けている。大局的に眺めると，ローランドてんかんやパナエトポラス症候群は，徐波睡眠期持続性棘徐波（CSWS）やランドー・クレフナー症候群などとともに年齢依存性の焦点性てんかんという軸で整理するほうが（☞p. 131），常染色体優性遺伝を示す前頭葉てんかんと一緒にするよりも症候群同士の関係は理解しやすい。症候性ウェスト症候群と特発性ウェスト症候群も別個の大分類に引き裂くより，同一の病態として眺めておいたほうが臨床的には役立ちそうだというのが本書第1版，第2版の考えであった。旧版も含め本書では臨床的有用性と臨床像を優先し特発性という術語を緩く取り扱って臨床的に有効なてんかん分類を残した。2017年の全般・焦点混合てんかんの考えは紆余曲折を経て本書第3版の考えに近づく形で落ち着いたとも言える。

が，発作の数が少なく夜間睡眠中に限定して起こっている場合には家族・本人の希望によっては投薬なしで経過観察するという選択肢もありうる。したがって，家族にはてんかん発作は必ず治るから心配しなくてよいとほぼ請け合えるし，むしろ抗てんかん薬の投与が患児の発達や学習に与える

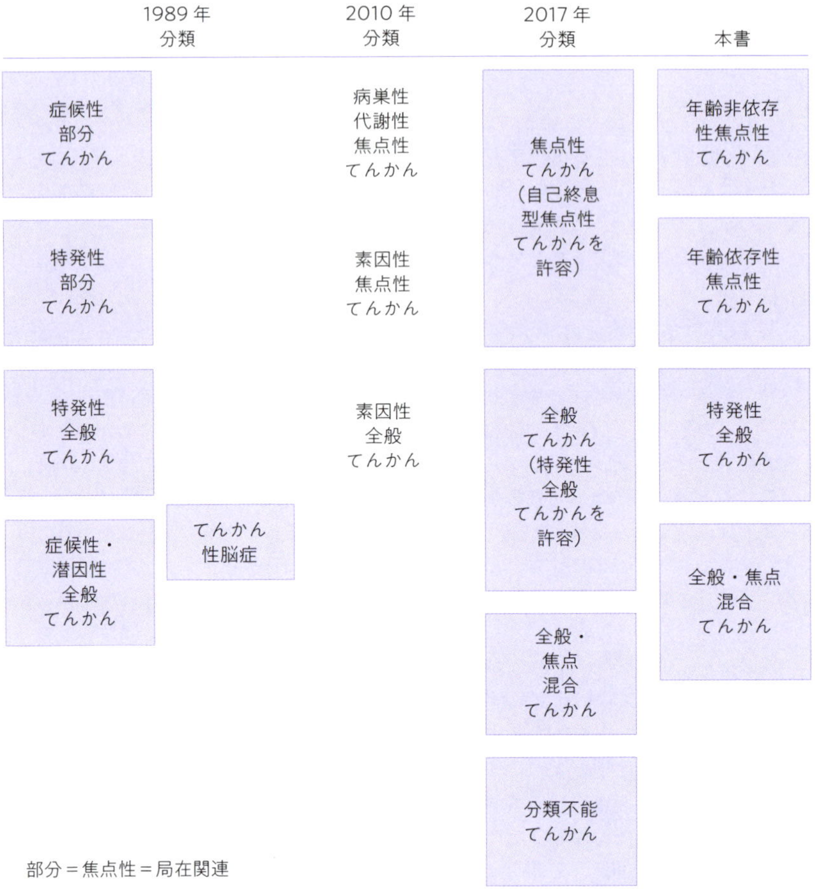

1989年分類	2010年分類	2017年分類	本書
症候性部分てんかん	病巣性代謝性焦点性てんかん	焦点性てんかん（自己終息型焦点性てんかんを許容）	年齢非依存性焦点性てんかん
特発性部分てんかん	素因性焦点性てんかん		年齢依存性焦点性てんかん
特発性全般てんかん	素因性全般てんかん	全般てんかん（特発性全般てんかんを許容）	特発性全般てんかん
症候性・潜因性全般てんかん　てんかん性脳症		全般・焦点混合てんかん	全般・焦点混合てんかん
		分類不能てんかん	

部分＝焦点性＝局在関連

図4 国際てんかん分類における大分類の変遷
2010年分類では大分類は基本的には解体されているので、枠を外した。また2010年分類では、てんかん性脳症に相当する大分類は、病巣性・代謝性である場合も、素因性である場合もあるため、基本的には股裂き状態となり、図示できないため空欄としてある。このように概観すると2017年分類は、1989年分類への回帰と考えることができる。

影響やてんかんという診断が，家族・本人に与える心理的影響を極力取り除くことが先決である（← 事例2）。

　特発性全般てんかん群では，VPA，LEVを中心とした処方の投与によって8割近くが寛解する。長期間の服薬を必要とするが，薬さえ飲めば基本的には発作は寛解し，大過なく就労，進学，結婚，出産といった事柄を発作のない人と同じように行うことができる（← 事例3，第2章 p.47）。

　年齢非依存性焦点性てんかん群では，寛解率は特発性全般てんかん群と

> 事例 2
>
> ### 発作ではなく脳波を治療されて成績の下がった小学生
>
> 　精神運動発達に特に問題のない 8 歳男児。6 歳のとき，早朝 5 時頃左顔面のけいれんを起こしたことがあるがそのまま様子をみていた。2 か月前に 2 度目のけいれんがやはり睡眠中に起こったため医者に連れて行ったところ，大変脳波が悪いからと言われて大量の薬を投与された。その後，眠気，日中にガクッと力が抜ける状態も出現。成績が急激に落ちてきたため医師から将来的には知的障害が生ずる可能性が高いと言われ，心配になり本院来院した。脳波は浅眠時に右中心部・中側頭部にほとんど連続的に鋭波が出現している。
>
> 　ベンゾジアゼピンを含む何種類かの薬剤が投与されていたため，これを少量の CBZ に変更したところ学校の成績は元に戻った。発作も以降出現していない。中学生になった時点で投薬を中止する予定。
>
> 　　　　　　　　　　　　　　　　　　　　　　　　　（ローランドてんかん）

> 事例 3
>
> ### 朝上肢がピクつく高校生
>
> 　15 歳の成績優秀な女子高生。13 歳の頃から朝，上肢がピクつくのを自覚していたが，しばらくして覚醒時に大発作が起こるようになってきた。このため某小児科を受診。CBZ を処方されたが発作は全く抑制されず，ピクつきは月に 5〜6 回，大発作は 2〜3 か月に 1 回起こり続けていた。CBZ は 600 mg 投与されており，血中濃度は 7.5〜9 μg/ml と有効濃度であった。脳波所見は 3〜4 c/s の比較的速い全般性棘徐波。このため VPA 1,000 mg に変更したところ，血中濃度は 70 μg/ml で発作は完全に抑制され，現在大学を卒業し大手銀行に就職。はりきって働いている。
>
> 　　　　　　　　　　　　　　　〔若年ミオクロニーてんかん（ヤンツ症候群）〕

比べるとかなり落ちる。このてんかん類型においては，かなりの人々が発作とともに生きることを考えなくてはならなくなる。とはいえ，最終的には投薬によって半数以上の人々の発作が完全に寛解することもまた事実である（☞事例 4，第 2 章 p.37）。また，難治の年齢非依存性焦点性てんかん群の一部では手術によって発作を寛解させることができる場合もある（☞第 2 章 p.57，第 9 章 p.384）。

　これに対して全般・焦点混合てんかんの寛解率は 2 割程度しかなく，さらに知的機能の障害が徐々に出現する。したがって，発作との闘いは患

事例 4

焦点性意識減損発作を欠神発作と誤診され失職した女性

　20歳の事務員。11歳時，睡眠中大発作が初めて出現し，その後睡眠時にのみ2〜3か月に1度の頻度で大発作が出現していた。15歳時には近医でCBZが開始され発作は消失した。16歳時に親戚の勧めで某医大を受診。VPAに服薬は変更になり，17歳頃から「むかつき」が，18歳頃から「むかつき」の前兆の後意識減損発作とともに失禁する発作が出現するようになった。医大ではこの前兆に注意を払っていなかったため，「欠神発作」との診断のもとにVPAが次第に増量された。就職後，この「欠神発作」はさらに悪化。勤務中にも何度か失禁したためいたたまれなくなり退職。本院を受診した。

　意識減損発作は動作が停止し，その後短時間のもうろう状態を伴うものであったが，脳波上は突発波を認めなかった。来院時にはVPAが2,400 mgと大量投与され，その血中濃度も122.8 μg/mlと高濃度であったが，上記の失禁を伴う意識減損発作は全く抑制されないままであった。CBZを開始し800 mgになった時点で発作は抑制され，VPAを中止してCBZ単剤としたが，以降5年間発作は完全に抑制されたままである。CBZの血中濃度は7.4 μg/mlであった。この女性はその後再就職し職場結婚。現在は1児の母である。　　　**（側頭葉てんかん）**

者・家族の生活に大きく影を落とすことになる。全般・焦点混合てんかんの代表例であるレンノックス・ガストー症候群(以降，本書ではレンノックス症候群と略す)においては，単剤で十分な効果を上げることが大抵は難しく，通常はVPAに加えてCBZ，ZNS，LTG，TPM，PMP，RFNなどを一定量以上併用せざるをえない。当然，薬の負担も相対的に大きくなるが，発作による転倒・受傷の危険や発作重積状態が起こるのを防ぐために，やむを得ないことが多い。薬の効果と副作用の兼ね合いをどう妥協させるかといったてんかん発作に対する医学的な対応と並行して，社会資源の活用なども視野に入れながら，発作とともに本人・家族が生きるのを手助けしなくてはならない。

D　てんかん4大類型の診断の仕方

　図5は，てんかん発作，てんかん症候群，てんかん類型のおおよその

関係を図解したものである。いくつかのてんかん発作とそれに対応する発作間欠期のてんかん性異常波の組み合わせによっててんかん症候群が定義され，類縁のてんかん症候群を統括したものがてんかん類型である。一見すると診断の流れは，てんかん発作から出発し，てんかん症候群，そしててんかん類型にいたるような一方向的な関係にみえるが実際は必ずしもそうではなく，てんかん発作とてんかん症候群診断は相互依存的である（☜視点・論点3）。

1 てんかん発作

個々のてんかん発作の特徴を表3（☜ p.16）に示した。本書では，大発作，小発作，前兆，けいれんなどの用語を第1章に限って用いているが，これはこうした用語の曖昧さが，決してこれが最終的な発作診断ではないということを中途半端な専門用語よりもかえって誤解なく指し示してくれると考えるからであり，さらに患者・家族と医療スタッフとの間のとりあえずの共通のコミュニケーション・ツールとしても優れていると思うからである（☜視点・論点3）。とりあえず，けいれんは大きな関節運動を反復する状態を，大発作は転倒・意識消失・けいれんを伴う状態を，小発作は意識消

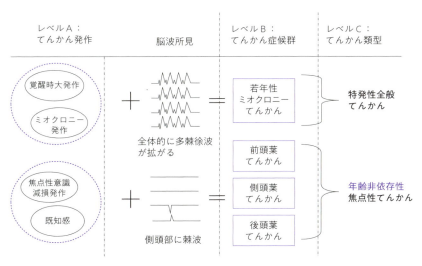

図5 てんかん発作，症候群，類型

視点・論点 ❸ 空欄"placeholder"としてのてんかん発作用語活用のすすめ

　てんかん発作は実際に来院する人が体験したか，その近縁者が目撃した出来事であるから，純粋記述に徹すれば，解釈の余地が入るてんかん症候群より，より客観的であるという予断にわれわれは陥りやすい。例えば強直間代発作（いわゆる大発作）をきたして来院してきた患者を例にとろう。実臨床においては，これが焦点性両側強直間代発作なのか全般性強直間代発作なのかは，脳波所見も他の小発作も伴わない状態で起こった場合，実際には判別することはできない。しかし，例えばこの発作を起こした人が，朝両手がピクつくことがあるとか，全般性の棘徐波が出現しているとかいった副次的情報によって若年性ミオクロニーてんかんあるいは少なくとも特発性全般てんかんの可能性が高いと考えることができれば，翻ってこの患者の大発作は，全般性強直間代発作であることがわかる（図5）。つまりは実践的に有用なてんかん発作診断においては，てんかん発作の発作型が症候群診断によって変更されるということもままあると言える。

　てんかん症候群とてんかん類型の関係においても同様のことが言える。単純に考えると焦点性か全般性かをまず区別して，それからその下位分類である症候群のどれに当てはまるかを考えるという手順を取りそうに思えるが，実際はそうではない。まずわれわれが初学者として学ぶのは，側頭葉てんかんとか若年ミオクロニーてんかんという明確なまとまりをもった症候群であり，それが診断できない場合に，その症候群との類縁関係から類推し，厳密にはそれにはあてはまらないが，その近縁の病態としててんかん類型を取り扱うのである（図11, p.27）。その意味ではてんかん学において，てんかん症候群はアリストテレスの種に当たるのであろう。

　てんかん発作に関する2017年の新国際分類は，この点を重視し，てんかん類型，てんかん症候群の鑑別ができていないような事例におけるてんかん発作を，「不明」という項目に分類するよう提案している。そこには"placeholder"という興味深い術語が用いられている。つまり後から何かもっと特定された診断を入れるための仮の呼称，患者，家族，医療関係者が共用することが可能な解答欄のような空白としての診断の提唱である。本書ではこの新しい考えをてんかん発作の記述に関して意識的に活用することとした。

失を伴うか目にみえる運動症状を伴う状態を，前兆は既知感や上腹部不快感などの特異な感覚が数秒ないしは数十秒突発的に出現する状態をおおよそ想定している。診察室では実際の発作を観察することのできる機会は稀であり，患者・家族からの病歴聴取と発作間欠期の脳波所見によってどの発作型であるのかを推測しなければならない。その際には，運動症状や体

験内容としての発作自体の様子を再現するとともに，例えば発作によって受傷したかどうかとか，発作はどの時刻に好発するのかとかそういった情報も診断の重要な助けになる．患者や家族の主要な関心はしばしば大発作だけに向いているが，てんかんの類型診断の上では，大発作よりも小発作や前兆のほうが有用である．てんかん発作はいずれの類型においても条件が悪ければ大発作となる傾向があるからである．具体的にどのような症状を聴取ないしは目撃したらどのような発作と考えるかは第4章「鑑別診断」を参照されたい．

　大発作が診断上有用なのは，発作後に麻痺が残る，覚醒直後のみに起こる，睡眠時のみに起こるといった付帯条件がある場合である．脳波については第3章で解説するが，図6に発作間欠期に典型的に観察される各てんかん発作に対応する脳波異常を模式的に提示した．

　第4章「鑑別診断」でも触れるように，欠神発作と焦点性意識減損発作（← 臨床メモ6 p.102），頻度はそれより低いがジャクソン発作とミオクロニー発作（← 臨床メモ5 p.85），また，強直発作と焦点性意識減損発作（← 臨床メモ12 p.173）をそれぞれ取り違えると，最適な薬剤の選択をし損ねることになる場合がある．乳児ではミオクロニー発作，てんかん性スパスム，強直発作，意識減損発作の鑑別が問題となる場合がある（← 臨床メモ11 p.169）．新生児も特異な発作特徴を示すので新生児・乳児けいれんの項（← 第5章 p.127）で別途取り扱う．

　ミオクロニー欠神発作（← 第5章 p.176），ミオクロニー脱力発作（← 第5章 p.159），眼瞼ミオクローヌス（← 第5章 p.156, 230, 257）は，頻度も少なく，それぞれ特定のてんかん症候群に特異的に出現するので当該の症候群のところで説明を行う．

　視点・論点4でその理由に詳しく触れたが，かつての複雑部分発作，現行の焦点性意識減損発作を本書では，単純に意識減損を伴う焦点性発作という意味ではなく，「凝視・動作停止 → 口部自動症 → 発作後もうろう状態」の三相の起承転結を示す発作あるいはその不全型を意識して用いることとする．要素的に1つ1つの症状を解体して並べるだけの病歴聴取では複雑部分発作の存在を聞き取ることは難しく，時間的な起承転結を全体として意識することがどうしても必要だからである．図7に2017年改訂の国際分類における発作と旧来の名称との対比を示す．国際分類は要素的

表3 主要なてんかん発作
2017年国際分類との対応は図8(p.21)を参照。

	てんかん発作型	臨床症状
全般発作↑	ミオクロニー発作	両上肢・軀幹の一瞬のピクつき(不規則な数回の連発は頻繁)
	定型欠神発作	意識消失。突然消失・突然回復
	非定型欠神発作	意識減損。小刻みな脱力など運動症状を伴う
	脱力発作	両四肢・軀幹の一瞬の脱力(突然の転倒や頭部の机への打ちつけ)
	強直発作	両四肢の一瞬の硬直
	間代発作[*1]	比較的規則的な四肢のピクつきの繰り返し
	てんかん性スパスム	両四肢・軀幹の一瞬の硬直
	強直間代発作[*2]	四肢が強直から速く小刻みなガクガク、さらに遅く大きなガクガクへと震える間代へ移行
↓焦点性発作	焦点性意識減損発作	凝視・動作停止 → 口部自動症 → 発作後もうろう状態と展開するのが典型
	過運動発作	しかめ面や激しい自動症で始まり、もうろう状態なしに終了。群発傾向
	焦点性運動起始発作	ジャクソン発作や姿勢発作など(第5章E項参照)
	焦点性自律神経発作	顔面蒼白、頻脈、徐脈など
	前兆	意識保持下で経験する既知感や幻視などの感覚(第5章E項参照)
	シルヴィウス発作[*3]	浅眠時に口部・顔面に感覚・運動症状が出現(流涎、構音障害を伴う)

—:特徴的な発作間欠期脳波が認められないか、頭皮上脳波が検出されにくいもの
[*1] 強直間代発作の間代以外で、間代発作が出現する場合には大部分が身体の半側優位の半側間代けいれんの形をとることが多く、厳密に言えば、焦点性発作であるが、意識が大抵は失われているにもかかわらず、両側に発作が広がらない。
[*2] 間代強直間代発作(若年ミオクロニーてんかん)、全般性強直間代発作、両側性強直間代発作に2017年分類では分けられ、前二者は全般発作、後二者は焦点性発作とされている。
[*3] 2017年分類では触れられていないが、ローランド波は通常の焦点性てんかんの棘波とは異なった形状をしていることも含め別途記載した。

に個々の症状をできるだけ記述的に列挙するとしながら、実際には定型欠神発作やてんかん性スパスムでは、脳波所見を参照し純粋な症状としてではなく1臨床単位としててんかん発作を扱っている。本書は国際分類との整合性は保ちつつ、しかしできる限りてんかん性スパスムや定型欠神発作を規定しているほうの国際分類のあり方に軸足を置く形で全体を構成することを試みた。

持続時間	発作間欠期脳波所見
1秒以内	多棘徐波
数秒～十数秒	3 c/s 棘徐波
数十分～数時間	遅棘徐波
1秒以内	―
数秒	棘波群発
数十分～数時間	―
1秒以内	ヒプスアリスミア
数分（もうろう状態を除く）	―
数十秒～数分（もうろう状態を除く）	前側頭部棘波
十数秒～数十秒	―
数秒～十数分	―
数秒～十数秒	―
数秒～十数分	―
数十秒～数分	中心部・中側頭部棘波（ローランド波）

2 てんかん症候群

1) 年齢依存性焦点性てんかん（表4）

　年齢依存性焦点性てんかん群の代表格は，中心部・中側頭部棘波を示す小児良性てんかん（BECTS）（以下，ローランドてんかんと略す）とパナエトポラス

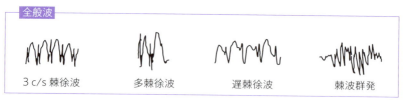
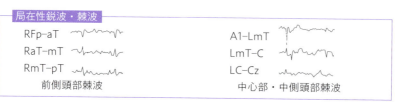

図6　各発作型に対応する発作間欠期の脳波異常

症候群であり，臨床的にはこれが年齢依存性焦点性てんかん群の主要な部分を占める。幼児期から学童期に，精神運動発達上特に問題のない児童が寝入りばなに発作を起こし，治療しないうちから発作の頻度がかなり低い場合，脳波をとると浅眠時に中心部・中側頭部の高頻度の鋭波，すなわち，ローランド棘波（☞ 第3章 p.70）が確認され，ローランドてんかんと診断できることが少なくない。ローランドてんかんは，舌や口の痺れから半側顔面の間代に至るローランド発作を特徴とするが，寝入りばなの大発作を主訴として来院する場合のほうが数としてはずっと多い（☞ 第5章 p.131）。パナエトポラス症候群は，ローランドてんかんよりも発症年齢が若干低く，幼稚園児が発作性に吐き気，嘔吐を繰り返すのが典型的な病像であり，吐き気，嘔吐の後に半側間代けいれんや錯乱状態をきたすまで誤診されることも多い。脳波はローランド波と同じ形状をもつ棘波が多焦点性に出現する。若干後頭部に棘波の出現率は高い（☞ 第5章 p.134）。

2）全般および全般・焦点混合てんかん（表5）

　全般および全般・焦点混合てんかんでは，発症年齢が若い順に，ウェスト症候群，レンノックス症候群，小児欠神てんかん（ピュクノレプシー），若年ミオクロニーてんかん（ヤンツ症候群）の4つの代表的な年齢依存性の症候群がある。ウェスト症候群（☞ 第5章 p.166）は乳児期に発症し，短時間の

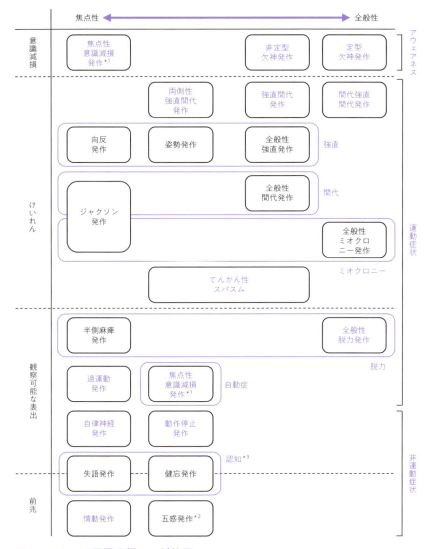

図7 てんかん国際分類との対比図

色文字は国際分類の用語。当該発作の最も突出した特徴をもとに整理してある。

[*1] 複雑部分発作に相当する。焦点性意識減損発作は，国際分類の用語に表記法としては従っているが，要素的にではなく，てんかん性スパスムや定型欠神発作のように1つの臨床単位として用いている。

[*2] 国際分類では文字通り感覚発作と命名されているが，視覚・聴覚・触覚・嗅覚・味覚に関わるのでここでは五感発作とした。

[*3] 既知感や夢様状態が認知発作に整理されるべきか情動発作に整理されるべきかはなかなか難しいところがある。多くの場合，世界の体験の仕方は変容しているが，言語や記憶のようにテストによってその存在を確認できる事柄ではなく，むしろその主要な現われは主観的体験だからである（図6を参照）。

視点・論点 ❹ 精神運動発作，複雑部分発作，意識減損を伴う焦点性発作

　もともと複雑部分発作という言葉は，精神運動発作という言葉の代わりに人工的に提唱されたものである。精神運動発作という術語は，側頭葉てんかんで起こる既知感や恐怖，自動症といったさまざまの精神・運動症状を総括した言葉であったが，側頭葉てんかんそのものの多彩さを反映し，「自らの姿を次々に姿を変えるギリシア神話の神，プロテウス」になぞらえられていたほどであり，使いこなすためには相当の技量を要求される難しさがあった。観察から形成された精神運動発作という術語に対して，複雑部分発作という術語はその起源から，焦点性発作で「意識を失う」発作をそう呼ぶことにしようと操作的に作成され誰もが使用できるようにした人工的な術語である。このため使用期間が長くなるにつれて多くの矛盾が目につくようになっていた。最大の難点は，自動症をめぐるものである。特に辺縁系前頭葉てんかんにおいては激しい自動症が出現するにもかかわらず，意識は半ば保たれており，後から発作中の出来事の一部を想起することができる。普通の不随意運動と異なるのは，患者はやむにやまれぬ促迫感から激しく運動するが，機械的に体の一部が動いてしまうわけではないことである。この状態は，運動衝動の異常な高まりと表現することもできなくはないが，だとすれば厳密にはこうした発作は1989年分類の術語で言えば一種の単純部分発作ではないかという考えもありうることになる。側頭葉てんかんであっても劣位半球起源のものの一部には同様の問題を呈する場合がある。逆に，側頭葉てんかんで前兆としての既知感が強烈に出現する場合，自分を取り巻く世界の様相は一変し，ある種の精神的な視野狭窄状態が起こることはしばしば経験される。こうした状態は意識の変容と言えなくはない状態であり，意識が何らかの変容を起こす場合をすべて複雑部分発作とするならば複雑部分発作に入ってしまうことになる。

　主要な焦点性発作を，意識障害の深さと他人からの観察可能性を軸に整理したのが図9(p.26)であるが，意識という尺度を全か無かで二者択一にすることは難しいことがこの図からもみてとれる。2010年分類では，これを受けて複雑部分発作が廃止され，個別の発作ごとに，意識の有無を記述したければしてもよいという方向で改訂が行われた。しかしこの考えは，海馬・扁桃核を巻き込むてんかん性の症状を統一的なイメージの下にとらえようとした精神運動発作の概念から，複雑部分発作よりもさらに遠くに離れ，観察された要素をそのまま記述しようという思考の流れにより徹底して沿っている。例えば，側頭葉起源の焦点性発作には，「凝視・動作停止 → 口部自動症 → 発作後もうろう状態」という典型的な症状の展開があり，さまざまな程度の意識障害，病巣と反対側のジストニー姿位（指を不揃いに突き出した硬直）などをさらなる特徴に挙げることができるが，2010年分類，2017年分類とも，診立てに最も重要な個々の症状の時間的な推移を診断のなかに組みこむシステムが欠けている(図8)。てんかん性スパスムの診立てが，観察可能な多様な現象を貫く1つの徴候を読みとるという点では，

精神運動発作と同じ思想に基づいているのとは対照的である。本書の本来の姿勢から言うのであれば，精神運動発作という用語を復活させるべきであると思われるが，現時点ではあまりに時代錯誤的な響きがあるので，焦点性意識減損発作に用語は改訂せざるをえなかった。しかし，本書では要素的な症状の点描としてこの用語を用いるのではなく，「凝視 → 口部自動症 → 発作後もうろう状態」の三相がこの順序で展開する起承転結を含意した実臨床に沿った形でこの用語を当面は用いることにしたい。毎回わずかずつ姿を変えながら反復する一連の発作をジャクソンがそうしたように，時系列の中でまとまりをもった1単位として把握しようとしなければ，極めて頻度が高く臨床的重要度も高い側頭葉起源の焦点性意識減損発作の把握は臨床的には容易に病歴として聴取はできないからである。国際分類が，てんかん性スパスムに許していることは，焦点性意識減損発作にも許されなければ不公平ではないか。

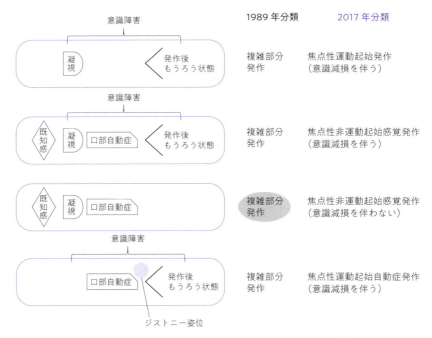

図8　同一患者（側頭葉てんかん）における複数の焦点性発作の2017年分類での呼称

1989年の発作分類では，同一患者における一連の発作を複雑部分発作として統一的に理解できる。それに対して，2017年分類では，いくつかの発作を通して本質的に反復している症状を見て取ることが非常に困難になる。

軀幹の屈曲を主症状とするてんかん性スパスムを特徴とする。この発作の特徴は，発作がほとんどの場合単発では終わらずシリーズ形成することである。対応する発作間欠期の脳波所見は，高振幅徐波の上に独立多発焦点を示す棘波が重なるヒプスアリスミアである。

幼児期に発症するレンノックス症候群(☞ 第5章 p.170)の中核症状は強直発作と非定型欠神発作である。強直発作は時に唸り声を上げながら両上肢を伸展・強直させ，発作後短いもうろう状態を伴う。非定型欠神発作はしばしば数時間の重積状態となる意識の減損状態である。発作間欠期の脳波対応は，非定型欠神発作が遅棘徐波(☞ 第3章 p.68)，強直発作が睡眠時の棘波群発(☞ 第3章 p.68)である。

学童期に好発する小児欠神てんかん(☞ 第5章 p.146)の中核症状は，1日数十〜100回以上出現する数秒〜数十秒の意識減損発作，すなわち定型欠神発作である。対応する発作間欠期脳波は，3 c/s 棘徐波である(☞ 第3章 p.68)。思春期発症が典型的な若年ミオクロニーてんかん(ヤンツ症候群 ☞ 第5章 p.150)は，覚醒後数時間以内に相対的に集積する両上肢の比較的大きなビクンビクンとした動きからなる覚醒時大発作が中核症状。発作間欠期脳波所見は，多棘徐波である(☞ 第3章 p.70)。

3）年齢非依存性焦点性てんかん群

年齢非依存性焦点性てんかん群は，大脳辺縁系と新皮質系に大別することができる。辺縁系年齢非依存性焦点性てんかんは，前頭葉系(☞ 第5章 p.197)と側頭葉系(☞ 第5章 p.191)にさらに分けることができる(表6，表7)。

臨床像としては，側頭葉てんかんの前兆は，上腹部からこみ上げてくる名状しがたい不快感を代表とする自律神経性前兆が最も頻度が高く，次いで今起こっていることを前にもすでに体験したことがあるという錯覚が起こる既知感，誰かが背後やベッドの下にいて自分を襲ってくるような感じがありありとする実体的意識性を典型とする不安発作がそれに次ぐ。異臭，過去の情景の再体験，未知感なども側頭葉てんかんに比較的特異的な前兆である。

これに対して辺縁系前頭葉てんかんの前兆は，頭部その他の漠然とした身体の違和感を主訴とすることが多い。けいれんを伴わず意識の減損とと

表4 年齢依存性焦点性てんかんに含まれるてんかん症候群の特徴

症候群	好発年齢	発作型	脳波所見
ローランドてんかん	幼児～学童期	浅眠時の稀なけいれん発作	ローランド棘波
パナエトポラス症候群	幼児期	繰り返す吐き気・嘔吐から意識減損	ローランド棘波と同型ではあるが多焦点性の棘波

表5 全般てんかん(全般・焦点混合てんかん)の主要な症候群の特徴

症候群	好発年齢	主要な発作型	脳波所見
ウェスト症候群	乳児期	てんかん性スパスム	ヒプスアリスミア
レンノックス症候群	幼児期	非定型欠神発作,強直発作	遅棘徐波,棘波群発
小児欠神てんかん[*1]	学童期	定型欠神発作	3 c/s 棘徐波
ヤンツ症候群[*2]	思春期	覚醒時ミオクローヌス発作	多棘徐波

[*1] ピュクノレプシー
[*2] 若年ミオクロニーてんかんと同じ

表6 辺縁系焦点性てんかんの臨床的特徴

症候群	前兆	焦点性意識減損発作
前頭葉てんかん	漠然とした身体の違和感を訴えることが多い(頭部不快感など)	・発作開始時のしかめ面 ・突然起こる激しい運動[*] ・意識の減損は比較的軽く,持続の短い発作が数多く出現
側頭葉てんかん	上腹部不快感,既知感,異臭,実体的意識性,過去の情景の再体験,未知感	凝視・動作停止→口部自動症→発作後もうろう状態の三相あり

[*] 2017 年分類では過運動発作と呼ばれている

表7 辺縁系焦点性てんかんの脳波的特徴(頭皮上脳波)

症候群	発作間欠期脳波	焦点性意識減損発作
前頭葉てんかん	・時に前頭部に棘波・棘徐波 ・側頭葉てんかんと比べててんかんに特異的な脳波異常の検出率は低い	発作時にも脳波の平坦化のみで明瞭な脳波異常が出現しないことが少なくない
側頭葉てんかん	・前側頭部棘波 ・浅眠時に検出されやすい	θ波群発

もに自動症が出現する焦点性意識減損発作は，辺縁系の関与を示唆する症状であるが，側頭葉てんかんと前頭葉てんかんでは症状が異なっている。

側頭葉てんかんでは焦点性意識減損発作は，典型的なものとしては，注視していなければ気づかれないこともある凝視・動作停止の時期がまずあり，次いで口をクチャクチャさせたり舌を鳴らしたりする口部自動症へと展開し，発作後の数分〜十数分のもうろう状態を経て終了する。もうろう状態の時期には激しい運動を伴うことはあるが，前頭葉てんかんのように発作の始まりから突発的運動が起こることは稀である。

前頭葉てんかんの場合には，突然四肢の激しい運動が起こり，患者はベッドの上で飛び跳ねたり身をよじったりする。また時には四肢を硬直させたりしかめ面をしたりするのが発作の開始時に観察されることもある。意識の減損は比較的浅く，時には自分が飛び跳ねているのを覚えていることもある。持続が短く発作後もうろう状態も目立たないが回数は多く，連日何度も起こることも稀ではない。

脳波所見は，側頭葉てんかんでは発作間欠期には浅眠時の前側頭部棘波が特徴であり（☞第3章 p.72），前頭葉てんかんでは発作間欠期に前頭部に棘波ないしは棘徐波が認められることもあるが，側頭葉てんかんよりもてんかんに特異的な脳波異常の出現率は低い。発作時脳波は，側頭葉てんかんの焦点性意識減損発作では，蝶形骨誘導や前・中側頭部に最大振幅をもつθ波の群発が典型である（☞第3章 p.75）。これに対して，前頭葉てんかん由来の焦点性意識減損発作はしばしば発作時にも脱同期だけで明瞭な脳波変化を示さない。

精神症状が出現しやすいのは辺縁系局在てんかんに共通の特徴で，「シルヴィウス溝は精神科と神経科の境である」という有名なギブスの格言は，精神症状が新皮質系ではなく，辺縁系焦点性てんかんに多いことを表現している。

新皮質系の焦点性てんかんの特徴的な症状が，前兆ないしは焦点性運動発作のうちにみられる（表8）。

ジャクソン発作関連てんかんでは，身体片側の一部から次第にマーチしていくピクつきまたは異常感覚が特徴的である（☞第5章 p.211）。後頭葉てんかんの特徴は何といっても要素性視覚発作で，けいれんする前に赤や青の閃光や楕円がみえるといった訴えがその典型である（☞第5章 p.206）。

表8 新皮質系局在関連てんかんの臨床的特徴

症候群	単純部分発作
ジャクソン発作関連てんかん	一側性の身体の一部からマーチするピクつき・異常感覚
後頭葉てんかん	要素性幻視
新皮質系前頭葉てんかん	頭部向反*，優位側では失語発作
補足運動野系前頭葉てんかん	一側性強直発作，姿勢発作，言語・動作停止

*前兆を伴わない頭部の強直性の向反

　発作の開始時に他の前兆を伴わずに意識保持下で出現する一側方向への頭部の強直性の向反は，背外側系前頭葉てんかん（☞第5章 p.204）の可能性がある。優位側起源の場合には失語発作が随伴することも多い。

　一側強直発作，一側上肢の強直・伸展に頭部の向反が随伴する姿勢発作，言語理解障害を伴わない言語・動作停止発作などは，補足運動野系前頭葉てんかん（☞第5章 p.202）を示唆している。新皮質系局在関連てんかんは，他にも耳鳴り，めまいなど多彩な前兆を示すが，詳細については第5章「てんかん症候群およびてんかん類似疾患」を参照されたい。

　図9に主要な焦点性発作を，他人が観察できるかどうか，意識はあるかどうかの2つの軸から整理した。

3　症候群診断ができない場合

　てんかん症候群の診断ができるのが診療を始める上では最も確かな出発点であるが，症候群診断までは不可能な場合が少なからず存在し，特に成人てんかんではその傾向が強い。しかし，その場合でも方針を決め診療は開始しなくてはならないので，てんかん大分類に当てはめることができるものについては暫定的にではあってもそうするのが治療上のオリエンテーションをつかむのには有用である。

　てんかんは年齢によって大きくその様相を変える疾患だという点をまずは顧慮するとオリエンテーションがつきやすい。図10に提示したように，小児期では4つの大分類のすべてが発症しうるが，思春期以降では，年齢依存性焦点性てんかんはすでに終息し治癒しており，全般・焦点混合てんかんは基本的には発症し終わり，診断が確定している。したがって，

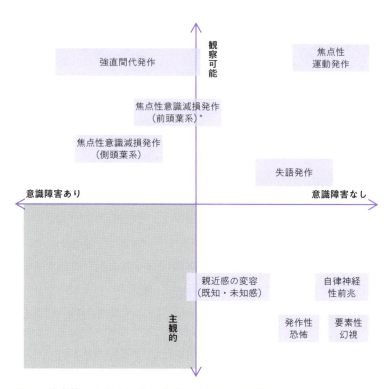

図9 焦点性てんかん発作と意識および観察可能性の有無
* 過運動発作

	小児期	思春期	高齢
年齢依存性焦点性てんかん	■		
全般・焦点混合てんかん	■		
特発性全般てんかん	■	■	
年齢非依存性焦点性てんかん	■	■	■

■ 発症可能年齢

図10 てんかん4大類型の発症年齢
小児期は小学生以下,思春期は中学生〜成人前,高齢は50歳以降を指す。

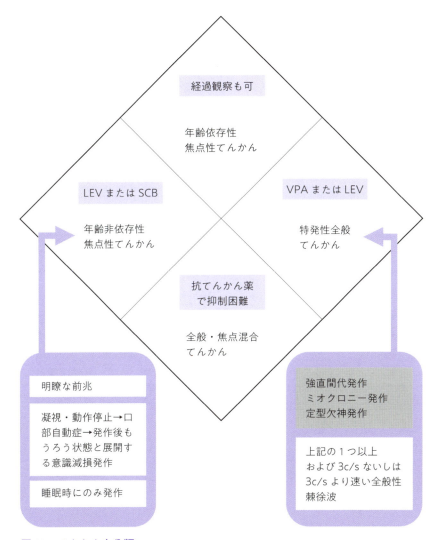

図11 てんかん大分類
矢印は各てんかんの条件を示すが,グレイの部分は選択肢を,それ以外は実際の条件を示している。

　思春期以降の鑑別診断においては,年齢非依存性焦点性てんかんと特発性全般てんかんを考えればよいことになる。50歳以降の高齢発症てんかんは,てんかんであればほぼ年齢非依存性焦点性てんかんであり,てんかん大分類の鑑別が問題になることは少ない(臨床メモ1)。図11には思春期

以降壮年期までの鑑別を意識して，特発性全般てんかんと年齢非依存性焦点性てんかんのいずれの大分類になるかを主に鑑別ポイントを提示してある．

　年齢依存性焦点性てんかんは頻度の上では3つ，さらに絞れば主に2つの症候群に集約されるので各論の項で参照されたい．小児期に鑑別診断が必要な全般・焦点混合てんかんにおいては，多くの場合，発作の数が日単位で出現するため発作脳波同時記録をとることが可能であり，発作脳波同時記録による診断確定が強く望まれる．

文献

1) Fisher RS, Acevedo C, Arzimanoglou A, et al：ILAE official report：a practical clinical definition of epilepsy. Epilepsia 55：475-482, 2014

🖉 臨床メモ ❶

見落としやすい高齢発症てんかん

　高齢発症てんかんの 2/3 は脳血管障害などを原因としており，MRI で病巣を確認することができるためこうしたてんかんは見落とされにくいが，1/3 は明確な原因疾患なしに出現する．典型的には前兆を伴わずに出現する焦点性意識減損発作の形をとる．自身は自覚に薄いことが多く家族に無理やり連れられて来院することが多い．診断には

1. 相構造を持つ意識減損発作の病歴聴取：
   A. 動作停止・一点凝視（数秒）→
   B. 口部自動症（口をムニャムニャ）（十数秒）→
   C. 生返事・とんちんかんな様子（もうろう状態）（1〜2分）
   　　（A → B → C だけでなく，A → C，B → C などもあり）
2. 前側頭部棘波（脳波）（睡眠脳波が有用！）（☜ 第3章「脳波」p. 72〜74）

が重要だが，脳波所見が欠ける場合もままあり，付き添い者からの病歴聴取のみで診断しなければならないこともある．しかし，発見の遅れは，運転による大事故，長期間放置すれば記銘力障害の出現による認知症との誤診などにつながり，事例 7（☜ p. 40）のように発見すれば比較的簡単に発作は抑制されることが多いので名医と褒めてもらえる可能性の高い疾患でもある．付き添い者（多くは配偶者）に，発作の真似をしてこんなのでしたかと言うと，膝を打ってそうそうと同意をしてもらえることが多い．

第 2 章

治 療

てんかんの治療は，今世紀になって大きくパラダイム・シフトを起こした。これは，焦点性てんかんにも全般てんかんにも有効で，重篤な副作用が少ない新薬が発売されたことにその大きな原因がある。副作用が少なく，てんかん類型を念頭におかずとも投薬が可能な薬剤が出てきたことで，専門家以外の医師がてんかん治療を大過なく行いやすくなったという意味では画期的な進歩であったと言える。他方でてんかんの類型診断を念頭におかずにてんかん診断を行うことが以前にも増して広く行われるようになり，その結果，問診が甘くなるという問題も生じている。そのような状況下で，図1(p.2)のフローチャートの冒頭の問い，すなわち，本当に今治療を行おうとしている発作がてんかん発作なのかという問いが以前よりもさらに重要性を増している(← 事例11，p.55)。治療開始以降であっても，常に図1のフローチャートに戻り，今てんかんとして取り扱っている病態が，もしかしたらてんかん発作ではないのではないかという問いを若干のおそれとおののきをもって自らに問い続けておくのが安全であろう。

　図2(p.3)のフローチャートにおいて，年齢依存性焦点性てんかんに関しては，薬物療法を行う場合には従来通りCBZかあるいはLEVが投薬されることが多いが，今後は薬疹の可能性が低いことと焦点性てんかんに有効性の高いナトリウムチャンネル遮断薬であるという点からLCMの投薬が増える可能性がある。しかし同薬は小児の適応がなく現時点では適応外処方であり，さらに年齢依存性焦点性てんかんに対してはエビデンスにも欠ける。また全般・焦点混合てんかんは，個々の症候群によって治療法に大きな開きがある。この2つのてんかん類型の治療については一般論を提示しにくい状況であるので詳細は第5章の各論に譲りたい。

　実臨床における出会う確率の高さという観点から，(A)病歴が浅く発作回数が少ないためてんかん大分類にも当てはめることができない場合(てんかん類型の診断がつかない場合)，(B)年齢非依存性焦点性てんかん，(C)特発性全般てんかん群の順に実際の処方例を事例とともに挙げたい。

　図12に現在多くのエキスパートが行っている典型的な薬剤選択の1例を提示した。ただし，第二選択薬以降はエキスパートの間でもほとんど統一的なコンセンサスはない。1970年代から半世紀にわたって抗てんかん薬の第一選択薬として君臨してきたCBZ，VPAは，CBZが薬疹の可能性と肝酵素誘導作用という点で，VPAが女性における催奇性という点で，

	焦点性てんかん	全般てんかん
第一選択薬	LEV, LCM, LTG どれか1種類の単剤投与。	VPA, (LEV, LTG) どれか1種類を選択。 ただし妊娠可能な女性では 括弧内のいずれかを優先。
第二選択薬	下記のうち，任意の 2つを組み合わせる CBZ, LTG, TPM, LEV, LCM, ZNS, PMP ――――――― CLB, GBP, VPA 色文字の薬剤が1つ以上 含まれるのが望ましい	VPA ＋ 大発作 PMP, ZNS, LEV, TPM* 欠神発作 ESM, LTG ミオクロニー発作 CZP

図12 抗てんかん薬の適応

この薬剤選択の図は可能な限り『てんかん診療ガイドライン2018』と一致するようにしてあるが，現実の使用を優先するという点で若干改変してある。ただし，改変部分はすべて個人的なエキスパート・オピニオンであって，エビデンス的な裏づけは十分でない点を留意されたい。

① 焦点性てんかんの新規の投薬に関して，CBZを落とし，LCMを入れた。これは，新規で社会的なダメージが大きくないユーザーを対象に想定した場合，CBZの一部ではあるが重篤な薬疹リスクを許容してもらうのがかなり大変になってきていることを考慮した。LTGについては，CBZと同様のリスクはあるものの，際立った長期的負担の少なさから新規のユーザーにも選択肢として示しうる現実的な可能性があると考えた。

② 全般てんかんに対する新規の投薬については，薬効に関してはVPAがなお突出しており，ガイドライン通りであるが，女性を中心にLEV，LTGの使用が実際には増えており，この現状を追記した。

③ PHT，PBを第二選択薬までで新たに投薬する実際の機会は，本邦，欧州，北米とも，その副作用プロファイルから激減しており，これは第二選択薬までに入れなかった。

④ CLBを除くCZPなどのベンゾジアゼピンについては，慣れが生ずる可能性が高く，漫然と投与が続くと中止が難しくなることから第二選択には，全般てんかんのミオクロニー発作を除いて入れていない。

* のTPMは，本邦では厳密には適応外処方となる。

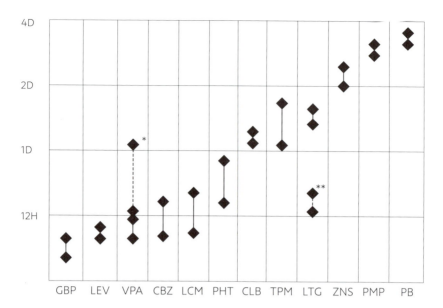

図13 抗てんかん薬の半減期
縦軸のDは日,Hは時間を表す。主に添付文書から作成。
*徐放剤,**酵素誘導作用のある薬剤との併用

他のより新しい薬剤に第一選択薬の座を譲りつつある。しかし,薬効の鋭さという点では焦点性てんかんに対するCBZ,特発性全般てんかんに対するVPAの効果は抜群である。他方で,この2つの薬剤を使用する場合には,てんかん類型の診断は必須であり,新薬と比べより多くのてんかんについての知識が要求される[『てんかん診療ガイドライン2018』(医学書院)を参照しつつ実臨床での実践を踏まえて若干の改変を加えてある]。1日の投薬回数が増えるほど服薬アドヒアランスが低下するので,できるだけ分包は少ないほうがよい。しかし,図13に示したように薬剤の半減期を念頭におくと,血中濃度が極端に低くなる時間帯を作らないためには,半減期が半日を切るGBP,LEV,CBZ,VPAは,投薬回数を1日に2~3回に,半減期が24時間に近いかそれを超えるPHT,TPM,LTG,LCMは1日2回,ZNSは1日1~2回の分包が想定される。CLB,PB,PMPは,半減期と眠気を考え,眠前1回投与が望ましい。

抗てんかん薬の副作用については,特定の個人のみにごく稀にしか出現しないが重篤化しうるものと,用量が増えれば薬剤特異的に多くの人に出

現するものに大別できる。造血系の重篤な副作用は稀ではあるが、どの抗てんかん薬でも出現しうる。再生不良性貧血、無顆粒球症の可能性は頭の片隅に常においておく必要がある。時にVPAでは、赤芽球瘻による貧血を認めることがある。造血系の副作用で多数の人に出現し重篤度の低いものとしては、CBZによる白血球の減少（2,000〜2,500/μl）、VPAによる血小板減少があるが、いずれも要経過観察ではあるものの投薬をそのために中止しなければならない事態にまで至ることは少ない。

　薬剤性の発疹も抗てんかん薬全体に共通する副作用である。多くは原因薬剤の中止によって速やかに消退する多形紅斑であるが、口腔内、角膜などの粘膜病変を生ずるスティーブンス・ジョンソン症候群および中毒性表皮壊死症との鑑別は必須である（詳細は第9章「診療アラカルト」p. 391を参照）。これらの薬疹が2週間以内、遅くとも2か月以内に出現するのに対して、薬剤起因性過敏症候群（drug-induced hypersensitivity syndrome：DIHS）と呼ばれる薬疹は投薬後数週間から2〜3か月遅れて発現し、投薬を中止してもさらに進行して肝障害をはじめ多臓器不全をきたすことがあり、治療には免疫グロブリンやステロイドを用いた高度なスキルが必要である（詳細は第9章「診療アラカルト」p. 391を参照）。薬疹の鑑別は非専門医には困難であり、薬疹が出現した場合は可及的速やかに皮膚科専門医のコンサルトを求めることが必要である。重症薬疹については、特にCBZ、LTG、PB、PHTの4剤で注意が必要であるが、これにZNSを加えた5剤がDIHSの原因薬剤として挙げられている。CBZ、LTG、PB、PHTの4剤については薬疹に関する交叉反応性があり、1つの薬剤で薬疹が出現した場合、2番目の薬剤でも薬疹が出現する確率が高くなる。

　重篤な肝障害については、先ほどのDIHS以外にも、急性脳症と肝脂肪変性を示すライ症候群とVPAの関係が指摘されているが、ほとんどが小児に発症し、ごく稀に成人で発症しても重篤化することはほとんどない。CBZ、PHTを投薬されている症例の多くでγGTPの上昇が起こるが、そのために投薬を中止しなければならないほど肝機能が悪化することは稀である。

　他にごく稀ではあるが多くの抗てんかん薬で報告されている重篤な副作用に、間質性肺炎と間質性腎炎がある。

　特定の抗てんかん薬に際立ってよくみられる副作用としては、CBZの

表 9　抗てんかん薬の血中濃度の有効治療域

フェニトイン(PHT)	10～20 μg/ml
フェノバルビタール(PB)	15～35 μg/ml
カルバマゼピン(CBZ)	5～12 μg/ml
バルプロ酸(VPA)	50～120 μg/ml
エトスクシミド(ESM)	40～80 μg/ml
プリミドン(PRM)	8～14 μg/ml
ゾニサミド(ZNS)	10～30 μg/ml

低ナトリウム血症，PHT と VPA の併用による吐き気・食欲不振，PB の眠気，VPA の脱毛・肥満・本態性振戦，PHT の歯肉増殖・多毛，ZNS，TPM のるい痩・尿管結石・発汗減少などがある(その他の副作用については第6章「抗てんかん薬」を参照)。精神症状については，TPM，ZNS，PHT による精神病状態，LEV，PMP による易刺激性などを挙げることができるが，LEV，PMP の易刺激性は性質の異なるものであり，併用しても相乗的にはならない。

　血中濃度の標準的治療域を表9に提示した。

　てんかんの薬物療法は，症例によって同種同量の薬剤を投与しても血中濃度が大幅に違ってしまうこと，さらに，薬剤を同じ血中濃度に保っても副作用の発現の仕方や発作の抑制に有効かどうかが症例によって大きな幅があることから，標準的な処方を示すのは困難である。本章で提示する処方例は，そのままこれで処方してよいという意味ではなく，あくまでもこの限界を踏まえた上で参考にされたい。また具体的な投薬例については，ここでは1つの代表的な処方例を提示しただけであり，他の処方の仕方がないという意味ではないことも留意されたい。なお，成人の処方は体重50 kg を基本とし，特に断らない場合は成人例に対する処方例である。

てんかん類型の診断がつかない場合

　てんかん発作の回数が数回以内で来院となった場合，脳波に明確なてん

かん波がみられなければ，発作の観察も十分でないことからてんかん症候群は言うまでもなく，てんかん類型の診断もつかない場合が少なくない。てんかん発作の回数が数回以内で来院する場合，欠神発作，ミオクロニー発作，前兆などが主訴となっていることはほぼ皆無であり，稀に事故を起こして焦点性意識減損発作で来院する以外では，大発作で受診することが圧倒的に多い。大発作とはこの場合，国際分類ではとりあえずは分類不能の強直間代発作に分類されることになるが，実際には，全般性強直間代発作，全般性間代強直間代発作，両側性強直間代発作，焦点性強直発作のいずれかであり，観察の積み重ねが少ない状態で来院することから，実際に強直間代発作かどうかも多くの場合には確かでないことから，仮の名称としてはいかにも非科学的に聞こえる大発作とか全身けいれんとかのほうが実態に近い名称であると言える。

1. てんかん診断の確度が相対的に低いか，患者・家族と治療開始の合意形成ができなかった場合

倒れ方が不明瞭で意識が比較的速やかに回復しているなど，てんかんであるかどうかに合理的な疑いが残る場合，あるいは相当の頻度で1年以内に発作の再燃が予期され，発作再燃の際のリスクを説明した上で(表10)，患者・家族が抗てんかん薬を長期間にわたり毎日服用する決心がつかない場合

- 1か月後，3か月後，半年後に脳波検査の予約をとった上で経過観察を行う(← 事例5)

表10 無投薬で経過観察する場合の事前説明

- 転倒時，深刻な受傷を起こす可能性がある
- 浴室で溺れる可能性がある
- うつぶせ寝をしている場合に窒息のおそれがある
- 電車待ちでホームに倒れ込み事故が起こる可能性がある

事例 5

3回目の大発作でようやく薬の服用に納得したヤンキー高校生

　17歳の高校生男性。3か月前にパチンコをしていたときに，急に倒れてけいれんしだし，救急車で搬送され搬送先で気づいた。脳波，MRI，血液検査とも異常なく，本人は擦過傷だけであったためそのまま帰宅となった。2回目は彼女とモーニングを食べているときに急に黙ったかと思うと唸り声を上げ，体が固まって椅子からずれ落ちた後にバタバタとけいれんを始めたとのことで，救急車の中では付き添った彼女の顔もわからず車から降りようとして拘束しなければならない事態となった。救急病院で処置を受けた後，2日後に当院に母親と一緒に紹介受診。脳波はやはり何も所見はなく，母親は強く投薬を希望したものの，本人は無言で一言も口を利かず，「彼自身が希望すれば治療の手伝いをしたいがそうでなければ投薬はできない」と伝え無投薬のまま経過観察となった。受診後4か月目に再度同様の大発作が出現。できるだけ早く自動車免許を取りたいということが大きな動機づけとなり，投薬を本人が希望したのでLEVを開始した。以降発作は出現せず，2年後に無事免許を取り，4年後には建設会社で働きながらすでに1児のお父さんになっている。　　　　　　　　　　　　　　　　（分類不能てんかん）

2. 数回以内の類型診断不能のてんかん性全身けいれんで治療同意ができた場合（← 事例 5）

イーケプラ*（500 mg）/2 錠/分 2/朝・夕/食後（*LEV の商品名）

- 投与開始時には眠気，いらいらなどで体質に合わない人があるので，余裕があれば250 mg 錠/2 錠/分 2 で開始し，1〜2週間で上記処方に増量する。
- 発作が再燃した場合には，速やかに 500 mg 錠/4 錠/分 2 に増量する。

B 年齢非依存性焦点性てんかん

1. 無投薬の状態で来院した場合(☞ 事例 6)

ビムパット*(100 mg)/2 錠/分 2/朝・夕/食後 (*LCM の商品名)

- 50 mg 錠/2 錠/分 2 から開始し、1〜2 週間で上記処方に増量する。奏効しない場合には 1 日量 100 mg ずつ 1〜2 週間の間隔で増量し、最終的には 100 mg 錠/4 錠/分 2 まで増量を行う。
- 発作が完全には抑制できない場合には、A-2. に準じて

イーケプラ(500 mg)/2 錠/分 2/朝・夕/食後

を 250 mg 錠/2 錠/分 2 から追加し、最終的には 500 mg 錠/4 錠/分 2 までは増量を試みる。
- ビムパットとイーケプラはいずれを先に処方してもよい。

1′. 高齢発症(50 歳以降)の場合

上記 1 に準ずるが、用量はより少なくても発作抑制をみる場合がある。また、時間に余裕があれば後述の 2.3.1 のラミクタール(LTG の商品名)をさらに少量(5 mg)から開始し、漸増するという方法もある(☞ 事例 6)。

2. 他院で投薬された状態で来院した場合

2.1 発作がすでに止まっている場合

- 発作がすでに止まっている状態で紹介受診をした場合、酵素誘導作用その他から長期の服用に関しては新薬が推奨されているため、切り替えを行いたい誘惑にかられるのは当然であるし、また患者・家族の同意があれば、切り替えは試みる価値がある。しかし、切り替えの際に、てんかん発作が再燃する可能性は常にあり、患者・家族が置かれ

事例 6

1日に何度も急に返事をしなくなるので無理やり妻に連れてこられた会社社長

　62歳の会社経営者の男性。3年ほど前から妻が話しかけてもじっと前を向いて振り向きもしないことがあり，そのときにうどんをすするような音をたてていることが多いことに妻は気づいていた。1〜2分くらいのごく短い間だが，その後3〜4分くらい話しかけても生返事で要領を得ないことが多く，その間に話したことも覚えていない。最初は1月に1回もなかったが，最近では日に3〜4回は同じようなエピソードがあり，運転を心配した妻が，長男夫婦にも頼んで無理やり説得し，車の運転は先月からやめさせている。本人は不満で「おおげさすぎるんですよ。私は若いころからちょっと注意散漫なところがあるだけです」と車の運転の再開許可を期待しての来院であった。脳波所見では右側頭部に棘波が繰り返し出ており側頭葉てんかんであることを本人に言いわたし，LCMで治療を開始した。以降，1日量200 mgで発作は完全に消失している。

（側頭葉てんかん）

表11　発作が止まっている場合，どの程度積極的に切り替えを話し合うか

PHT PB	少なくとも1度は切り替えの話題を出して話し合うことが望ましい
CBZ	切り替えのリスク/ベネフィットは相半ば
LTG	切り替えの必要はない

ている社会的状況や本人・家族との突っ込んだ話し合いなしに切り替えを開始することには大きなリスクがある。実際にどの程度積極的に切り替えについて本人・家族と話し合う必要があるかを表11に薬剤に応じて提示した。

- PHTが投薬されている場合には，不可逆的な末梢神経障害と小脳性運動失調が出現する可能性は前もって告知しておく必要がある
- ベンゾジアゼピン系薬剤やPBが投薬されている場合(特に1年以上投薬されている場合)には，若干の認知機能への影響を告知した上で，減量に際しては他の薬剤から切り替えるとき以上に発作が誘発される可能

> **🖉 臨床メモ ❷**
>
> **なんでもレベチラは新規投薬例だけに！**
>
> 　LEV がてんかんの薬物療法を席巻するにつれて，てんかん類型診断が軽視される傾向が目につくようになった。それまで抗てんかん薬が投薬されていない事例についてはとりあえず LEV を処方してみるという方針はてんかんであることが確実であればそれほど間違った考えではないかもしれない。しかし，すでに抗てんかん薬が処方されている場合には，たとえナトリウムチャンネル遮断薬 (CBZ, PHT, LCM, LTG) でそれまで発作が止まっていなかったからといって，LEV に単純に置き換えることができるとは考えるべきではない。焦点性てんかんでは，しばしばナトリウムチャンネル遮断薬はジェンガの底辺にあって全体を支えている 1 つのピースのように，一見そのようにみえなくてもてんかん発作抑制の要となっていることは珍しいことではないからである（☞ 事例 7）。

性が大きくなることを警告しておく必要がある。
- PB は 1～2 週ごとに 15 mg より遅い速度で漸減する。
- ベンゾジアゼピン系では，DZP は 1～2 週間ごとに 2～5 mg ずつより遅い速度で，CZP は 1～2 週間ごとに 0.5 mg ずつより遅い速度で減量する。
- CBZ に切り替える場合には 1 日量 400 mg を超えてから，LTG に切り替える場合には 1 日量 200 mg を超えてから，LCM に切り替える場合には 1 日量 200 mg を超えてからすでに投薬されている薬剤の減量を開始する。切り替えの際に一過性に複視，ふらつきが出現することがある。

2.2　発作が止まっていない状態で来院した場合（☞ 臨床メモ 2）

2.2.1　ナトリウムチャンネル遮断薬 (CBZ, PHT, LTG, LCM) がすでに投薬されている場合

- さらにナトリウムチャンネル遮断薬を重ねる場合には，めまい，ふらつきが増量の途中で出現することが予想されるので増量の途中から元の薬剤の減量を必要とする可能性を念頭におく。
- CBZ，LTG を新規に出す場合には 2.3.1 および 2.3.2 を参照。
- 焦点性てんかんにおいて，ナトリウムチャンネル遮断薬を中止し，他

事例 7

CBZ を LEV に変更され 1 日中意識減損発作を群発した主婦

　来院時 53 歳女性。28 歳から発作中に口をクチャクチャさせてから手をグーパーグーパーする数分の意識減損発作を発症し，30 歳前後からは CBZ が 1 日 400 mg でグーパー発作は月に 2，3 回，年に 1，2 回はけいれんを伴うような大発作が出る状態であったが，結婚・出産もし，特に日常生活では大きく困ることなく昨年まで過ごしていた。初診の時点から近医に通い続けていたが，胃カメラのときに絶食で来るように指示され，朝の CBZ を止めた。ところが，胃カメラを終えて帰宅してから意識減損発作が群発しだし，次第にけいれんを伴うようになって 10 分ごとに大発作が群発して意識が戻らなくなり，かかりつけ医とは別の救急病院に搬送となった。救急では入院後処置を行ったが，血液検査でコレステロールの上昇と軽度の γGTP の上昇があったため，長期的な服用に問題があると考えて CBZ が中止され，LEV に投薬変更となった。LEV 変更後，重積にはならないものの 1 日に十数回意識減損発作が群発するようになり，驚いて元の近医を受診し，LEV を CBZ 400 mg に戻してもらったところ，意識減損発作は群発しなくなり，その後 3 か月発作は抑制された。その後次第に意識減損発作は再燃するようになったが，月に 1 度あるかないかの頻度にとどまっている。

（側頭葉てんかん）

の薬剤に変更する場合には，発作重積や発作群発を引き起こす可能性があることを念頭におく（☞ 事例 7，臨床メモ 1 p. 28）。

2.2.2 ナトリウムチャンネル遮断薬がまだ投薬されていない場合

- B-1. を参考に LCM を追加してみる

2.3 精神症状が問題となる場合

- ZNS，TPM，PHT などが処方されている場合，これらを LTG ないしは CBZ に変更する。いずれも投薬開始後 3 か月以内は重篤な薬疹が出現する可能性があるので，患者・家族に薬疹が出たら夜間休日でも緊急に受診する必要があることを投薬前に強く警告しておく必要がある。

事例 8

統合失調症様の交代性精神病を呈した 1 例

　29 歳男性。18 歳時，自転車に乗っていて意識消失し転倒したのが初発。就職して上京。意識減損発作は月に 1 回に増加。PHT と PB の合剤を大量に投与され関係念慮が出現し退職。帰省して再就職したが関係念慮のため再び退職。近医を受診。ZNS を投与され発作は消失した。しかし幻覚・妄想状態となり，幻聴に反応して金属バットをもって飛び出し，自分を迫害する相手を警察に訴えたため強制入院となった。その後 ZNS が PHT に変更されたが，症状は軽快しないため本院転院となった。

　入院時には「どこにいても自分の考えたことを正確に読み取って G の声がついてくる」，「自分の家の家庭内事情を読み取り，自由に声が出入りする電気器具を G が何度か家に侵入して設置した」などと，近所の G 氏を中心とした病的体験が語られた。このときの PHT の濃度は 11 μg/ml であった。PHT を CBZ に変更しハロペリドールを追加していくと病的体験は次第に消失していったが，入院後 1 か月目にはなお，製氷器の音を聞いて「てんかんのために何かいい効果があるのですね」と言ったり，あるバス路線が病院前を通過することについて何か重大な意味があるように頷いたり，あらゆることに何か意味がありげに思える感じは持続していた。

　入院後 2 か月目に大発作が出現。脳波上も入院時には認められなかった左前側頭部の棘波が散発的に出現し始めた。しかし，CBZ をさらに増量すると発作は入院後 3 か月目より再び消失。「郷里でのことは全部自分の思い込みだったとわかりました」と自分の体験に対する洞察も出現した。退院時処方は，CBZ 600 mg，ハロペリドール 1.5 mg。その後再就職し元気に働いている。

（側頭葉てんかん）

- 難治の側頭葉てんかんで，発作が急激に減少ないしは抑制された場合に出現する交代性精神病においては抗てんかん薬の切り替えによる負担の軽減（LTG ないしは CBZ への投薬の変更）が重要であるのに対して（☞ 事例 8），意識減損発作ないしは大発作群発後に精神症状が出現する場合には，強力な抗てんかん薬による発作の抑制が精神症状の抑制に役立つ（☞ 事例 9）。

事例 9

発作後に急性の躁状態となり
精神科病院への入退院を繰り返す市会議員

60 歳の市会議員。20 歳のときに原因不明の熱病にかかり，その際一過性の左下肢の麻痺をきたしている。48 歳時，睡眠中初めてひきつける。以降頻度は年に何度かと少ないものの，1 点凝視から口をクチャクチャさせる意識減損発作が出現。某医大を受診したが発作の状態は変わらなかった。58 歳時から睡眠時の大発作が時に群発するようになり，1 度に 3～5 回群発すると一過性の躁状態が出現するようになった。

この市会議員は発作群発後 1～2 日の潜伏期を経た後，異様に機嫌のよい状態となり，気分爽快で次々に思いつくことを休みなく喋り続け，不眠不休で数日間この状態が続いた後，次第に易刺激的となって家具を壊したり家人に殴りかかったりするため，本院来院までの 2 年間のうちに 3 回精神科病院に収容・拘束された。この症状は毎回ほぼ 1 週間で消失し，経過中に幻覚・妄想状態などの病的体験は認めていない。

脳波では両側側頭部に独立に棘波が散発。来院時は，PHT と PB の 2 薬が投与されていたがいずれも有効血中濃度以下であった。このため，PHT の濃度を 15 μg/ml，PB の濃度を 20 μg/ml まで上げたところ，以降 4 年間，発作も精神症状も起こらなかった。

（側頭葉てんかん）

文献
兼本浩祐, 川崎　淳, 河合逸雄：てんかんにおける躁症状 4 症例の報告. 精神医学 37：253-257, 1995

2.3.1 抑うつ状態が前景に立つ場合

① ラミクタール*(25 mg)/1 錠/朝 1 回/隔日投与(*LTG の商品名)
② ラミクタール(25 mg)/1 錠/朝 1 回/連日投与
③ ラミクタール(25 mg)/2 錠/分 2/朝・夕/食後
④ ラミクタール(100 mg)/2～4 錠/分 2/朝・夕/食後

- ①の隔日投与から開始し，②の連日投与とし，さらに③の 25 mg 錠/2 錠/分 2 として，以降 1～2 週間ごとに 1 日量として 25～50 mg ずつ増量し，最終的に 1 日量を④の処方とする。増量が緩徐であるほど薬疹が出現する可能性は低くなるので，状況が許せば，小児用 LTG などを用いてこれよりもさらに緩徐に増量する。LTG が 100 mg 錠/2

錠に到達した時点で ZNS，TPM，PHT を中止にする。
- 抗うつ薬を投薬する場合には，三環系・四環系は避け，選択的セロトニン再取り込み阻害薬(SSRI)ないしはセロトニン・ノルアドレナリン再取り込み阻害薬(SNRI)を用いるほうが望ましい。稀に抗うつ薬投与で LTG の血中濃度が上がることがあるので投与前後に血中濃度の測定を念のために行っておくことが望ましい。

2.3.2 関係念慮・注察念慮が前景に立つ場合には

- 待合室や喫茶店に入ると知らない人がみんなで自分の噂をしているとか，すれ違う人が自分の悪口を言っているといった関係念慮や注察念慮が目立つ場合には，鎮静効果および切り替えの速度の問題から CBZ が適応となることが多い。

①テグレトール*(100 mg)/眠前 1 回(*CBZ の商品名)
②テグレトール(200 mg)/ 眠前 1 回
③テグレトール(200 mg)/2〜3 錠/分 2 ないし分 3/食後

- ①で始め，1〜2 週間で②に，さらに 1〜2 週間で③に増量し，増量と同時に ZNS，TPM，PHT を中止する。緊急度に応じて CBZ 増量速度は余裕があれば，さらにゆっくりと行うほうが薬疹は出にくいが，状況によっては切り替えに時間をかけることは困難である(← 事例 8)。切り替えの準備と同時に

リスパダール*(1 mg)/2〜3 錠/分 2/食後(*リスペリドンの商品名)

といった抗精神病薬の投薬も併せて行うほうが効果は出やすい。抗精神病薬はどれでも効果にそれほどの差はないが，けいれんを誘発するという点からクロザリル(一般名：クロザピン)，ロドピン(一般名：ゾテピン)は避け，低力価抗精神病薬〔コントミン，ウインタミン(一般名：クロルプロマジン)など〕を 100 mg 以上投薬することも望ましくない。

🖉 臨床メモ❸

抗てんかん薬の精神症状とガイドライン

　抗てんかん薬の精神症状はエビデンスの蓄積の少ない領域であり，エキスパート・オピニオンに頼らざるをえない。その結果，他の部分ではきわめてよく考え抜かれて作成されているガイドラインでも精神症状については時に実臨床とは若干乖離した記載が見受けられる。第一に言えるのは，抗てんかん薬と関連する精神症状で，それでもなにがしかの知見の蓄積があるのは，「この薬剤を出したらこんな精神症状が出た」というデータに関してであって，その逆の「こんな精神症状の人にこんな薬剤を出したら精神症状が悪化した」というデータはきわめてわずかしかないということである。実際に，PMP でいらいらしている人に，いらいらの出現率が高いというのが通説である LEV を加えても必ずしもいらいらは悪化しないことが報告されている[2]。

　例えば最近発刊された『てんかん診療ガイドライン 2018』（大変よくできており，本書もこれに矛盾しない記載を心掛けているが）の精神症状の項目（p. 32）にはいくつか臨床的な誤解を生じかねない記載がみられる。実際は，以下の通りである。

①LTG 以外ではうつ病性障害にどの薬剤がよりましかは実際には誰もわからない。
②双極性障害に PHT を使う精神科医はおそらくほとんどいない。
③不安障害に関してはどの薬剤がよりましでどの薬剤がより問題があるか誰にもわからない（発作性恐怖をある程度の頻度でもつ人では発作の抑制がもたらす抗不安効果は，抗てんかん薬の向精神作用の何倍も大きいと考えられる）。
④それよりも知的障害のある人に不安があるからといって，CZP や CLB が野放図に処方されることのほうが脱抑制という意味で懸念される。
⑤LEV は本当に他の薬剤より精神病を起こしやすいか本当のところは誰にもわからない。

　⑤の知見を強く支持する主な論文は Chen ら[1]のものであるが，その研究デザインは，A：1 日以上ものすごくいらいらして暴れた人が精神病としてカウントされている，B：精神病を起こした人の中で薬剤起因性の人とそうでない人を比べるという大変に偏った対象同士の比較である，C：後方視的な研究である。それとは対照的な結論（LEV ではいらいらとか特異な精神症状は出るが，TPM と比べてうつ病とか精神病といった通常の精神科診断に当てはまる精神症状は少ない）が導かれている Mula と Trimble らの研究[3]の研究デザインは，A：うつ病・精神病の定義は DSM-IV，B：TPM，LEV を服用した人を悉皆的にエントリーを試み，C：前方視的研究である。少なくとも Chen らの研究を全面的に信頼し結論を出せる状況でないことは間違いない。

　実際に，強い不安のあるてんかんをもつ境界知能の大学生に CZP が出され，これが原因でさまざまの逸脱行為が出現し，自殺企図をして緊急入院となった事例（← 事例 10）や，妄想状態となって初診した側頭葉てんかんの妊婦さんで，TPM を服用していたので，LEV に変更して妊娠も無事継続でき，発作も起こさずに済んだ例など，ガイドラインの推奨にそのまま従うと問題が生じたであろう

事例を少なからず実臨床で経験している。

文献
1) Chen Z, Lusicic A, O'Brien TJ, et al : Psychotic disorders induced by antiepileptic drugs in people with epilepsy. Brain 139 : 2668-2678, 2016
2) Chung S, Williams B, Dobrinsky C, et al : Perampanel with concomitant levetiracetam and topiramate : post hoc analysis of adverse events related to hostility and aggression. Epilepsy Behav 75 : 79-85, 2017
3) Mula M, Trimble MR, Sander JW, et al : Are psychiatric adverse events of antiepileptic drugs a unique entity? A study on topiramate and levetiracetam. Epilepsia 48 : 2322-2326, 2007

2.3.3 精神運動性興奮が目立つ場合

- B-2.3.2 の処方に加えて

コントミン*(25 mg)/1/2〜1 錠(*クロルプロマジンの商品名)
ロヒプノール**(2 mg)/1 錠/眠前(**フルニトラゼパムの商品名)

など強力な鎮静薬を投薬し睡眠に導入することが当座の精神症状の軽減に必須の場合がある。発作後に精神運動性興奮が出現してくる発作後精神病では B-2.3.2 の鎮静のみで急性精神病状態を乗り切れる場合もある。

2.3.5 その他

- 攻撃性，いらいら，疲労感が前景に立つ場合，LEV が原因のことがある。この場合，LEV 以外のいずれの薬剤に変更しても精神症状は改善する可能性がある。

2.4 大発作（両側性強直間代発作）が主要な症状となる場合

- 大発作が容易に止まらない場合には以下の処方が奏効することがある（約 3 割程度）。

①フィコンパ*(2 mg)/1 錠/眠前(* PMP の商品名)

クロナゼパム投与が激しい行動化を招いた事例

　来院時20歳の男子大学生。中学1年の頃，牛乳入りのコップや鍵を受け取ろうとしたときに，ピクッとなって受け取り損ねて落としてしまうようなことがあった。その後，大発作が2回出現。脳波上も全般性棘徐波があったとのことで，VPAが処方され発作はいったん抑制された。小さい頃からすべてにおいてペースが遅く，手先は不器用で，絵本を読んでも動物園へ連れて行ってもあまり喜ばなかったが，電車・バスには興味があり，電車のビデオは同じものを繰り返しずっと観ていた。18歳のときに，今度は夜間睡眠時に大発作が再燃。CZP 2 mgが追加投与されたが，発作頻度は月単位と次第に増加。CZP開始後2～3か月目頃から，ケータイばかりやっていると父に怒られたことで，「家を出て行く」と夜中に引っ越しのような大荷物を担いで出て行ったり，工作用のはさみで右手をグサグサに切った後，血を絞り出すようにして床を汚すなど衝動的な行動が目立つようになった。同じ頃，PHT 250 mgが開始され，てんかん発作は消失したが，この頃から徐々に大学へ行くことができなくなった。こうした衝動的な行動が何度か続いた後，CZP開始後6か月目に大量服薬し，当院へ救急搬送された。搬送後2日目には意識は回復したが，自分の思い通りにならないことがあると看護師，医師に悪態をつき，不安・不穏も著しく，「もうオレ死ぬわ」などと人がみているところで首を吊ろうとするなど収拾がつかないため，精神科病棟に医療保護入院となった。転棟以降も態度はふてくされており，話の理解も非常に悪いため，知能検査をしたところIQ 65と軽度知的障害のレベルであった。このため，CZPによる脱抑制を考えこれを中止したところ，次第に落ち着きをみせ，退院後2か月目には，それまで朝に起きられず学校へ行けなかったのが登校を始め，家で悪態をつくことがなくなり，1年後にはバイトを始め，2年後の今は問題なくインターンシップをいくつかこなし，自分にあった職場を探している。知能指数を再検したところIQ 85と20ポイントの上昇が認められた。現在は，敬語も普通に使え，ちょっと空気は読めないところはあるが，どこにでもいそうな大学生である。

（分類不能てんかん）

②フィコンパ(2 mg)/2 錠/眠前

- PMPは2 mgで開始し2～4週間後に4 mgまで増量する。時に劇的に奏効することがあるが，特に知的障害を伴う症例においては6 mg以上の投薬では不穏・攻撃性の増大その他の精神症状が出現することがあり，その場合には速やかに減量，場合によって中止を必要とする。CBZ，PHTが処方されている場合には血中濃度は1/3以下になる

ため，8 mg 近くまでの増量が必要な場合もある。

2.5 妊娠・出産が問題となる場合

第 9 章 p. 381，382【プラン C】〜【プラン E】を参照。

2.6 難治例

- PHT，CBZ，LTG，LCM，PMP，TPM，ZNS，LEV のうちナトリウムチャンネル遮断薬を含む 3 剤以上がそれまでに使用されている場合，新たな薬剤の追加によって発作が完全に抑制される可能性は 5% 程度しか期待できないことをあらかじめ患者・家族に伝える。ただし大発作が主要な発作型である場合には，PMP(B-2.4)を試す価値あり。

C 特発性全般てんかん群

1. 無投薬で経過観察する場合

　成人の特発性全般てんかん群では，治療の主要なターゲットは大発作（正確には強直間代発作ないしは間代強直間代発作）になる場合が多い。このため，ミオクロニー発作しか発作がない場合，無投薬で経過を観察する場合もある。この場合，大発作が起こった際のリスク（表 10 p. 35）および大発作が起こったときには自動車の運転が 2 年間はできなくなることを説明した上で

- 規則正しい生活リズムと睡眠時間の確保（夜 12 時までに就寝，7 時間は睡眠時間をとる）を強く推奨する。
- 半年〜1 年後に再度受診し，脳波検査を受けることを勧める。

2. 投薬を開始する場合

セレニカ R*(200 mg)/3～6 錠/分 2 (*VPA の商品名)

- VPA は投薬開始時吐き気がすることがあるので 200 mg 錠/2 錠/分 2 から開始。
- 血中濃度をモニターし，最低限 50 μg/ml は超えるように調節する。特発性全般てんかん群では，しばしば服薬アドヒアランスが低下するので，それを確認するためにも血中濃度のチェックは必要である。
- 小柄な女性でも 1 日量 600 mg，大柄な男性では 1,000 mg が必要なことが多い。
- 発作が再燃した場合には血中濃度 80 μg/ml 以上 100 μg/ml までを目標に増量を試みる。
- 女性で比較的近い時期に妊娠が予想されるか，肥満が大きな問題となる場合は

イーケプラ(500 mg)/2 錠/分 2/朝・夕/食後

- 投与開始時には眠気，いらいらなどで体質に合わない人があるので，余裕があれば 250 mg 錠/2 錠/分 2 で開始し，1～2 週間で上記処方に増量する。
- 発作が再燃した場合には，速やかに 500 mg 錠/4 錠/分 2 に増量する。LEV を最初に用いるか VPA を用いるかはケースバイケースであり，性別，体格，生活スタイルに合わせて選択する必要がある。

3. 上記処方にて大発作がなお抑制できない場合

- 上記処方＋ZNS が奏効する場合がある。ZNS は 100 mg 錠/2 錠/分 2 程度で有効な場合は奏効する場合が多い。
- PMP もこうした場合有力な選択薬剤候補であろう（投薬方法に関しては B-2.4 を参照）。

D けいれん発作重積状態の初期治療[1-4]

1. 定型的治療介入を必要とするてんかん発作重積状態

　生命的予後に関わる緊急の治療介入を必要とするてんかん発作重積状態とは，ほぼ焦点性発作の重積状態だと考えてよい。焦点性発作の重積状態の圧倒的多数は，大発作（両側性強直間代発作）あるいは焦点性意識減損発作が群発し，発作と発作の間に意識が回復しないという形をとるものである。焦点性意識減損発作のなかで，側頭葉内側面が強く関与し，旧来の分類では複雑部分発作群発の形をとり，発作と発作の間の意識が戻らないものは，大発作の重積とほぼ同等の緊急性を要する。他方，前頭葉起源で，極めて多数の数秒〜十数秒の発作が群発し，発作と発作の間に意識が回復するものの場合，緊急性はそれよりもかなり落ちる。てんかん発作重積状態は，治療介入の緊急性と診断の正しさとの間でいずれを優先するかが常にせめぎあっている状態と考えておく必要がある。診断の正しさとは，具体的に言えば発作時脳波を確認することの優先度の高さである。図14にさまざまのてんかん発作重積状態における定型的治療介入の優先度を提示した。

2. 定型的治療介入を必要とするてんかん発作重積状態と考えられる患者が搬送されてきた場合の鑑別診断のフローチャート

　まずは抗てんかん薬の治療をすでに受けていないかどうか，受けているとしたら現在の服薬状況，直近で抗てんかん薬の変更がなかったどうか，変更が行われていた場合どの薬がどのように変更されているかをまず確認する必要がある。言うまでもなく，この状況でも新たな脳疾患によってそれまでとは違った機序で重積が引き起こされている可能性は否定できないが，確率的には既存のてんかん発作の悪化が鑑別診断リストの最初に来ることになり，定型的治療介入を速やかに開始した上で万一の可能性を考え鑑別診断を同時に行うことになる。

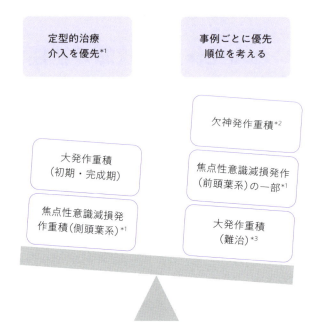

図 14　てんかん発作重積状態における治療介入の優先度

*¹ 焦点性意識減損発作で側頭葉起源の場合，発作と発作の間欠期に意識が戻らず，次第に間隔が狭まる場合には，ほぼ確実に大発作重積状態に移行するので，大発作重積に準じて定型的に治療する．他方で，前頭葉てんかんの一部では，数秒～数十秒持続する短い発作が何十回（時には 100 回以上）群発するが，そのまま後遺症を残さずに自然に回復する事例が一定程度あり，こうした病歴が確実である場合，侵襲性の大きい定型的発作重積状態の治療を機械的に行うことは避けるべきである．
*² 欠神発作重積の定義については第 5 章を参照．
*³ 大発作重積状態が難治と考え，麻酔下での発作抑制を選択する場合には，その前に必ず心因性非てんかん性発作の誤診ではないことを確認する必要がある．疑いが少しでもあれば脳波による発作脳波同時記録が必須と考えてよい（☞ 事例 11 p. 55）．

　次に，心因性非てんかん性発作が相当程度疑われる場合，発作脳波同時記録を行うことが定型的治療介入に進む前に優先されるべきであるが，明らかにてんかん発作ではないと判断ができる場合を除いて，それまでてんかんの既往歴がなく，抗てんかん薬の投薬を受けておらず，初めての発作が大発作の重積を疑われる様相で搬入されてきた場合には，原因疾患の鑑別と重積に対する定型的治療介入を，発作脳波同時記録へのアクセスが手間のかかる環境であれば脳波記録に優先させるべきである．また，判断に

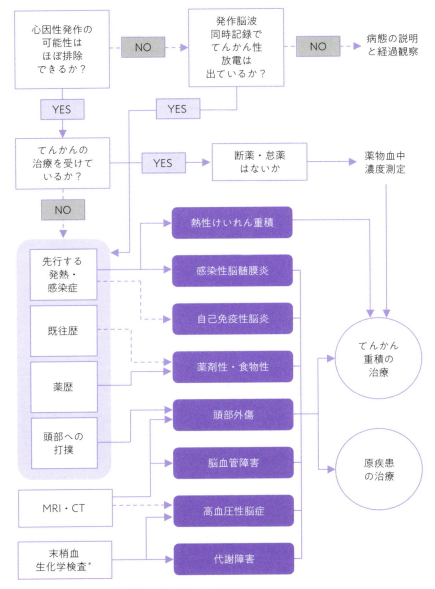

図15 てんかん発作重積状態の検査・問診
実線は YES/ある,点線は NO/ないを表す。
*状況に応じて脳髄膜炎が疑われる場合には髄液検査を行う必要あり

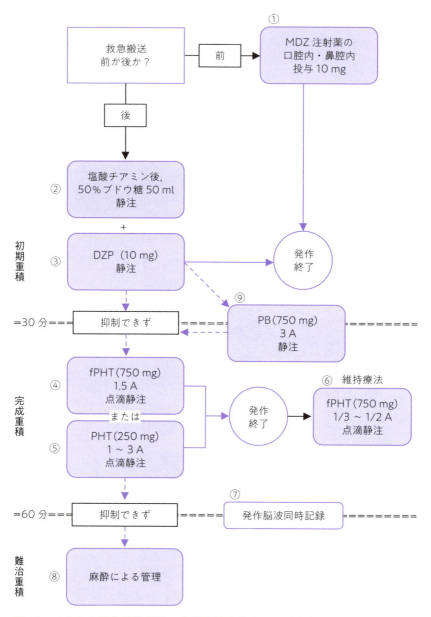

図16 てんかん発作重積状態の定型的治療的介入の手順(50 kg 程度の成人を基準とした場合の投与量)

①口腔内投与の場合には,MDZ を 10 mg(1 A)を注射器に吸って,患者を横向きにさせ,地面に近いほうの唇を軽く引いて注射器を差し入れ,歯茎に向けて注射液を注入する.注射器には針をつけない.鼻注の場合は同様に注射器に MDZ(10 mg)を吸い,噴霧器を注射器に取り付け,5 mg ずつ順に両方の鼻に合計 10 mg 噴霧する. (次頁につづく)

（前頁からのつづき）
②てんかん発作重積ではビタミンB_1が多量に消費されるため，栄養状態が重積を起こす以前に悪い状態であると，重積を引き金としてウェルニッケ脳症が引き起こされる可能性があり，これを防ぐため。50％ブドウ糖50 ml 静注はビタミンB_1の投与後に行う。
③2分かけて呼吸状態に注意しながらゆっくり静注する。5〜10分で発作がおさまらなければ同様の手順でもう1A追加静注してもよい
④10分以上かけて点滴静注を行う。投与後12時間は再投与は不可。PHTがすでに経口投与されている場合には，fPHTで投薬量を調節するのは難しい。不整脈が惹起されることがあるので心電図モニターが必要となる。
⑤15分以上かけて点滴静注を行う。意識が保たれている場合は耐えがたい血管痛があるので要注意。また点滴漏れがあると組織の壊死が起こる可能性もあるので点滴漏れがないことを厳重に確認した上で開始する。
⑥1日量。分2にしても1回投与でもよい。発作消失後1〜2日行う。
⑦麻酔の深度を計測し，本当にてんかん重積で診断は間違いないかを大きな侵襲を伴う処置へと移行する前に再度確認する。
⑧Burst-suppression が脳波上出現する深い麻酔が必要とされることが多い。
⑨ノーベルバール（250 mg）3Aを，15分くらいかけて点滴する。呼吸抑制に注意。ノーベルバールは，DZPを1A点滴後に投与し，無効であれば次の段階のfPHTないしはPHTの静注を試みる。
DZP：ジアゼパム，fPHT：フォスフェニトイン，MDZ：ミダゾラム，PB：フェノバルビタール，PHT：フェニトイン

迷い，てんかん治療に習熟した医師の判断を仰げない場合にも定型的治療介入を脳波記録の前に開始するのは同じくやむをえない。

　てんかんの既往歴のない人の最初の発作が，てんかん発作重積状態であった場合，基本的には急性症候性発作を強く疑うべきである。この場合，図15に提示した諸病態を念頭におき，脳炎が疑われる場合には髄液検査を併せて行う必要がある。両側性強直間代発作重積状態の鑑別診断については，第5章の当該項目（p.246），第8章（p.358）を参照されたい。

3. てんかん発作重積状態に対する定型的な治療介入（図16）

　すでにてんかんの診断が確定し，以前にも重積を繰り返している人の場合，搬送前に家庭で行うことができる処置としてはミダゾラム注射薬の口腔内投与ないしは点鼻が最も現実的で効果のある介入方法である可能性が高い。DZPの注腸も同様の効果が期待されるが，家庭で行うには難度が高い。
　PBの静注を行う場合には，DZPの静注は1〜2Aまでにしておく。表12に初期・完成期発作重積状態に対する治療薬の特性を挙げた。
　PHT静注が奏効しなかった場合，全身麻酔による発作抑制を試みるこ

表12 発作重積状態の初期・完成期治療薬の特徴

	商品名	投与量	有効性	注意点
DZP	セルシン ホリゾン	0.3〜0.5 mg/kg （1 mg/分の速度で）	重積開始後30分以上で急速に有効性が落ちる	即効性 呼吸抑制あり 持続投与不可 乳酸入り点滴との混注不可
MDZ	ドルミカム ミダフレッサ	① 0.1〜0.3 mg/kg （1 mg/分の速度で） ② 0.3〜0.5 mg/kg/時まで徐々に発作がおさまるまで増量	無効な場合に麻酔療法に切り替えうる	即効性 呼吸抑制は軽微
PHT	アレビアチン	15〜20 mg/kg （1 mg/分の速度で）	重積開始後45分を超えると次第に有効性落ちる	呼吸抑制はない 血管痛・血管炎 不整脈・血圧低下 やや遅効性
PB	ノーベルバール	15〜20 mg/kg （50〜75 mg/分の速度で）	DZP＋PHTと同等の効果	呼吸抑制あり

〔略語〕DZP：ジアゼパム，MDZ：ミダゾラム，PHT：フェニトイン，PB：フェノバルビタール

表13 全身麻酔療法で用いる麻酔薬

	ミダゾラム	プロポフォール	チオペンタール
発作抑制力	相対的に弱い	強い	強い
副作用	呼吸抑制作用少ない 安全性高い	致死的副作用あり*（5 mg/時間以下の速度で投与し48時間以内に投与を終了する必要あり）	低血圧，感染症の合併率が高い
半減期	短い（無効な場合，他の麻酔薬への置換に時間はかからない）	短い（無効な場合，他の麻酔薬への置換に時間はかからない）	長い（無効な場合，他の麻酔薬への置換に時間がかかる）

* プロポフォール注入症候群：プロポフォールを注入時に横紋筋融解，代謝性アシドーシス，高カリウム血症，心不全が起こりうる

とになるが，具体的に用いられる麻酔薬の候補としては，ミダゾラム，プロポフォール，チオペンタールから選ばれることが多い（表13）。チオペンタールは半減期が長く他の麻酔薬への移行に時間がかかるため，優先順位は後になる。完成重積で難治重積の治療へと移行する場合（すなわち全身麻

事例 11

心因性発作重積状態を起こして挿管された若年女性

　24歳女性。高校2年のときにインフルエンザ後に髄膜炎を起こし，後遺症なく回復したものの，その後，数か月以上にわたって，立つとフラフラするなどの愁訴がおさまらず，学校に行けなくなり，その後職を転々としながら働いていた。20歳頃から両上肢をバタバタする振戦様の10～15分ほど続く震えが月単位で出現するようになり，入退院を繰り返すようになったため，てんかんとの診断でLEV1,000 mgの処方が開始された。半年前に咳が止まらないとのことで呼吸器内科に入院。入院後に右上下肢の麻痺が出現。神経内科にコンサルトとなるも器質病変が見当たらず，麻痺も改善したため退院の予定となったが，今度は両眼球上転，両上肢間代からなる大発作様症状が出現。脳波検査で高振幅徐波が散見し，右手のピクつきから右上肢の間代へと進展する発作も新たに出現してきたためLEVは3,000 mgまで増量となった。ところが，当院転院1か月前に発作が連日群発するため再入院。PMP，CBZが追加投与されるも次第に発作は勢いを増し，転院半月前には重積状態となったため，挿管の上，ノーベルバール（＝PB）900 mgの投与が開始された。しかし麻酔から覚めるたびごとに発作が再燃するため，ミダゾラムの点滴をしながら当院に搬送となった。当院来院時は意識はもうろうとしていたが自発呼吸はあり，ミダゾラムの点滴を中止するとさっそく振戦様の上肢のばたつきが断続的に始まったため脳波検査を施行したところ発作はてんかん性のものではないことを確認。PBの血中濃度は105 μg/mlであった。ノーベルバール（＝PB）を含め，すべての抗てんかん薬を中止。2日後には介助なしに食事を自分で始め，本人が強硬に主張したため，1週間後に退院となった。1か月目に再受診してもらったが，発作は全く起こっていない。

　　　　　　　　　　　　　　　　　　　　　　　（心因性非てんかん性発作）

酔を導入する場合）には，少しでも疑いがあれば脳波により真のてんかん発作を治療しているのかどうかの再度の確認は必須である（☞事例11参照）。

文献

1) Claasen J, Hirsch LJ, Emerson RG, et al：Treatment of refractory status epilepticus with pentobarbital, propofol, or midazolam：a systematic review. Epilepsia 43：146-153, 2002
2) 倉田孝一，木戸日出喜，伊藤達彦，他：Status Epilepticusの急速飽和治療．てんかん研究 2：58-66, 1984
3) 日本てんかん学会：てんかん専門医ガイドブック．pp170-172, 診断と治療社，東京，2014
4) Rossetti AO：Which anesthetic should be used in the treatment of refractory status epilepticus? Epilepsia 48（Suppl 8）：52-55, 2007

E | 迷走神経刺激療法[1,2]

　迷走神経刺激療法は，本格的なてんかん外科手術と比べると，侵襲が少なく可逆的である，精神科的な副作用が出にくい，てんかん類型によらず適応があるといった利点があり，本邦でも普及しつつある。ただし，発作の完全寛解は期待できず，メンテナンスが若干繁雑であるのは短所と言える。

1　侵襲性

　迷走神経刺激装置の埋め込み術は，ほぼ2時間程度で終了する。図17のような装置を左前胸部の皮下脂肪層に埋設する。約3割で嗄声が副作用として出現するが，年余の経過でほとんどの人で消失するとされる。大規模調査で心停止などによる突然死の可能性は例外的であるとされている。8年で電池交換をする必要があるが，30分の局所麻酔で交換は可能

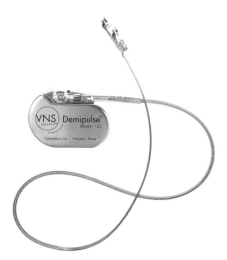

図17　迷走神経刺激装置
VNS-G103 Demipulse™ Model 103, 製造：LivaNova USA, Inc./販売：日本光電
Copyrighted material of LivaNova

である．迷走神経刺激を中止する場合や感染した場合，通常は，刺激発生装置のみを抜去し，迷走神経に巻きついている電極は留置したままにするが，感染が執拗な場合には顕微鏡下に電極部分の除去を行わなければならない場合もある．電極が留置されている場合，3TのMRI撮影は困難になる．ただし，一部のてんかん外科手術後のように，精神症状が出現するということはない．

2　効果

　薬剤抵抗性のてんかんをもつ人で治療が有効だった人（発作回数が半減した人）の割合は，埋め込み直後の3か月では2〜3割しかいないが，1年後には3〜4割，2年後に効果はピークを迎え4〜5割に達するとされている．3年以降はこの割合は変わらない．焦点性てんかんを始め，レンノックス症候群などてんかん類型によらず適応がある．

文献

1) Ben-Menachem E：Vagus-nerve stimulation for the treatment of epilepsy. Lancet Neurol 1：477-482, 2002
2) 川合謙介：難治性てんかんに対する迷走神経刺激療法．Clinical Neuroscience 20：234-235, 2002

F　てんかんの外科手術[3]

　外科手術へと至る流れは，「海馬硬化を伴う側頭葉てんかんの外科手術」（第9章 p.384）を参照されたい．大まかな流れとしては，①薬剤抵抗性の証明→②発作起源の確認・手術後に生じる認知障害の予測→③手術→④術後の精神状態の管理も含めたアフターケアの4つの段階からなる．

1 薬剤抵抗性の証明

　当該のてんかん類型に対して適した薬剤を 2 種類以上十分量で用い，それでも発作が抑制されなければ，さらにさまざまの試みをしながら成人では発症から 3～4 年，病態によって例外はあるが，小児でも 2～3 年は経過を観察するのが原則である。

2 術前検査とインフォームド・コンセント

　発作起源の確認と手術後に生じる認知障害の予測には，頭皮上脳波による発作時脳波記録や神経心理検査などの痛みや危険を伴わない**非侵襲的検査**と，頭蓋内電極留置などの痛みと一定の危険を伴う**侵襲的検査**の 2 つのステップがある。

　手術の適応を考えるためのこうしたプロセスと並行して，手術によって期待される利益と侵襲的検査および手術のリスク・負担が，十分に患者・家族に理解されているかを徹底して話し合っておく必要がある。手術に対する期待で熱に浮かされたようにして患者・家族が同意するのを安易に受け入れるべきではない。可能であれば，手術に対して第三者的立場に立つ精神科医，神経内科医ないしは小児神経科医のてんかん専門医によるセカンド・オピニオンを，このプロセスにおいて求めておくと，手術が期待した成果を上げることができなかった場合，その後のアフターケアを円滑に行える可能性を高めることになる。

3 手術手法

　てんかんの外科手術は原理的には，てんかん原性領域を含む脳組織を切除する**切除手術**と，てんかん原性領域そのものには侵襲を加えず，発作の伝播経路を遮断する**遮断手術**の 2 つに分けられる。

　後者には，左右の大脳半球の連絡を断つ脳梁離断術，広範な病巣を含む大脳半球からの連絡線維をすべて遮断して機能的に孤立させる半球離断術，そして皮質下多切除 (multiple subpial transection：MST) などが含まれる。MST は神経細胞のコラムの主要な機能的入出力をつかさどる縦の連絡路

表14 てんかん外科手術

手術法	対象となる代表的な病態	評価[*1]
1. 側頭葉切除術[*2]	海馬硬化を伴う側頭葉てんかん	◎
2. 皮質焦点切除術 （皮質下多切除の 併用あり[*3]）	器質病変が確認できる焦点性てんかん 大脳皮質異形成を原因とする焦点性てんかん 病巣が視覚的に確認できない場合	◎ ○ △
3. 機能的半球離断術	乳幼児の片側巨脳症など一側半球の広範な病巣	○
4. 脳梁離断術	全般・焦点混合てんかんに伴う脱力・転倒発作	○

◎：著効，○：一定の有効性が期待できる，△：有効な場合はあるが確実とは言えない．
[*1]：◎は本文の第一群，○は第二群に対応し，両群は，「外科治療可能なてんかん症候群」として提示されている．
[*2]：外側側頭葉の一部も切り取る古典的な前部側頭葉切除術と，海馬前部と扁桃核のみを切り取る選択的海馬・扁桃核切除術がある．
[*3]：皮質下多切除は，直接その部位を焦点切除すると，麻痺や失語など重篤な障害が出現することが予測される場合に，皮質焦点切除術と併用して行う．

を温存しつつ，碁盤目状に浅く割線を入れて隣接する神経細胞コラムのU線維による横の連結を切断することで，発作の伝播を防ぐことを目的とする．

　主要なてんかん外科手術法，適応となる病態，効果などを表14にまとめた．海馬硬化を伴う内側型側頭葉てんかん，脳腫瘍などの可視的頭蓋内病変を原因とする焦点性てんかんは，手術成績がよく，侵襲的検査をスキップして手術を行える可能性もある（第一群）．大脳皮質異形成は可視的頭蓋内病変ではあるが，切除範囲の確定には一定の困難を伴い，侵襲的検査が基本的には必要である．

　また脳梁離断術に関しては，手術部位そのものは一定しており，切除範囲を決めるのに困難はないが，もともとこの手術の適応となる脱力・転倒発作が複数の異なったてんかん症候群で出現することもあって，長期的な手術予後に関して予測が困難な場合がある．1〜2歳の乳幼児の片側巨脳症を含む広範な片側性の大脳皮質異形成に関しては，機能的半球離断術が劇的に著効する場合がある（第二群）[5]．

　可視的病巣が確認できない焦点性てんかんについては，大規模な侵襲的検査が必須であるが，にもかかわらず手術成績は最もふるわない（第三群）．

4　アフターケア

　手術後 3〜4 か月の間は，特に海馬萎縮を伴う側頭葉てんかんの場合には，術後の精神症状に注意を払う必要がある。側頭葉てんかんの術後のうつ病は時に激烈な場合がある。術後 1 か月前後に発症のピークがあり，適切な保護と投薬なしには自殺を既遂する可能性が十分ある。術後の投薬をどのくらい続ければよいかは，まだ結論が出ていないが，特に積極的な理由がなければ 2〜3 年間は投薬を継続したほうがよい。

5　ガンマナイフなど

　ガンマナイフなどによる定位放射線治療も外科的処置の新たな方法であるが[4]，てんかん外科手術には，侵襲的な焦点診断が内側型側頭葉てんかん以外では必要なため，ガンマナイフによる非開頭での病巣破壊のメリットが，今のところは必ずしも明らかではない。ただしガンマナイフは切除が通常の手技では困難な部位の病巣がてんかん発作を引き起こしている場合には，大きなメリットがある[4]。内側型側頭葉てんかんに対しては，通常の手術手法がすでに安全性・効果とも確立していることを考えると，照射線量や照射範囲の最低限のラインが十分確立してからでもその実施は遅くはないと考えられる[2]。視床下部過誤腫に関しては，定位温熱凝固術が優れた成績を上げている[1]。

文献

1) Kameyama S, Murakami H, Masuda H, et al : Minimally Invasive magnetic resonance Imaging-guided stereotactic radiofrequency thermocoagulation for epileptogenic hypothalamic hamartomas. Neurosurgery 65 : 438-449, 2009
2) 川合謙介：てんかん治療における radiosurgery の展望―てんかん外科の立場から．医学のあゆみ別冊(Radiosurgery の最前線―現況と展望)：121-125, 2002
3) 真柳佳昭，渡辺　英，長堀幸弘：てんかんの外科治療―手術適応はいつ決めるべきか．精神科治療学 18：23-28, 2003
4) Regis J, Bartolomei F, de Toffol B, et al : Gamma knife surgery for epilepsy related to hypothalamus. Neurosurgery 47 : 1343-1352, 2000
5) 清水弘之：てんかんの外科治療．小児科診療 10：1741-1746, 2003

G ケトン食

1. 適応

　薬剤抵抗性で手術の適応にもならない全般・焦点混合てんかんおよびその類縁の病態がまずは第一の適応となることが多い。具体的にはてんかん性スパスム，レンノックス症候群，ドラベ症候群，ミオクロニー脱力てんかん（ドゥーズ症候群）などが適応になる。グルコーストランスポーター1（Glut-1）欠損症やピルビン酸脱水素酵素複合体欠損症では，てんかん以外の神経症状にも有効で最も優先されるべき治療法になる。他の類型の難治てんかんに対しても試みられることが増えており，一定の成果を上げている。

2. ケトン食療法の種類（表15）

　ケトン比が大きいほど効果も大きいが忍容性は低くなる。古典的ケトン食では，治療開始後2週間以内に3/4に効果が表れ，3か月以内に9割に効果が発現するので，3か月以内に効果が出ない場合には継続の可否をその時点で見直す。効果があり忍容できれば2～3年継続して徐々に中止する。明治乳業から，溶解すると3：1のケトン食になるケトンフォーミュラという粉ミルクが無償提供されている。実際の食事でケトン食を厳密に行おうとする場合，摂取カロリーを決定し，蛋白質，脂肪，炭水化物の比率の計算も必要であり管理栄養士の手助けを借りずに行うことは難度が高い。

　年長児・成人では修正アトキンス食，あるいはそれも継続が難しければ低GI食が多くの場合は現実的である。糖質摂取の量は一般の食事では1日200～300 gであるが，低GI食では40～60 g，修正アトキンス食では10～30 gになる。

表15 ケトン食およびその変法

	古典的ケトン食	修正アトキンス食	低GI食[*1]
概略	ケトン比を3:1〜4:1に設定	炭水化物のみ制限	炭水化物の量と質を制限
摂取カロリー決定	必要	不要	必要
炭水化物制限	摂取カロリー，ケトン比から計算	初期： 10 g/日（12歳未満） 15 g/日（12歳以上） 20 g/日（成人）[*3] 維持： 最大30 g/日	40〜60 g/日 GI値が50未満のもの
三大栄養素の組成例（F:P:C）[*2]	90:6:4 87:7:6	65〜70:20〜30:4〜6	60〜65:20〜30:10〜15
ケトン比[*4]	3:1〜4:1	1:1〜2:1	1:1
対象	哺乳児，経管栄養児 緊急を要する発作 修正アトキンス食無効例	年長児〜成人 古典的ケトン食継続不能例	年長児〜成人 修正アトキンス食継続不能例 ご飯など主食を食べたい人
メリット	効果が高い	長期継続しやすい	長期継続しやすい
デメリット	長期継続しにくい	効果は古典的ケトン食に劣る	情報が少なく，エビデンスの蓄積が少ない

[*1] GI：glycemic indexの略であり，食品摂取後血糖値の上昇がどの程度急峻に起こるかを表現する指数で，ご飯，うどん，パンなど白もの炭水化物はGI値が高く，雑穀米，そば，パスタ，とろろご飯など茶系統のものは相対的にGI値は低い。
[*2] F：fat（脂肪），P：protein（蛋白質），C：carbohydrate（炭水化物）
[*3] 増量は1月に1日量を5 gずつ増量。
[*4] ケトン比とは，分母に分解されてブドウ糖になる栄養素を，分子には分解されるとケトン体になる栄養素を置いてその比を計算するものである。蛋白質は分解されると46%がケトン体を生じ，58%がブドウ糖を生ずるとされ，炭水化物は100%ブドウ糖を，脂肪は90%はケトン体で10%がブドウ糖を生ずるとされ，これをもとに計算式が設定される。

熊田知浩：ケトン食．In：兼本浩祐，丸 栄一，小国弘量，他（編）：臨床てんかん学．p 587，医学書院，東京，2015 より改変

3. 副作用・禁忌

副作用については表16を参照。ポルフィリン症，ピルビン酸カルボキシラーゼ欠損症では本療法は禁忌。

表 16　ケトン食およびその変法を試す場合の副作用

	症状	対策その他
消化器症状	悪心，嘔吐，便秘，下痢 最も頻度が高い	水分摂取，下剤，浣腸
代謝性アシドーシス	嘔吐，全身倦怠感	アセタゾラミド，ゾニサミド，トピラマートで悪化
低血糖	もうろう状態，冷や汗など	導入期に起こりやすい いったん中断し糖質を補充
脂質異常		導入期に起こりやすいが徐々に回復
腎結石	激しい痛み	尿酸結石が多い クエン酸で尿をアルカリ化
骨粗鬆症	易骨折症	カルシウム，リンなどを補充
微量元素欠損症	拡張型心筋症，QT延長，低カルニチン血症*，水溶性ビタミン欠乏	当該元素などを補充

＊バルプロ酸投薬時に特に注意

4. 継続例についての検査チェック項目

　尿中および血中のケトン体の濃度をチェックする。尿中ケトン体は経過とともに次第に検出されなくなるが，血中ケトン体は治療を継続する限り一定程度に保たれる。またアシドーシスの程度を計測しておくことは副作用のコントロールに有用である。血糖，脂質，尿酸などのチェックも必要である。また心電図検査も適宜行う。

文献

1) Kossoff EH, Zupec-Kania BA, Amark PE, et al : Optimal clinical management of children receiving the ketogenic diet : recommendations of the International Ketogenic Diet Study Group. Epilepsia 50 : 304-317, 2009
2) 熊田知浩：ケトン食．In：兼本浩祐，丸　栄一，小国弘量，他（編）：臨床てんかん学．pp 585-589，医学書院，東京，2015

第3章 脳波

この章では，てんかん診療に必要最小限の脳波の知識を提示してある。脳波については詳しい概説書が多数出版されているので必要ならば参照されたい[1~5]。電極の配置は 10-20 法を基準としている。

A てんかんにおける脳波判読の原則

1 脳波記録の原理

　脳波とは，頭蓋表面のある 1 点と他の 1 点との間の電位差の記録である（他の 1 点は必ずしも頭蓋表面にある必要はない）。脳波計のペンの振れる方向は，この 2 点のうち，相対的に陰性のほうへ向かうように設定してある。図 18a に，A 点と B 点を接続し，A 点が B 点より相対的に陰性の場合，A 点のほうへ向けてペンが振れるのを示した。脳波の 1 つのチャンネルはこのように常に 2 点間の電位差を表している。

2 双極誘導と基準誘導

　脳波誘導には 1 つの基準電極を決めてそれとその他の電極との間の電位を比較する基準誘導（図 18b）と，隣接する電極同士を次々に接続しその間の電位を比較する双極誘導（図 18c）の 2 つがある。てんかんに特異的な脳波異常は，頭皮上全体に広範に分布していることもあれば（全般てんかんの場合），特定の領域に比較的限局していることもある（焦点性てんかんの場合）。てんかんに特異的な脳波異常が広範な分布をもつ全般てんかんでは基準誘導が，比較的狭い領域において急峻な電位差を示す焦点性てんかんでは双極誘導が，それぞれより鮮明に異常脳波を描出することができる。

3 局在決定

　てんかんに特異的な脳波異常は通常は陰性であるので，図 18d のように，基準電極では一番振幅の大きいチャンネルが示す頭皮上の部位が，双

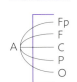

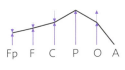
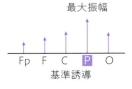
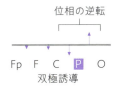

図18 脳波判読の原則

極誘導においては位相が逆転する2つのチャンネルに挟まれる部位が，それぞれ異常電位が最大値をとる点である．位相の逆転とは，陰性波の場合には下方へ向かう波が上方へ向かう波と向き合うことである．双極誘導では位相が逆転する部位，基準誘導では陰性波が最大値をとる部位がそれぞれてんかんに特異的な脳波異常の焦点である．具体例としては本章図24～28の棘波（鋭波）を参照．

B てんかんに特異的な脳波異常

　発作間欠期におけるてんかんに特異的な脳波異常の共通の特徴は，棘波ないしは鋭波をその一部に含んでいることである．その種類は整理すればそう多いものではなく，代表的なものは3c/s棘徐波，遅棘徐波，棘波群発，多棘徐波，ローランド棘波，棘波（鋭波），ヒプスアリスミア，群発・抑制交代の8種類である．全般てんかんでは，てんかんに特異的な脳波異常は年齢依存性に変遷する傾向がある（表17）．なお，棘徐波の場合，単発ないしは2連発程度の連続しかしない場合には，棘徐波としか記載す

表17　全般てんかんの脳波の年齢による変遷

発現時期	症候群	覚醒時脳波	睡眠時脳波
乳児期前半	大田原症候群	群発・抑制交代	群発・抑制交代
乳児期後半	ウェスト症候群	ヒプスアリスミア	群発・抑制交代
幼児期	レンノックス症候群	遅棘徐波	棘波群発
学童期	小児欠神てんかん[*1]	3 c/s 棘徐波	―
思春期	ヤンツ症候群[*2]	3～4 c/s 多棘徐波	―

[*1] ピュクノレプシーと同じ
[*2] 若年ミオクロニーてんかんと同じ

ることができず，遅棘徐波や3 c/s の棘徐波を弁別するには最低3連発以上の連続を必要とする。

1　3 c/s 棘徐波(図19)

定型欠神発作に対応する脳波所見。特発性全般てんかん群を示唆する。3 c/s の棘徐波は，特異な形態をしておりきわめて印象的な波形である。発作時と発作間欠期の脳波の違いは持続時間の長短の違いにすぎない。臨床発作が出現するには3秒以上は棘徐波が持続していることが多い。過呼吸で誘発される。

2　遅棘徐波(図20)

通常は1.5～2 c/s の，3 c/s より遅い周波数を示す棘徐波結合。棘徐波の棘波の部分はしばしば比較的幅が広く棘波というよりは鋭波であるが慣習的に遅棘徐波と呼ばれる。非定型欠神発作に対応する脳波像。てんかん類型としては全般・焦点混合てんかん群の1つであるレンノックス症候群に典型的。難治てんかんを示唆する。発作時と発作間欠期の相違は3 c/s の棘徐波と同様，持続の違いだけである。

3　棘波群発(図21 右側)

棘波の群発は覚醒時に認められない場合でも睡眠によって誘発されるこ

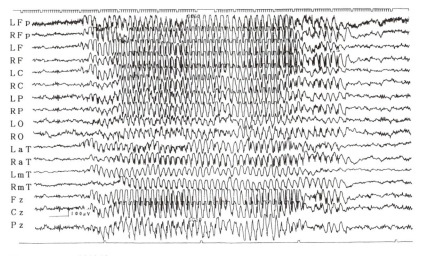

図19　3 c/s 棘徐波

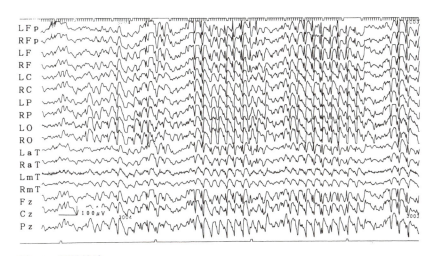

図20　遅棘徐波

とがある。臨床的には強直発作と対応し，遅棘徐波と同様，レンノックス症候群において典型的である。強直発作の発作時脳波も，棘波群発が脳波上対応するのが基本であるが，症例によっては強直発作出現時には脱同期

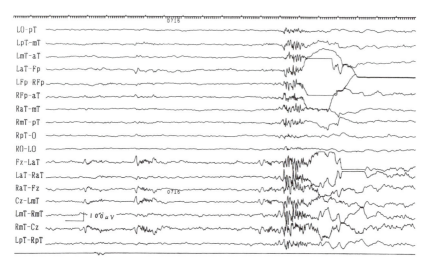

図 21 睡眠紡錘波(左)＋棘波群発(右)

を起こし脳波の抑制が起こることもある。棘波群発は睡眠紡錘波(図 20 左側)と間違わないよう注意すること。

4　多棘徐波(図 22)

　3〜4 c/s と速い比較的不規則な波であることが多く，棘波が 2〜3 回重なった後に徐波が続くのが典型である。これは，ミオクロニー発作に対応する脳波であり，特発性全般てんかん群の一類型である若年ミオクロニーてんかん(ヤンツ症候群)に典型的に認められる。しかし，この波形は，レンノックス症候群，進行性ミオクローヌスてんかんなど，ミオクロニー発作を伴う他のてんかん類型においても出現する。ミオクロニー発作の発作時脳波も基本的には多棘徐波である。光刺激で誘発されることがある。

5　ローランド棘波(図 23)

　幼児期から学童期にかけてみられ，中側頭部から中心部にかけて特徴的な形態をした棘波(ただし正確に言うと鋭波のことが多い)が，浅眠時に頻発す

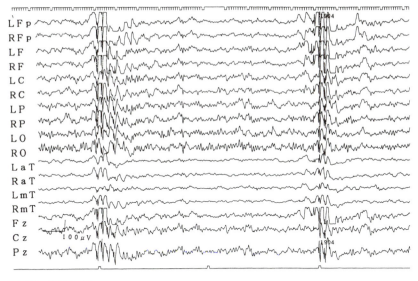

図22　多棘徐波

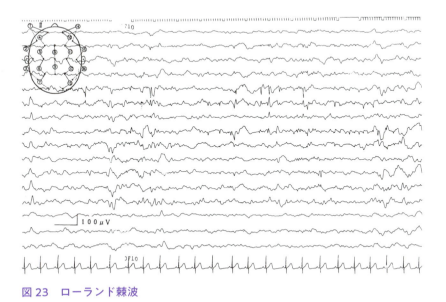

図23　ローランド棘波

B　てんかんに特異的な脳波異常

る。この鋭波は，小さな陽性波・高振幅の陰性波・後続する陽性徐波からなる特徴的な形態を呈する。この波形は健常な児童の1～2％で認められるにもかかわらず，この波形を示す児童の8％しか臨床的なてんかん発作を示さない。脳波所見は派手であるが，発作予後は良好で放置しておいても思春期になれば大部分は治癒するローランドてんかんに特異的な脳波所見である。パナエトポラス症候群では，棘波の出現はより広範で後頭部を中心にしばしば多彩な領域に出現するが，波の形状はローランド棘波に類似している。

6 棘波（鋭波）（図24～28）

　発作間欠期にある領域に限局して出現する棘波は，年齢非依存性焦点性てんかん群の1つの指標である。側頭葉てんかんの棘波を例として提示する。耳介を基準電極とした場合(図24)には，右側頭部の電位の影響が耳介に及んで右側の基準電極が陰性化するため，この基準電極と接続されているすべての電極は，相対的に陽性化して描出されている。基準電極を耳介以外のところに移すと(図28)，この陽性化の効果は消失する。図25～27

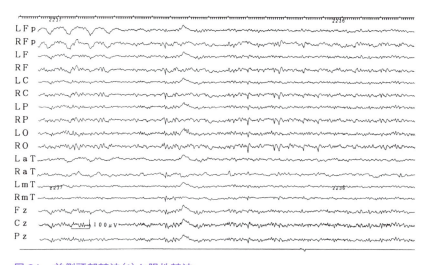

図24　前側頭部棘波(1)と陽性棘波

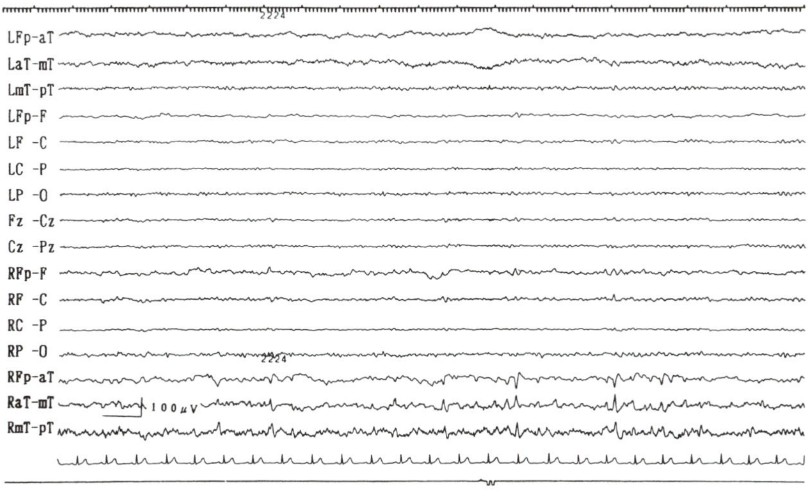

図 25　前側頭部棘波（2）

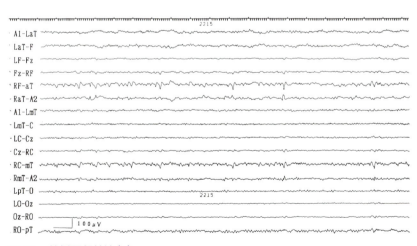

図 26　前側頭部棘波（3）

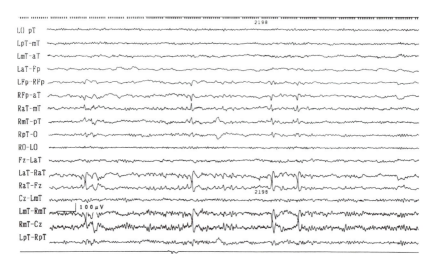

図 27　前側頭部棘波（4）

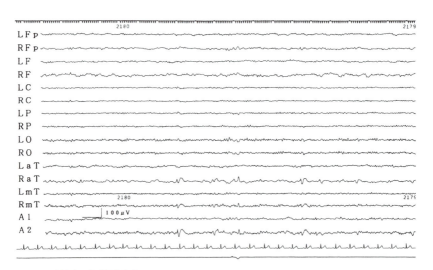

図 28　前側頭部棘波（5）

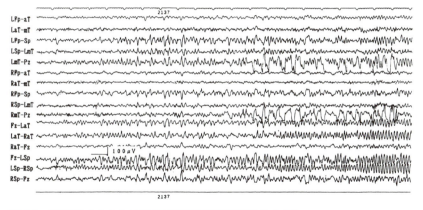

図29 側頭葉てんかんの発作時脳波（蝶形骨誘導を含む）

は双極誘導で，誘導の仕方を変えても一貫して位相の逆転は右側頭部で起こっているのが示されている。焦点発作の発作時脳波は律動的な波が，低振幅の速い波から高振幅の遅い波へ変化する。発作間欠期とは異なった形状を示す（図29）。一般的に焦点性てんかんの発作時脳波は低振幅で速い律動波が高振幅で遅い律動波へと変遷する波形をとるのが典型である（図35 p. 94も参照）。

7　ヒプスアリスミア

　高振幅徐波の上に多焦点性の棘波が重なっている非常に不規則な印象を与える脳波像で，ウェスト症候群に特徴的である。ヒプスアリスミアは，基本的にはウェスト症候群の発作間欠期の脳波像であり，ウェスト症候群に特徴的なてんかん性スパスムの発作時には，一時的にヒプスアリスミアがとぎれ，脳波像は脱同期を起こし抑制されるのが普通である。

8　群発・抑制交代

　1〜3秒の持続の高振幅の不規則的多形性の放電と3〜4秒の平坦な脳波の時期が交互に交代する脳波。ウェスト症候群でも睡眠時には出現するが，大田原症候群では覚醒時・睡眠時ともこの脳波で占められる。

C てんかんに特異的な脳波異常と混同しやすい波形

　鋭利な形状をして時にてんかんに特異的な脳波異常と誤読されることがある突発波として，まずは，生理的な軽睡眠を特徴づける頭蓋頂鋭一過波（瘤波），紡錘波を挙げることができる。睡眠時後頭部陽性鋭一過波も出現頻度の高い睡眠脳波であり，病的意義はない。6 Hz 棘徐波（ファントム棘徐波），14 & 6 Hz 陽性群発，wicket 波，小鋭棘波などは，かつてはてんかんとの関わりが指摘されることもあったが現在ではその臨床的な意味は疑問視されている。持続時間の長い θ 波群発からなる成人潜在性律動性脳波発射（数十秒〜数分），精神運動発作異型（側頭中部 10 秒以上）なども特異な突発波として挙げられることが多いが，てんかんに特異的な脳波異常と混同される実際的なリスクはあまりない。なお，市川忠彦の『脳波の旅への誘い 第 2 版』（星和書店，2006）[3]にはこれらの脳波に関するきわめてわかりやすい図譜が例示されているので参照されたい。脳波は読み落としよりも読み過ぎがしばしば害となることを銘記し，自分が確実に読める所見だけを読み，わからないものはわからないとすれば，初学者でも十分に役立てることができる。初学者は表 18 も参照のこと。

表 18　初学者のための脳波判読注意事項

- 確実にわかる脳波異常だけを読み，わからない脳波異常はわからないと判断保留する（てんかん性異常波がなくても臨床症状が強くてんかんを示唆していれば，てんかんとして治療を開始しなければならない場合がある）
- 3 c/s 棘徐波，多棘徐波は容易に習得でき，間違えにくい
- 局在性棘波の中では側頭部棘波，陽性棘波は若干習得に修練に必要とするが，頻度が高く，習得すれば十分報いられる（浅睡眠のときに読みやすくなる！）
- 側頭部鋭波・棘波と睡眠時の生理的な頭蓋頂鋭一過波を間違えない
- ローランド棘波も容易に習得でき，小児の睡眠脳波では頻度が高い
- 局在性棘波の誤診率は，側頭部⇒前頭部・後頭部⇒頭頂部・中心部の順に高くなるので，成人脳波では，半球全体に出ている棘波，頭頂部・中心部の棘波を所見として拾うときには要注意［てんかん専門医でもしばしば意見が食い違う（☞ 事例 12）］

> **事例 12**
>
> ### 出社前になると倒れてしばらく動けなくなる会社員
>
> 　42歳，男性．息子と娘，穏やかでしっかりした妻の4人暮らし．小学校から大学まで一貫して成績はよい．口数は少ないが明るい人柄．ただし，天然ボケと言われることが時々ある．2月頃から意識消失やめまいを繰り返すようになり，近医を受診したところ，CTの右シルヴィウス溝の開大と右側頭部の脳波異常から右側頭葉起源の焦点性意識減損発作と診断され，抗てんかん薬の投与が開始されたが，頻回に意識減損発作が続くため，会社より長期休暇を命じられた．種々の抗てんかん薬の治療にもかかわらず一向に症状が改善しないため，当科に受診となった．発作症状は，決まって朝，会社に行く前には起こり，前兆なくバタッと倒れ，5分くらいすると呼び掛けにウンウンとうなるような形で応じるようになるが，体が1時間くらい動かないというもので，体が動かない間も記憶はしっかり保たれている．自動症や見当識障害などは発作中も発作後も全く観察されていない．持参脳波を読み直したところ，てんかん波と指摘されていた脳波異常は単なる尖り気味の背景波のα波ではないかと考えられた．てんかん発作の可能性が低いことを伝えるとあくる日から，抗てんかん薬を中止したにもかかわらず，意識減損発作は出現しなくなった．その後，リワークセンターで就労をシミュレーションした訓練を開始．抽象的で感情的な叱責に本人が適応するのは困難であり，上司が具体的な指示を冷静に出してもらうよう会社との調節を行ったところ，来院後ほぼ半年で職場復帰．現在は，元気に会社に通っている．
>
> （心因性非てんかん性発作）

1　頭蓋頂鋭一過波（瘤波）と紡錘波

　頭蓋頂鋭一過波は，Czに焦点を示すその局在の特異性と睡眠段階との関連に注意すれば通常は見間違うことはないが，その形状から時に側頭部鋭波・棘波と混同されることがある（図30）．

　睡眠紡錘波は，棘波群発と時に判別が困難なことがあるが，紡錘状の波高の増減の仕方と規則的な波の並びかたに注目すれば両者の区別は困難ではない（図21）．

　睡眠時後頭部陽性鋭一過波は，頭蓋頂鋭一過波が出現するのと同じような軽睡眠期において，後頭部にほとんどの場合は群発して出現し，鋸状の外観となる（図31）．

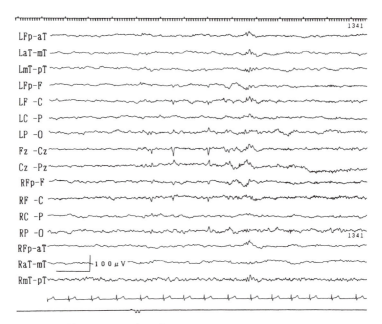

図30　頭蓋頂鋭一過波（瘤波）

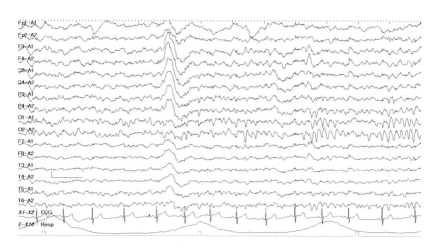

図31　睡眠時後頭部陽性鋭一過波（positive occipital sharp transient of sleep：POSTS）

2　その他の非てんかん性突発波

図 32 は，6 Hz 棘徐波（ファントム棘徐波）と呼ばれていて，4〜7 Hz の周期であり，棘波成分も徐波成分も全体に振幅が小さく目立たないのが 1 つの特徴である。図 33 は，14 & 6 Hz 陽性群発と呼ばれる波でここで提示してあるのは 14 Hz の陽性（単極誘導で下向きの）棘波が群発しているものである。小鋭棘波は，振幅が小さく，広い領域に広がっていることが特徴で最近では，睡眠時良性てんかん型一過波（benign epileptifrom transient of sleep：BETS）と呼び変えられている。

🖉 臨床メモ ❹

脳波の周波数

　脳波は 1 秒間に何回律動的な波が連続して出現するかでいくつかの帯域に分けられている。最初の 4 つの帯域はギリシャ文字が割り当てられ，それより早い帯域は英文表記となっている。β 波と γ 波の区分，γ 波と ripple 波の区分は研究者によりばらつきがある。γ 波以上の速い波は頭皮上脳波ではアーチファクトが混入しやすいので有効活用するにはさまざまな技術を用いて脳波の精製を行う必要がある。最近一部で可能となってきたが，精製技術の差によって結果の精度にも差があり，今のところは汎用化されているとは言いがたい。

- δ 波（1〜4 c/s）
- θ 波（2〜7 c/s） → 基礎律動にこの速さの波が混ずると，脳活動の低下，意識障害を示唆する。δ 波が θ 波より重症。
- α 波（8〜13 c/s） → 正常覚醒安静閉眼時の基礎律動，背景律動として出現
- β 波（14〜30 c/s） → 正常覚醒作業時などの基礎律動，背景律動として出現
- γ 波（30〜80 c/s）

頭皮上脳波で検出可 ⇧
頭蓋内脳波で主に注目 ⇩

- ripple 波（80〜200/250 c/s）
- fast ripple 波（200/250〜500/600 c/s） → HFO（high-frequency oscillation）と呼ばれ最早期に出現する発作時脳波として注目されている

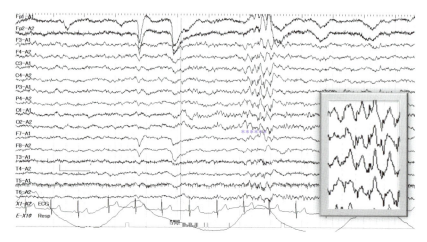

図 32 6 Hz 棘徐波(ファントム棘徐波)

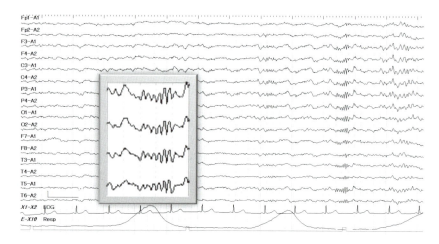

図 33 14 & 6 Hz 陽性群発

文献

1) Blume WT, Kaibara M : Atlas of adult electroencephalography. Raven Press, New York, 1995
2) Daly DD, Pedley TA : Current practice of clinical electroencephalography. Raven Press, New York, 1990
3) 市川忠彦:新版 脳波の旅への誘い――楽しく学べるわかりやすい脳波入門,第 2 版. 星和書店,東京,2006
4) Lüders HO, Noachtar S : Atlas und klassifikation der Elektroenzephalographie. Einführing in die EEG-auswertung. Ciba-Geigy Verlag, Wehr, 1994
5) 大熊輝夫:臨床脳波学,第 3 版. 医学書院,東京,1983

第 **4** 章

鑑別診断

本章では，てんかんおよびてんかんに類似した症状を呈するさまざまな疾患を，症状からできる限り逆引きできることを目指した。表19にはそれぞれの逆引きのための症状と特徴を示してある。当該症状を主症状とする疾患・症候群を冒頭に掲げ，順次比較検討していくが，てんかんの病態を色文字で，てんかんではない病態は黒い文字で示している。各症候群・疾患の詳細については第5章「てんかん症候群およびてんかん類似疾患」での該当頁を表示した。

発作性のけいれんとけいれん様症状

1　発作性両側性のピクつきが主訴
（両側非同期性のものも含む）（乳幼児期発症）

早期ミオクロニー脳症
良性新生児睡眠時ミオクローヌス
非進行性疾患のミオクロニー脳症
アンゲルマン症候群
ウェスト症候群
乳児ミオクロニーてんかん
ドラベ症候群（乳児重症ミオクロニーてんかん）
ミオクロニー脱力てんかん（ドゥーズ症候群）
進行性ミオクローヌスてんかん

　身体の両側がピクつくミオクロニー発作様の症状が目立つ小児は，ほぼ4万人に1人とされ，思春期以降に初発する同様の症状とは原因が大きく異なるので分けて記載する。3歳までの出現が頻度としては多い。鑑別には発作脳波同時記録が必要なことが多い。発症年齢順に並べる。**早期ミオクロニー脳症**と**良性新生児睡眠時ミオクローヌス**はA-7「新生児に出現するけいれん，自動症，自律神経症状」(p.96)を参照。新生児期から乳児期前半にかけて，病側と部位が移動するピクつきで始まり，次第に両側同期性のピクつきを伴う非定型欠神発作重積状態に移行する発作が女児に出現する場合には，**非進行性疾患のミオクロニー脳症**（←第5章p.178）が鑑別診断の対象となる。この病態が独特のニコニコ顔をして喋らない場合，**アン**

表19 けいれん・意識障害から出発するてんかんおよびてんかん類似症状の鑑別診断マップ

項目	けいれん	意識障害	内容
A-1(p. 82)	両側のピクつき		乳幼児期発症
A-2(p. 84)	両側のピクつき		思春期以降
A-3(p. 87)	片側のピクつき	なし	
A-4(p. 89)	硬直	なし	
A-5(p. 92)	硬直	あり	
A-6(p. 95)	大発作	基本的にあり	
A-7(p. 96)	バラバラのピクつき		新生児
B(p. 98)	転倒		
C-1(p. 101)	目立たない	数秒〜数十分の持続	
C-2(p. 104)	目立たない	数十分〜数時間	
D(p. 107)	なし	あることが多い	行動異常が症状としては突出
E-1(p. 111)	なし	なし	不安・恐怖
E-2(p. 113)	なし	なし	腹痛・嘔吐
E-3(p. 114)	なし	なし	めまい
E-4(p. 115)	なし	なし	非対称性感覚異常
E-5(p. 116)	なし	なし	視覚症状
F(p. 117)	なし	なし	笑い

最も目立つ症状に網掛けをしてある

ゲルマン症候群を考える（☞第7章 p. 348）。**ウェスト症候群**は生後3か月以降乳児期に発症するが，かつて電撃発作と呼ばれていた一瞬の両側性のブルブルッという形の発作をとることもある。**乳児ミオクロニーてんかん**（☞第5章 p. 157）も同じ時期から軀幹を巻き込む上肢のピクつきで発症するが，ウェスト症候群がシリーズ形成し連日発作が出現するのに対して，それより頻度は低くまた発症年齢は幼児期前半にまでずれ込む点が異なっている。鑑別診断には発作脳波同時記録が必要であり，一方がてんかん性スパスムを示すのに対して他方はミオクロニー発作である。**ドラベ症候群**（☞第5章 p. 183）も乳児期に発症し，ミオクローヌスが目立つてんかん症候群であるが，発症当初の乳児期には発熱時や入浴などをきっかけに起こる半側間代けいれんの発作重積状態が主な発作型であり，発症後1年ほどし

てからミオクローヌスが目立つようになる。乳児ミオクロニーてんかんは，早期発見・早期治療によって異常のない発達をたどる例が多いが，ドラベ症候群では知的障害はほぼ必ず併発する。**ミオクロニー脱力てんかん**（☞ 第 5 章 p.159）の発症はさらに遅く，レンノックス症候群と同じく幼児期である。ミオクロニー発作の直後に，筋緊張の喪失（＝脱力）が後続するのが特徴であり，両上肢を伸展・挙上するのと同時に両下肢は脱力し膝がガクッと折れる。診断には発作脳波同時記録が必須である（図 40 p.165 参照）。**進行性ミオクローヌスてんかん**のいくつかのグループは乳幼児期に発症し，進行性の経過をたどる。

2　発作性両側性のピクつきが主訴
（両側非同期性のものも含む）（思春期以降発症）

若年ミオクロニーてんかん（ヤンツ症候群）
進行性ミオクローヌスてんかん
良性成人型家族性ミオクローヌスてんかん
ランス・アダムス症候群
睡眠時ミオクローヌス
入眠時ミオクローヌス
失神発作
心因性非てんかん性発作

　精神運動発達に異常のない症例において，思春期に覚醒後数時間以内に両側上肢がビクン，ビクンとなり，朝ご飯の味噌汁をこぼしたりする場合，**若年ミオクロニーてんかん（ヤンツ症候群）**（☞ 第 5 章 p.150）が最も疑われる。上肢のピクつきは両側性であるが，非対称性が著しいこともあり，患者の訴えが片側の上肢に集中している場合でも，覚醒後数時間にピクつきの出現が集中している場合には両側性でないか繰り返し尋ねる必要がある（☞ 臨床メモ 5）。乳児ミオクロニーてんかんと同様に，若年ミオクロニーてんかんでも両上肢がビクン，ビクンとしているときでも，大発作に移行しなければ意識は失われない。若年ミオクロニーてんかんの鑑別診断の 1 つとして思春期前後に発症するタイプの**進行性ミオクローヌスてんかん**（☞ 第 5 章 p.219）がある。この場合には，運動によって誘発されるミオクローヌスが特徴的でこのミオクローヌスのために患者は転倒し受傷するこ

> **臨床メモ ⑤**
>
> **誤診されやすい発作――ミオクロニー発作とジャクソン発作**
>
> 　ミオクロニー発作のなかには顕著な左右差を示すものがあり，病歴聴取の際に片方だけのミオクローヌスが報告されてジャクソン発作と誤診される場合がある．覚醒後数時間以内にピクつきが集中して起こっている場合には，たとえそれが片側性であると主張されている場合でも，ジャクソン発作ではなくミオクロニー発作である可能性も考慮に入れておくべきである．これも第一選択薬が異なるため重大な治療上の結果を招来する．

とがある．経過が進むに従って次第に小脳性運動失調や知的機能の低下が現れてくる．同様に運動性ミオクローヌスが特徴的な**良性成人型家族性ミオクローヌスてんかん**（☞ 第 5 章 p. 226）は，枠組みとしては進行性ミオクローヌスてんかんの一亜型として理解できるが，知的障害や小脳性運動失調などその他の神経学的症状を伴わず，経過が良好で，VPA が奏効するという点で臨床的に区別しておくことが有用である．この病態は，てんかん大発作を伴うもののその回数は少ない．

　歩行で誘発される下肢の運動性ミオクローヌスによって，歩行が非常に困難になる**ランス・アダムス症候群**（無酸素脳症後ミオクローヌス）は非てんかん性の運動性ミオクローヌスである[2]．ランス・アダムス症候群に対しては，VPA と CZP の組み合わせあるいは PMP の追加を試す価値がある[1]．**睡眠時ミオクローヌス**（☞ 第 5 章 p. 279）は下肢の周期的な運動で一晩のうちに何度も繰り返し出現する．一種の加齢現象であり年齢が増すとともに増加する．睡眠時に出現する何とも我慢しづらい下肢の居心地の悪さ（restless leg）とともに出現する場合には若年層でも認められ，不眠の原因となる．ただし厳密にはこの現象はミオクローヌスではなく夜間の周期性の不随意運動である．入眠時に体全体が数秒間，ブルブルッと震える**入眠時ミオクローヌス**は特に音による刺激などを入眠時や浅眠時に受けたときに出現しやすく，一種の睡眠時における驚愕反応であると考えられる．脳波上は K-コンプレックスなどに対応する．てんかん発作の一種ではないかと当事者の配偶者や親から相談を受ける夜間のピクつきのかなりの部分はこれである[3]．**失神発作**（☞ 第 5 章 p. 269）も一定期間以上続くと両側のピクつきを伴うことがある．**心因性非てんかん性発作**（☞ 第 5 章 p. 265）は，

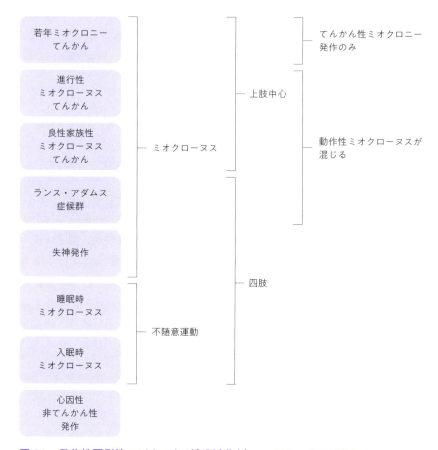

図 34　発作性両側性のピクつきが主訴（成人）──ピクつきの詳細

両側のピクつきの鑑別診断のうちでも最も重要な病態の 1 つであるが，典型的にはこの病態で起こる震えは，伸展・屈曲ともに力が入る振戦様となることが多い．応答性が一定程度保たれたまま，ブルブルと立位を保ったままで振戦様に震えている場合，てんかんの可能性は低い．図 34 にそれぞれの特徴を整理した．

文献

1)　Chadwick D, Hallett M, Jenner P, et al : Treatment of posthypoxic action myoclonus ; implications for the pathophysiology of the disorder. Adv Neurol 43 : 183-190, 1986

2) Fahn S : Posthypoxic action myoclonus ; literature review update. Adv Neurol 43 : 157-170, 1986
3) Oswald I : Sudden bodily jerks on falling asleep. Brain 82 : 92-103, 1959

3 意識保持下で出現する発作性一側性のピクつきが主訴

ジャクソン発作
若年ミオクロニーてんかん（ヤンツ症候群）
EPC（epilepsia partialis continua）
分節性ミオクローヌス
ローランドてんかん
片側顔面けいれん
チック
心因性非てんかん性発作

　一側性のピクつきで最も有名なのは上肢や顔面から次第に全身へとピクつきがマーチしていく**ジャクソン発作**（☞第5章 p.153）である。**若年ミオクロニーてんかん（ヤンツ症候群）**では，両側が震えるのが基本であるが，時に著しく非対称なピクつきになることがあり，患者・家族は自発的には片方のピクつきしか訴えない場合もある（☞臨床メモ5）。一側身体にピクつきが限局し，何時間あるいは何日も続くものに，EPC（epilepsia partialis continua）と分節性ミオクローヌスがある。**EPC**（☞第5章 p.213）は基本的には高齢者の代謝疾患など何らかの基礎疾患を背景として起こる病態であるが，MELAS症候群，ラスムッセン症候群など特異な病態の部分症状である可能性も考慮に入れておく必要がある。**分節性ミオクローヌス**は，脊髄ないしは脳幹由来のミオクローヌスである。脳幹由来の分節性ミオクローヌスとしては，延髄オリーブ核由来の口蓋ミオクローヌスが知られており，顔面，眼瞼，咽頭（時には上腕）をも広範に巻き込むこともあれば[1]，軟口蓋が耳管を巻き込んでコツコツ音を生ずるだけのこともある[3]。脊髄性ミオクローヌスも両側性であることもあれば，一側性の場合もある。その原因は梗塞，ウイルス感染，脊髄腫瘍[2,7]など多彩である。

　幼児から小学校低学年にかけて知的機能の発達に異常のみられない児童に寝入りばなに出現する半側顔面の間代けいれんをみたときには，**ローラ

事例 13

新人を怒鳴り散らした1年後に目と上肢がブルブルッとする発作が群発した中華料理店店主

70代の中華料理店店主。もともとは温厚な人柄で従業員にも慕われていたが当院来院の1年半くらい前から人が変わったように新人スタッフに当たり散らすようになり，近医で前頭側頭型認知症の診断を受けて治療が開始されたがむしろ事態は悪化した。MMSE（mini-mental state examination）は30点と満点であった。さらに「庭に人がいる」「動物が襲ってくる」といった幻視も出現。レヴィー小体病も疑われたがこれも否定された。ところがしばらくして職場で昼寝中「うーっ」とうなった後に両上肢を伸ばして強直させ意識消失する1分程度の発作が連続して4回出現。今度は高齢発症てんかんの病名に切り替えられた。2か月前には歯磨き粉と洗顔料を間違えるなど認知機能の明らかな低下が目立つようになり，危機感をもった家族が当科へ受診させた。

入院後検査では，血液検査では低ナトリウム血症以外に特記すべき所見はなく，髄液検査・脳波検査にも所見はなかった。頭部MRIでも脳の萎縮を含め目立った所見はなかったが，左側頭葉内側部分にFLAIR撮像で淡い高信号域を認めた。MMSEは18点と極度に低下しており，入院後，一瞬閉眼して顔をしかめ，上半身をブルブルッと震わすチック様の発作が頻回に観察された。神経内科にお願いしてステロイドパルス療法を行ったところ，抗てんかん薬には全く反応しなかった顔面を中心とした連日のブルブルッ発作および幻視は，いずれもただちに消失し，MMSEも回復傾向にある。後日抗VGKC複合体抗体は強陽性という結果が出て診断は裏づけられた。

（VGKC複合体抗体関連脳症）

ンドてんかん（☛ 第5章 p.131）の可能性を考慮する必要がある。**片側顔面けいれん**は，顔面神経の椎骨動脈およびその分枝からの圧排が原因の1つである[6]。**チック**は一過性であれば学童から思春期の児童のほぼ1/4が体験する頻度の高い状態であり，眼瞼，額，肩，頭部などの素早い不随意運動の繰り返しからなる[4,5]。**心因性非てんかん性発作**が意識保持下で一側性に出現することもある。壮年期以降に記銘力障害や多彩な精神症状とともに，一側の顔面，上肢を中心に短時間のピクつき，不随意運動を何度も繰り返した場合，**faciobrachial dystonic seizure**の可能性があり，VGKC複合体抗体関連脳症を鑑別すべき疾患に挙げるべきである（☛ 事例13）。

文献

1) Birbamer G, Gerstenbrand F, Kofler M, et al : Post-traumatic segmental myoclonus associated with bilateral olivary hypertrophy. Acta Neurologica Scandinavica 87 : 505-509, 1993
2) Garcin R, Rondot P, Guiot G, et al : Rhythmic myoclonus of the right arm as the presenting symptom of a cervical cord tumour. Brain 91 : 75-84, 1968
3) Guillain G, Mollaret P : Deux cas de myoclonies synchrones et rythmées vélo-pharyngo-laryngo-oculo-diaphragmatiques. Le problème anatomique et physiopathologique de ce syndrome. Rev Neurol II : 545-566, 1931
4) Kurlan R, McDermott MP, Deeley C, et al : Prevalence of tics in school-children and association with placement in special education. Neurology 57 : 1383-1388, 2001
5) Marcus D, Kurlan R : Tics and its disorders. Neurol Clin 19 : 735-758, 2001
6) Miehlke A : Management of hemi-facial spasm. In : Samii M(ed) : The cranial nerve. pp 476-483, Springer-Verlag, Berlin, 1981
7) Nohl M, Doose H, Gross-Selbeck G, et al : Spinal myoclonus. Eur Neurol 17 : 129-135, 1978
8) 中奥由里子, 眞木崇州, 金澤恭子, 他：Faciobrachial dystonic seizure で初発したくすぶり型の抗 leucine-rich glioma-inactivated 1(LGI1)抗体陽性辺縁系脳炎の1例. 臨床神経 53：706-711, 2013

4 意識保持下で出現する発作性の硬直が主訴

辺縁系前頭葉てんかん
補足運動野系前頭葉てんかん
背外側系前頭葉てんかん
びっくり病
発作性運動起因性ジスキネジア
発作性非運動起因性ジスキネジア
高浸透圧高血糖症候群
多発性硬化症
痙性斜頸
書痙
Glut-1 欠損症
心因性非てんかん性発作

辺縁系前頭葉てんかん（← 第5章 p.197）では，両上肢が強直してもそのことを漠然とではあるが覚えていることも少なくない。**補足運動野系前頭葉てんかん**（← 第5章 p.202）の発作では，一側上肢の硬直・伸展と対側上肢の屈曲，伸展した上肢の方向への頭部の向反からなる姿勢発作が有名であるが，意識保持下で出現する一側上肢の硬直・伸展を含む複雑な身体の硬直発作は補足運動野由来の発作を示唆している（← 事例14）。頭部の向反が，要素性幻視その他の前兆を伴わず発作の開始時に意識保持下で出現する場合には，**背外側系前頭葉てんかん**（← 第5章 p.204）の発作を考慮に入

事例 14

姿勢発作を心因性発作と誤診され抗うつ薬と多量の
ベンゾジアゼピンを投与された1例

27歳女性。生後6か月より大発作が出現。内服処方が行われるも制御が困難であった。小学校に上がる頃には大発作は消失。それと交代して意識保持下で「左肩が内転，左上肢が硬直，顔面が左方へ向く」発作が連日何回も出現するようになった。17歳時には宗教的理由で断薬し大発作重積状態となり3日間昏睡状態となった。これを契機に転院したが，上記の発作は心因性であると診断され，アミトリプチリン，CZP 6 mg，DZP 15 mg が追加された。その結果1日中眠気のとれない状態となり，発作も転倒するものを含めて日に20〜30回に増加。診断にも納得がいかないとのことで本院入院となった。

発作時・発作間欠時ともてんかん性の異常波は確認できなかった。顔面には赤色小丘疹の集簇が，背中には白斑が，CT では脳室周囲に小石灰化が数か所あり結節性硬化症が疑われた。来院時，DZP，CZP に加え，PHT 200 mg，PB 60 mg，CBZ 400 mg，VPA 1,200 mg の6剤が処方されていたが少しずつ整理し，最終的には PHT の単独投与とした。その間，特に CZP，DZP の減量に伴って発作が1日に50回以上出現したことも何度かあったが，最終的には数回/日の頻度となり，眠気もとれて退院となった。退院処方は，PHT 250 mg（27.3 μg/ml）。現在は缶詰工場に勤めている。

（補足運動野系前頭葉てんかん）

れる必要がある。前節の VGKC 複合体抗体関連脳症における **faciobrachial dystonic seizure** は，ピクつきというよりも一側の硬直という形をとることも多い。

驚愕とともに，意識が保持されたまま両側四肢が硬直し，しばしば転倒・受傷するエピソードが，知的機能に異常のみられない患者で繰り返し出現する場合，全身の反射が亢進していれば，**びっくり病**を考える必要がある（☞ 第5章 p.290）。運動によって誘発される四肢一側ないしは両側の数秒間の硬直ないしは舞踏アテトーシスが訴えられることがあるが，これは通常は非てんかん性の，**発作性運動起因性ジスキネジア**（☞ 第5章 p.282）である。これに対して，**発作性非運動起因性ジスキネジア**（☞ 第5章 p.284）は，症状の持続が数十分〜数時間と長い点，運動が誘発因子とならない点が異なっている。受動的・能動的な四肢の運動によって誘発される意識保持下での硬直発作は，**高浸透圧高血糖症候群**の初発症状であることもある（☞ 事例 15）[1]。

多発性硬化症は特に東洋人では，発作性運動起因性ないしは発作性非運

> ### 事例 15
>
> ### 採血や運動で左半身のけいれんが誘発された高齢の男性
>
> 　肺気腫のため入院していた 86 歳男性．軽い糖尿病があるが食事療法だけで血糖値は 90〜120 mg/dl に保たれていた．5 月 19 日，体動，血圧測定，採血などの刺激時に左上肢が硬直するのを看護スタッフが気づく．発作は 10 秒〜1 分の持続で左肩から左下肢にも及ぶことがあり，発作中も患者の意識は清明であった．20 日の昼からは刺激なしにも発作が散発的に出現するようになった．同日夕方からは左手指のピクつきは持続的になり，左上肢の能動・受動運動や同部位の痛覚刺激によって全身の強直間代発作が出現するようになった．
>
> 　コンサルテーションを求められ，運動によって発作が誘発されることと既往歴から血糖値の再測定を行ったところ，血糖値は 865 mg/dl，血漿浸透圧は 365 mOsm/kg H_2O と大幅に上昇．血漿重炭酸イオン濃度は 23.5 mEq/l と正常範囲であり高浸透圧高血糖が示された．同日よりインスリン投与と輸液を行い，5 月 21 日の昼になって血糖値が 250 mg/dl を切ると同時に発作は消失した．経過中，抗てんかん薬の投与は，5 月 19 日に PB が 1 A 筋注されただけであった．
>
> 　　　　　　　　　　　　　　　（高浸透圧高血糖によって誘発された EPC）
>
> **文献**
> 兼本浩祐，東日出男：感覚刺激・運動負荷によって誘発される部分運動発作を初発症状とした非ケトン性高血糖の 1 例．神経内科 36：406-408, 1992

動起因性の硬直発作を初発症状とすることがある．典型的には，患者の身体の一部に触ったり他動的に動かしたりすると，その部位に疼痛や灼熱感が先行し，直後に一側身体の硬直が出現するもので 1 分内外持続し，CBZ がその予防に有効である．過呼吸で誘発され，1 日に何度も出現する[3,4]．**痙性斜頸**も頻度の高い病態であり，初期には，頭部の上下左右いずれかの方向への頭部の向反が挿間性に反復して起こり，肩・首の痛みが訴えられる．歩行やストレスが状態を悪化させる[5]．**書痙**も同様に局所性のジストニアの 1 つに数えられているが，通常はタイピストや作家，ピアニストなど手の反復運動を多量に行わねばならない職業人に出現する[2]．書痙と痙性斜頸は，いずれも伸展筋と屈曲筋が同時に緊張している点でジストニアに分類される．書痙に加え，しばらく運動を続けた後にジストニアが出現し，さらに難治の欠神発作の伴う場合，食事と関連して発作頻度が変わるようであれば **Glut-1 欠損症**（← 第 5 章 p.148）の可能性がある．意識保持下で出現する発作性の硬直は**心因性非てんかん性発作**である場合があり，特

に5分以上続くような場合はその可能性を常に念頭においておく必要がある。

文献

1) Grant C, Warlow C : Focal epilepsy in diabetic non-ketotic hyperglycaemia. Brit Med J 290 : 1204-1205, 1985
2) Marsden CD, Sheehy MP : Writer's cramp. Trends Neurosci 13 : 148-153, 1990
3) Osterman PO, Westerberg CE : Paroxysmal attacks in multiple sclerosis. Brain 98 : 189-202, 1975
4) Shibasaki H, Kuroiwa Y : Painful tonic seizure in multiple sclerosis. Arch Neurol 30 : 47-51, 1974
5) Stacy M : Epidemiology, clinical presentation and diagnosis of cervical dystonia. Neurological Clinics 26(suppl 1) : 23, 2008

5 意識喪失下で出現する発作性の硬直が主訴

ウェスト症候群
大田原症候群
レンノックス症候群
前頭葉てんかん（乳児・幼児）
辺縁系前頭葉てんかん（学童・成人）
側頭葉てんかん
心因性非てんかん性発作
NMDA受容体脳炎

　新生児期・乳児期において出現するてんかん性の硬直には，ミオクロニー発作，てんかん性スパスム，全般性強直発作，強直要素が前景に出る焦点性発作を加えた4つの病態がある。筋硬直の持続時間は基本的にはこの順番に長く，さらに，発症年齢，シリーズ形成の有無，並存する他の発作症状，発作間欠期脳波といった臨床情報を加味すれば，発作の種類および症候群同士の弁別はある程度は可能であるが，発作脳波同時記録が鑑別に必要な場合も多い。

　ウェスト症候群（第5章 p.166）と**大田原症候群**（第5章 p.175）はいずれも生後1年以内にてんかん性スパスムを中心とする発作が発症するてんかん症候群であるが，ウェスト症候群では，生後3か月を過ぎてから，

事例 16

解離・転換性障害によるオピストトーヌスを疑われた
NMDA 受容体脳炎のツアーコンダクター

33歳，女性，ツアーコンダクター。海外から仕事を終えて帰国後，突然，大声で怒りだして興奮状態となった。翌日メンタルクリニックを受診したが，解離性障害との診断で，向精神薬の服用を指示された。興奮状態が最初に出現してから3日目，婚約中の青年実業家との結婚式や週末に予定された趣味のピアノの発表会にまつわる悩みを話しだして次第に興奮して大騒ぎになり，総合病院を受診。同様に解離性障害の診断が下され，帰り際の会計をする際に，激しく興奮して病院職員に殴る蹴るといった暴行を加えたため，精神科病院への搬送を勧められたが，本人・家族とも拒絶し帰宅した。その後は，断続的に興奮することはあったが普段よりも機嫌よく，むしろ多弁なくらいで家族もそのまま様子をみていたが，最初の興奮から1週間目の昼食後，体が急にえび反りになる発作が出現。同日，就寝前に，再び同様の発作。さらにあくる日のお昼近くに3回目の発作が出現したため，当院への搬送となった。来院時，応答は拒否的で何度も家族に促されて初めて立ち上がり，問いにはほとんど答えない状態であったが，脳波，CT・MRI のいずれも所見なく，平熱で，神経学的所見もないため，神経内科医がそのことを告げた上で念のため入院を勧めるも，家人は本人を連れて帰宅した。その3日後，精神科外来に救急受診。15～20分ごとに体が震え，意味のある応答は昨日からほとんどしない，口に流動物をもっていくとかろうじて食べる状態と家人が訴えたため，ER に運んで脳波，MRI を緊急で施行したが，MRI は正常，脳波では多量の筋電図の合間にα律動が確認できるだけであった。てんかん発作かどうかの明確な確認は得られないままであったが，経過から器質性の病態が否定できないことを家人に告げ，鎮静させながら脳波を再度記録したところ，右前側頭部から始まる速波律動が次第に振幅を増しα帯域のリズムにまで遅くなって終了する発作時脳波が確認され(図35)，えび反りになる臨床発作がこれに対応していた。婦人科的検索で卵巣の奇形腫がみつかり，その後，NMDA 受容体抗体の存在が確認され診断が確定している。**（NMDA 受容体脳炎）**

上肢，頭部の一瞬の屈曲が短時間のうちに何十回となく反復し，それまで異常のみられなかった発達が発作の開始を契機として滞ることがあるのに対して，大田原症候群では脳の重篤な疾患が必ず背景にある(☞表17 p. 68，☞図39 p. 164，参照)。幼児期に入ってから，唸り声を伴いつつ両上肢を伸展・挙上させる発作が繰り返し起こる場合には，強直発作を考え，**レンノックス症候群**の可能性を考える必要がある(☞第5章 p. 170)。同じく幼児期から学童期にかけて，強直発作様の発作が欠神発作や脱力発作など他

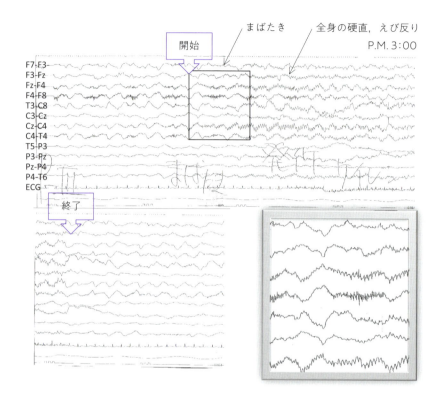

図 35　事例 16 の発作時脳波

のてんかん発作を伴わずに単一発作として出現するか，あるいは伴っても強直間代発作だけであり，発作間欠期脳波の所見が乏しければ**前頭葉てんかん（乳幼児）**を念頭におく必要がある。この病態と，激しい自動症と意識の中途半端な減損を特徴とし，発作の開始時にしかめ面や軀幹を中心とする一瞬の硬直が観察される学童期以降の**辺縁系前頭葉てんかん**（← 第5章 p.197）に連続性があるかどうかははっきりしない。**側頭葉てんかんの焦点性意識減損発作**で発作の勢いが比較的強い場合，発作の中盤に両側ないしは一側上下肢の硬直を伴うことは稀ではないが，一側上肢が視床手のようなジストニー姿位をとる場合には，その逆側に発作焦点があることが多い。意識がなくなり，体全体がえび反りに硬直するオピストトーヌスは**心因性非てんかん性発作**の古典的な症状であるが，**NMDA 受容体脳炎**[1]などではてんかん性にも非てんかん性にも，激しいえび反り様の硬直をきたすことがあり，慎重な鑑別が必要である。

文献

1) Vincent A, Bien CG : Anti-NMDA-receptor encephalitis : a cause of psychiatric, seizure, and movement disorders in young adults. Lancet Neurol 7 : 1074-1075, 2008

6 繰り返す大発作・大発作様症状が単独で主訴となる場合

覚醒時大発作てんかん
焦点性てんかんの両側性強直間代発作
ローランドてんかん
熱性けいれんプラス
ドラベ症候群
HVS-GM 症候群
心因性非てんかん性発作

　ほとんどのてんかん類型，てんかん症候群において症状が悪化すれば，大発作（強直間代発作）が出現してくる。したがって，基本的には大発作単独では鑑別診断の手助けとはならない。しかし，好発時間，発作間欠期脳波所見，家族歴などの追加の臨床情報で，鑑別の手がかりとなる場合がある。覚醒後数時間以内に，両上肢のピクつきが2～3回先行し，次いで全身の強直間代発作が起こる場合，**覚醒時大発作てんかん**（☞第5章 p.154）が最も疑われる。睡眠中に大発作が集積する場合には，逆に**焦点性てんかん**の可能性が高く，そのなかでも側頭葉および前頭葉内側面から底面が巻き込まれている可能性が高い（☞第5章 p.191, 197）。大発作に先行して前兆が経験されるか，大発作終了後，一過性の麻痺や半盲，失語などの巣症状が認められる場合も，当然，焦点性てんかんが疑われる。幼児期後半から学童初期にかけて中枢神経疾患の既往歴もなく，発達にも異常のみられない児童に睡眠中のみの大発作が出現する場合，**ローランドてんかん**の可能性がある。

　家族に濃厚な熱性けいれんの集積がある人に，無熱性けいれんが出現してきた場合，**熱性けいれんプラス**（第5章 p.186）を考える必要がある。大発作を主要な発作型とする症候群には，**ドラベ症候群**と関連の深い **HVS-GM** (high voltage slow wave-grand mal)**症候群**があるが，乳幼児期発症の難治性の

事例 17

SPECT で側頭葉てんかんを疑われたピアニスト

28歳のピアニスト。姉はイラン国籍の男性と両親の反対を押し切って駆け落ち。この駆け落ちまで姉は両親の注目と称賛の的であったことに本人は絶えず羨望を抱いていた。19歳時「体がザワザワする」という感じが1時間くらい先行した後，電車の中でけいれんを起こし，救急車で病院に運ばれたのが初発。姉の駆け落ちと入れ代わりに実家に帰り，ピアノを教えるようになってから発作性に左手がピアノを弾くときに硬直するようになり，しばらくして右足の付け根がしびれる症状も出現しだした。本院来院前には，頭部がカクカクするような発作が起こり始め，また時に「ボーッ」として問い掛けても答えないなどのエピソードも出現してきた。カクカクの持続は数分〜数十分。数回/週の頻度であった。

本院来院前には某医大で IMP-SPECT で左側頭葉に低灌流域があると指摘され，側頭葉てんかんとの診断のもとに治療が開始されたが，発作はそれと同期して著しく悪化したため本院に入院となった。

入院後，発作時脳波を含め突発波は全く出現せず，すべての抗てんかん薬を中止したがてんかん発作は出現しなかった。精神療法を1年続け，実は姉を羨望し憎んでいたことが自覚され，以降3年間発作は起こっていない。

（心因性非てんかん性発作）

大発作をもち精神運動発達の遅延を伴う児童で，高振幅徐波が背景波を占めるがてんかんに特異的な脳波異常はあまり認められず，頻回の大発作群発がほぼ唯一の発作型である場合には考慮に入れるべきである。生後1年までのドラベ症候群の病像は，HVS-GM 症候群と重なり合う。*SCN1A* の遺伝子変異が確認されればドラベ症候群と同一の疾患である。**心因性非てんかん性発作**も意識消失とけいれん様運動を主訴とする場合，必ず考慮に入れておく必要のある病態である（☞ 事例17）。しかし，非常に目につく心因性非てんかん性発作がてんかんを覆い隠している複雑な症例もあり（☞ 事例18），心因性非てんかん性発作と判断するには十分な慎重さを要する。診断に迷いがあれば専門医のコンサルトを受けるほうがよい。

7　新生児に出現する けいれん，自動症，自律神経症状

早期ミオクロニー脳症

事例 18

心因性非てんかん性発作に側頭葉てんかんが隠されていた1例

　35歳主婦。20歳頃から，会社で時々「ボーッ」としていることがあると指摘され近医を受診。服薬を開始した。29歳で結婚。30歳を過ぎた頃から「夜間，クッククッと呻くことがあり，このとき意識がない」という症状が年に1〜2回出現するようになった。31歳頃からは応答はできるが手足が動かず，眼球が中央に寄ってしまう状態が出現。救急車で搬送された病院に通うようになった。これを契機として1時間以上の間転がり回る発作が起こり，これが連日出現するようになったため鎮静のため大量のベンゾジアゼピンと抗精神病薬を投与されて本院を紹介され受診した。

　入院時の脳波所見ではβ波とθ波が全体に認められるが，突発波は認められなかった。CT・MRIでも特記すべき所見なし。入院後観察された発作は外来で聴取したように，ゴロゴロと床を転がり回り「ウォーウォー」と言いながら七転八倒するもので4日のうちに9回にわたって出現した。発作時脳波所見は正常であったため，「これはてんかん発作ではない」と発作の最中に告げたところ，数分して発作は終息した。

　入院当初は発作間欠期にも突発波は出現せず，観察された発作はすべて心因性非てんかん性発作であったため，抗てんかん薬を1剤ずつ中止していった。VPAとPBを中止した際には特に発作症状に変化はなかったが，CBZを中止するとともに「ボーッとして顔つきが硬くなり口をクチャクチャし，その後失禁する」という1分前後の持続の発作が日に何度か出現するようになった。発作時脳波をとったところ，すべて右側頭部のθ波群発との対応が認められた。このためCBZを700 mgで再開したところ，発作は再び消失した。心因性非てんかん性発作，てんかん発作の双方がほぼ1か月半にわたって消失したため退院とした。

（心因性非てんかん性発作＋側頭葉てんかん）

4章　鑑別診断

良性新生児睡眠時ミオクローヌス
良性家族性新生児てんかん
良性新生児てんかん

　新生児で出現するてんかん発作で最も頻度が高いのは，多焦点性の間代発作であり，ピクつきの部分・病側がバラバラで同期しないのが特徴的である。次に頻度が高いのは眼振，吸啜，哺乳，ペダル漕ぎ様運動などの自動症，および血圧変動，心拍変動，無呼吸，流涎などの自律神経症状である。前者においては，新生児の未熟な脳ではGABA（gamma-aminobutyric acid）が興奮性に働き，髄鞘化も未発達で全般性の同期が困難であること

が指摘され，後者では辺縁系と脳幹の連絡が，大脳皮質との連絡よりも密であることなどが原因ではないかと言われている．臨床所見と脳波所見の乖離が大きく，診断には発作時脳波がほとんどの場合，必須である．その大部分は重篤な背景の脳疾患から生ずる症候性発作であり，急性症候群と総括されている．

　出生直後から体のさまざまな部位に起こる多焦点性のピクつきが，群発・抑制交代の発作間欠期脳波を背景として起こる場合，**早期ミオクロニー脳症**（☞第5章p.174）が鑑別診断となる．重篤な代謝疾患があることが少なくない．夜間のみに発作が限定し，眠りから起こすと発作が消えてしまう場合には非てんかん性の病態である**良性新生児睡眠時ミオクローヌス**（☞第5章p.168）を考慮する必要がある．発作は時に30分以上続くことがあるが，顔面を含めた体軸にはけいれんが生じないこと，ゆりかごを揺らすと発作が誘発されることなどが特徴で，数週間で自然に消失する．**良性家族性新生児てんかん**（☞第5章p.127）は家族性であり，生後2～3日に発症のピークがあり，当初は無呼吸発作が目立ち，これが最終的に一側の間代発作に移行するのが特徴で群発はするが重積にはならない．**良性新生児てんかん**は発症のピークが生後4～6日であり，半側間代の重積となるが1回のみのエピソードで終了する．

文献
1) 城所博之，奥村彰久：特異な新生児期の発作．In：兼本浩祐，丸 栄一，小国弘量，他（編）：臨床てんかん学．pp 162-163, 医学書院，東京，2015
2) Mizrahi EM, Kellaway P：Diagnosis and Management of Neonatal Seizures. Lippincott-Raven, Philadelphia, 1998

B　転倒発作（大発作を除く）を主症状とする場合

レンノックス症候群
ミオクロニー脱力てんかん

乳児ミオクロニーてんかん
　　若年ミオクロニーてんかん（ヤンツ症候群）
　　側頭葉てんかん
　　辺縁系前頭葉てんかん
　　晩発性レンノックス症候群
　　失神発作
　　一過性脳虚血発作
　　心因性非てんかん性発作
　　ナルコレプシー〔情動脱力発作（カタプレクシー）〕
　　びっくり病
　　女性の特発性の転倒
　　パーキンソン病
　　レヴィー小体型認知症
　　前頭・頭頂葉髄膜腫

　レンノックス症候群（☞ 第5章 p.170）や**ミオクロニー脱力てんかん**（☞ 第5章 p.159）においては，転倒は非常に目立つ症状の1つであり，受傷その他のため重大な臨床的問題となるが，脳波所見やその他の臨床症状から鑑別診断上の問題となることは少ない。**乳児ミオクロニーてんかん**は，稀ではあるが転倒を主訴とすることがある。**若年ミオクロニーてんかん（ヤンツ症候群）**では，ミオクローヌスのため転倒することは稀であり，転倒が目立つ場合には鑑別診断上は他の病態の可能性を考慮に入れる必要がある。ただし，発作が群発し勢いが増すと腰が引けたようになり転倒する。**側頭葉てんかん**や**辺縁系前頭葉てんかん**の一部でも，稀ではあるが反復する転倒を主要な症状とするものがあり，かつては，側頭葉性失神"temporale Ohnmachten"と呼ばれていた数秒の意識消失と転倒からなる特異な臨床型を示すものがある（側頭葉てんかんの2%程度）[2]。**晩発性レンノックス症候群**[1,4]のなかには強直発作が目立たず，遅棘徐波と転倒発作を主要な特徴とするものがあり，転倒発作の鑑別診断のリストに入れておく必要があるが非常に稀である。

　転倒を主訴とする非てんかん性の病態の代表例は**失神発作**（☞ 第5章 p.269）である。長期間の立位，入浴・排尿後，採血・怪奇映画鑑賞など常に一定の状況下で転倒していることは大きな診断上のヒントになる。ただし頻度ははるかに低いが，こうした誘因なく起こる不整脈による心原性の失神発作があり，危険性が高いので常に念頭においておく必要がある（☞ 第5章 p.270）。失神発作の中には，美容院症候群，金門橋症候群などと呼ば

れ，首の過伸展が誘因となって頸動脈洞が圧迫され，失神発作が出現するものもある（☞ 第5章 p.270）。**心因性非てんかん性発作**は，しばしば転倒とその後の比較的長い意識消失あるいは脱力を呈する。椎骨脳底動脈系の一過性脳虚血発作（TIA）では一瞬の下肢の脱力が起こりうるとされているが稀である（☞ 第5章 p.271）。**ナルコレプシー**の一症状としての**情動脱力発作（カタプレクシー）**（☞ 第5章 p.276）も転倒発作であるが，転倒後力が抜けてしばらく立てないが，意識は清明であること，笑ったり怒ったりといった情動の高まりで誘発されること，随伴症状として睡眠発作と入眠時の生々しい幻覚があることなどを聴取できれば診断できる。全身の反射の亢進とともに，驚愕によって転倒する**びっくり病**（☞ 第5章 p.290）も転倒を主訴とするが，知的機能に異常のない成人に起こるという点でびっくりてんかんとは区別される。

　40代以上（ないしはそれより若い場合には妊娠中）の女性で歩行中しばしば原因がなく転倒する例が報告されている。これは**女性の特発性の転倒**と呼ばれている状態で整形外科的，神経学的なその他の原因がなく，何年にもわたって単一症候的に転倒だけを主訴とするものである[6]。**パーキンソン病**や**レヴィー小体型認知症**の最初の徴候が転倒発作の反復である場合も知られている。中年以降の症例ではこの可能性も考慮に入れておく必要がある[3]。**前頭・頭頂葉髄膜腫**[5]の初発症状が反復する転倒発作であることが稀にある。

文献

1) Bauer G, Aichner F, Saltuari L : Epilepsies with diffuse slow spikes and waves of late onset. Eur Neurol 22 : 344-350, 1983
2) Caffi J : Zur Frage klinischer anfallsformen bei psychomotorischer epilepsie. Schweiz Med Wschr 103 : 469-475, 1973
3) Klawans HL, Topel JL : Parkinsonism as a falling sickness. JAMA 230 : 1555-1557, 1974
4) Lipinski CG : Epilepsies with astatic seizures of late onset. Epilepsia 18 : 13-20, 1977
5) Oluigbo CO, Choudhari KA, Flynn P, et al : Meningioma presenting with transient ischaemic attacks. Br J Neurosurg 18 : 635-637, 2004
6) Stevens DL, Matthews WB : Cryptogenic drop attacks ; an affliction of women. Br Med J 1 : 439-442, 1973

C 意識，記憶，反応性が繰り返し消失ないしは減損するのが主症状(転倒を伴わない)

1 数秒～数十分の持続

- 小児欠神発作（ピュクノレプシー）
- Glut-1 欠損症
- 側頭葉てんかん
- 辺縁系前頭葉てんかん
- 失語発作
- 補足運動野系前頭葉てんかん
- 発作性見当識障害
- 乳幼児の自慰行為

　数秒～数十秒の意識のとぎれが日に何度も知的障害のない児童に起こるときには**小児欠神てんかん（ピュクノレプシー）**を考える必要がある(☞ 第5章 p.146)。小児欠神てんかんの際の定型欠神発作は開始・終了が比較的明瞭で自動症は目立たず，事故や受傷と結びつくことは焦点性意識減損発作などと比較すると少ない(☞ 事例19, 臨床メモ6)。レンノックス症候群に伴って出現する非定型欠神発作は，臨床的には分単位ではなく時間単位で継続するときに主に問題となるので，ここでは取り上げない(2. 数十分～数時間までの持続，p.104 を参照)。4歳以前の乳幼児期に欠神発作が発症する児童で，特に長時間の運動で不随意運動が誘発されたり，空腹時に発作が頻発したりする場合，**Glut-1 欠損症**を疑って髄液検査を施行すべきである(☞ 第5章 p.148)。

　側頭葉てんかんの焦点性意識減損発作(☞ 第5章 p.192)は，動作停止し，しばらくじっと前方を凝視しているうちに口をクチャクチャさせる自動症が始まり，次いでキョロキョロと周りを見回したり，動き回ったりする発作後もうろう状態が続くのが典型的である。こういった3つの相の存在を聴取できれば欠神発作との鑑別は容易であるが，時に動作停止するだけで終わる欠神発作様の焦点性意識減損発作があり混乱を生じることがある(☞ 事例5 p.36)。自動車事故を起こしたり，怪我や熱傷を伴うのは多くの場合側頭葉を巻き込む焦点性意識減損発作である(☞ 臨床メモ6)。**辺縁系前**

事例 19

時々ブツブツと独り言を言う介護福祉士

　28歳の介護福祉士。熱性けいれんの既往歴がある。5歳時，幼稚園で折り紙をしていたとき，意識が時々とぎれるために皆と同じペースで折れないことに保育士が気づき両親に連絡。意識減損発作は，1日に十数回の頻度で数秒〜数十秒間持続。転倒したり手でもったものを落としたりすることはないが，口をクチャクチャさせたり，ブツブツ独り言を言ったり，髪の毛に手で触れるなどの自動症があった。中学校時代には発作はいったん減少したが，中学卒業後再び発作は増加し週に数回程度となった。主治医が病気の説明と薬剤の説明をしっかりとしてくれないことを不満に思い本院来院。

　芯の強い凛とした女性という印象であった。口部自動症と言語自動症が訴えにあり，発作間欠期に脳波異常が出現しないため，診断確定のため入院。発作時に3 c/s 棘徐波を確認した。来院時にはトリメタジオン 300 mg，ESM 500 mg，PB 60 mg と多剤併用であったが，VPA 800 mg に変更したところ発作の頻度は減少し，ブツブツと喋る症状は消失した。　〔小児欠神てんかん（ピクノレプシー）〕

🖊 臨床メモ ❻

誤診されやすい焦点性意識減損発作と欠神発作

　焦点性意識減損発作と欠神発作はともに意識の短時間の消失を主訴とすることから，かつては「大発作」（けいれんを伴う発作）に対する「小発作」として一括されていた。しかし，欠神発作は VPA が有効な全般てんかんの1症状であるのに対して，焦点性意識減損発作は CBZ が有効な焦点性てんかんの1症状であり，この2つの発作の取り違えは有効な薬剤をみつける上での障害となる。3 c/s の棘徐波や前側頭部棘波といった典型的な脳波所見が認められる場合や前兆を伴う場合には誤診の危険はないが，そうでない場合は，次の諸点に注目しておく必要がある。

- 側頭葉てんかんの焦点性意識減損発作は，典型的には凝視（動作停止）→口部自動症（口をクチャクチャ）→発作後もうろう状態（キョロキョロ周囲を見回す）といった相構造を示す。
- 受傷，熱傷などを起こすのは欠神発作よりも焦点性意識減損発作の特徴である。
- 四肢の一部の硬直は焦点性意識減損発作にしか認められない。
- 交通事故も焦点性意識減損発作に多い。

事例 20

小声でブツブツ囁くディスコの女王

　18歳女性。17歳頃から，動作が停止し時にブツブツと小声で囁く発作が出現し始めた。このブツブツは聞き取れるときには「キャンプ，キャンプ……」と同じ言葉を繰り返すものであった。持続は短く10秒程度であり発作後はすぐ元に戻る。しかし回数は多く1日に何度も出現していた。診断確定のため入院。病棟の決まりに対して反抗的で，無断離院を繰り返したり作業療法に行かずにふて寝をしたりと反抗を繰り返したが，薬剤療法の意味などに対しては素直に耳を傾ける側面もあった。発作間欠期には覚醒時・睡眠時とも突発波は認められなかったが，発作時には前頭部優位に低振幅の θ 波の群発が確認された。CBZ 500 mg を投与した時点で発作は著しく減少し，連日起こっていた発作が2週間に1度にまで減少したため退院とした。現在はディスコ通いを卒業し，お好み焼き屋で働いている。

（辺縁系焦点性てんかん）

　頭葉の過運動発作では，凝視の相が目立たず，発作の開始時から四肢を動かす自動症が出現したり，体をせわしなくモゾモゾ動かしたりし，意識の減損も中途半端で発作の持続も短いが，回数は十数回〜数十回群発したりと多い（☞ 事例20，第5章 p. 197）。意識は消失していないが，人の言っていることがわからなくなり，また，自分も喋れなくなる**失語発作**は，意識がなくならないだけに詐病と間違われたり態度が悪いと思われたりすることがある（☞ 事例21）。耳鳴りの前兆が随伴することがある（☞ 第5章 p. 215）。優位半球の前頭葉・側頭葉の外側に発作起源があることが予測される。人の言っていることも理解でき，頭のなかには喋ろうと思う言葉が思い浮かんでいるのに言葉がでないと訴える場合，発語停止（speech arrest）を考える。通常は数秒〜十数秒の持続であり，**補足運動野系前頭葉てんかん**（☞ 第5章 p. 202）も鑑別診断の候補となる。焦点性てんかんのなかには，記憶は失われないが判断力や見当識のみが数十秒〜十数分低下する焦点性意識減損発作に準ずる**発作性の見当識障害**が訴えられることもある。生後1〜2歳の乳幼児を中心に1点をみつめ，虚空を凝視する状態が**乳幼児の自慰行為**である場合がある。途中で注意を逸らすとこの状態を中断できるのが特徴で，注意を逸らされると怒ったり，当惑したりすると鑑別しやすい。

> **事例 21**
>
> ### 発作を反抗的な態度と誤解され,繰り返し体罰を受けていた青年
>
> 　19歳の飲食店店員。父親にメニエール病。小学校の頃から月に1,2度ずつ「人の喋ることがわからなくなり自分も喋れなくなる」状態を自覚していた。この状態は突然始まり1～5分前後の持続時間であったが,授業中に当てられたときなどによく起こり,そのまま立ち往生して態度が悪いと誤解され教師から殴られることが何度かあった。父親のメニエール病のこともあり,耳が悪いのではと母親は転々と耳鼻科を受診させたが耳鼻科的異常は認められず,病気ではなく素行の悪さによるものという父親や教師の確信をかえって強めることになった。本人もどの病院でもまともに受け取ってもらえないため,次第にこの症状については人に喋らなくなった。
>
> 　中学卒業後,父親の経営する飲食店に勤務。深夜に及ぶ労働が何日も続くのと同期して,「人の言うことがわからず耳が塞がるような感じがし,喋ろうと思うと一言一言を探して言わないと言い間違いをする」(「こんにちは」と言おうと思っているのに「こちゃ」と言うなど)状態は連日出現するようになった。客から注文を取ろうとするときに発作が起こって手で待ってくれと合図をし,接客態度が悪いと父親に再三殴られた。
>
> 　肺炎で本院に入院。偶然看護師に睡眠中のけいれんを発見されたため,特発性全般てんかん群との診断のもとにVPAを投与されたが発作は抑制されなかった。担当医が転勤したため筆者が相談を受け,VPAをCBZに変更したところ,400mgの投与でそれ以降,失語発作・睡眠時大発作とも抑制されている。脳波では1度も突発波は出現していない。　　　　　　　　　　　　　　　（**失語発作**）
>
> **文献**
> 兼本浩祐,阿部隆二:長年の間反抗的な態度をとっていると誤解され懲罰を加えられていた発作性失語症の1例.精神医学 34:1009-1011, 1992

2　数十分～数時間までの持続

- 定型欠神発作重積状態
- 中年以降に初発する欠神発作重積状態
- 非定型欠神発作重積状態
- 環状20番染色体
- 焦点性意識減損発作後もうろう状態(側頭葉てんかん)
- 一過性てんかん性健忘
- 言語障害発作重積状態
- **解離性障害(遁走)**
- 低血糖発作
- ナルコレプシー
- 心因性非てんかん性発作

事例 22

数時間の耐えがたい「眠気」を主訴とする中年女性

　47歳女性。9歳時，夕食中に箸と茶碗を落とし呼び掛けに応答しないという症状がありてんかんと診断を受けた。中学校に入ってからは発作は目立たず中学卒業後T製紙に就職。しかし仕事中に夢遊病のようになってウロウロしたため解雇されている。その後寝たり起きたりの生活をしながら某医大に通っていた。22歳時，新興宗教に母親の勧めで入信し服薬を中止。周期的に大発作の群発を起こすようになった。34歳時，母親が死亡してからは兄弟の忠告で再び投薬を開始。その後は大発作は認められなくなったが，週に何度か「非常に眠くなり動けなくなる」状態が出没するため本院入院となった。

　入院後観察された3〜6時間続くこの「眠気」と表現される状態の間，この女性は強く促さないと動けず，物わかりが悪くなり，喋るほうも堂々巡りをしたりしたが，ゆっくりではあっても受け答えはでき，また記憶も保たれていた。この症状がみられないときにも口実を設けては嫌なことを避ける傾向があり，しかも発作間欠期には何度脳波をとっても異常が認められないため，当初は怠けているだけなのではと疑われた。しかし，この症状の最中に脳波を記録したところ，3〜4 c/s の棘徐波が増減しながら持続性に出現していることが判明。「眠い状態」は実際には，発動性の著しい低下と動作の緩慢化を伴ういわゆる"ictal stupor"の一型と診断された。

（小発作重積状態）

文献
兼本浩祐：過剰な眠気を主訴とした小発作重積状態の1例．精神医学 38：975-978，1996

　動作・反応の緩慢化とエピソード中のまだら健忘を残す**欠神発作重積状態**（☞第5章 p.248）には，軽いものでは外見的には動作や反応が鈍くなるだけのものから，重くなると体が前後にゆっくりと揺れ，外からの刺激にほとんど反応できなくなり昏迷状態となるものまである（☞事例22）。小児欠神てんかんの1割の患者が定型欠神発作の重積状態を1度は体験するが，そのほぼ3/4が20歳未満であるのに対して，成人で初発する欠神発作重積状態の平均発症年齢は50歳近くになる。成人で初発する欠神発作重積状態は均一の集団ではなく，定型欠神発作の重積状態と重なり合う病像を呈するものもあれば，生涯で1度だけの錯乱状態という形で発症する**中年以降に初発する欠神発作重積状態**の場合もある（☞本章D節 p.107）。レンノックス症候群をもつ症例では，**非定型欠神発作重積状態**（☞第5章

p. 252)がしばしば認められる。この状態は，軽い場合には普段よりも指示の通りが悪く作業などをしても集中力に欠けるという症状だけしか示さないので，ただ単に機嫌が悪いのと混同するおそれがあるが，顔面・上肢などのかすかなミオクローヌスや脱力などに注意すると発作だとわかることが多い。重ければ何日も食事をしないでじっとしている場合もある。欠神発作重積状態が連日出現し，かつ，しかめ面や四肢両側のピクつきなどの小運動発作が目立つ場合，**環状 20 番染色体**を除外する必要がある。以上はすべて非けいれん性発作重積状態(non-convulsive status epilepticus：NCSE)と近頃は総括されている病態の一部である。

　側頭葉てんかんの**焦点性意識減損発作後のもうろう状態**では，激しい自動症を伴うこともあるが，自動症があまり目立たず，発作自体も軽く終わって外からみる限りでは異常が目立たないこともある。しかし，この間の記憶は 10 分～数十分にわたって失われ，極端な例ではいわゆる健忘発作の形をとり健忘が唯一の症状となる**一過性てんかん性健忘**を呈する場合もある(← 第 5 章 p. 193)。**言語障害発作重積状態**(← 第 5 章 p. 264)のなかには，簡易な失語症検査では所見を認めないが，数時間の間，まとまった話が起承転結をもって語れなくなるといった病態を示すものもある(← **事例 23**)。一見目的性をもった正常な行動をとりながら，後からその症状に対する健忘が残る病態としては，さらに，**解離性障害**の遁走を挙げることができる。この場合には妻子ある男性と不倫をしてその男性の職場に無意識のうちに行ってしまう，といった何らかの理由づけのできる行動をとることが多い。しかし，行為の合目的性は解離性障害を支持する所見の 1 つととらえることはできるが，心理的背景によって説明ができることを拙速に診断の根拠とすることは誤診のもとになる。**低血糖発作**に関しては産出的な症状を伴い次節 D の錯乱の形をとることもあるが，発動性の低下がむしろ目立つ場合もある。**ナルコレプシー**の過眠発作は意識障害としばしば混同されるが基本的には睡眠であるので閉眼し臥位になってしまう点が特徴である。**心因性非てんかん性発作**も短時間～数時間のさまざまの記憶の欠損，あるいは昏睡様の状態を呈することがあり，ここでの鑑別すべき疾患として挙げることができる。

> **事例 23**

数時間の間，事務処理能力が低下する中間管理職の男性

　38歳の総務部長。34歳，新婚初夜，睡眠時の大発作で初発。即日離婚。その後，投与を受け発作は抑制されていたが，37歳時に怠薬を契機に2回目の大発作が睡眠中に出現。38歳時寝不足が続いた後，会社で倒れているのを発見され，社長から本院での精査を勧められて来院した。

　病歴を詳しく聴取すると，上記の発作以外に数年前から数時間の「相手が言うことに対して的確な受け答えができず，一続きの文章にならない」症状が月に1，2回出現していることが判明した。脳波では睡眠時に左右側頭部に棘波が出現する。発作中は，左半球に低振幅 θ 波の群発が繰り返し出現。この際，線描画の呼称，5語文の復唱，ピエール　マリーの3枚の紙試験は躊躇なくできたが，桃太郎の話をするように促すと全体を起承転結をもって語ることができなかった。CBZ と PB 投与で大発作はその後出現せず，この数時間の症状のときには書類のハンコ押しなどの単純作業をして誤魔化しながら大過なく勤め続けている。

（言語障害発作重積状態）

文献
兼本浩祐：物語の再生の障害を主徴とした言語障害発作重積状態の1例．神経心理 10：160-164, 1994

D 突然出現した錯乱状態

発作後精神病
焦点性意識減損発作重積状態
中年以降に初発する欠神発作重積状態
一過性全健忘
夜間せん妄
レヴィー小体型認知症
振戦せん妄
ウェルニッケ脳症
単純ヘルペス脳炎
NMDA 受容体脳炎
傍腫瘍性辺縁系脳炎
辺縁系前頭葉てんかん
レム睡眠行動障害
夜驚
クライネ・レヴィン症候群
低血糖発作

非定型精神病（急性一過性精神病性障害）
産褥精神病
心因反応
解離性障害

　急性の錯乱状態（☞ 臨床メモ7, 特に混濁意識を参照）がてんかんと関連して出現することがある。長期にわたる側頭葉てんかんの病歴のある患者において，焦点性意識減損発作ないしは大発作の群発に引き続いて，正常な意識状態にいったん戻った後，一定の潜伏期間を経て多弁，観念奔逸，易刺激性など躁的な気分変化と恍惚感を背景とし，性的脱抑制，宗教的誇大妄想などを伴う錯乱状態が出現することがある[7]。これは典型的には側頭葉てんかんで出現する**発作後精神病**である。**焦点性意識減損発作重積状態**でも，激しい精神運動性の興奮を伴った錯乱状態が認められることがあり，時に統合失調症と誤診されるような病像を示すこともある（☞ 第5章 p.258）。**中年以降に初発する欠神発作重積状態**でも，急に裸になって走り出すなどの急性の錯乱状態の形をとることは稀ではない（☞ 第5章 p.253）。クロミプラミン，マプロチリン，アモキサピンを代表とする三環系・四環系抗うつ薬による誘発症状であったり[10]，ベンゾジアゼピンの特異な離脱症状であったりする場合もある。

　中年以降に一過性の健忘状態が突然出現し，その間，記銘力は完全に失われて数分前にしたことも忘れてしまっている状態が**一過性全健忘**である。その他の認知機能は保たれているため，自分に大変な事態が起こっていることが強く自覚され，不安のために著しい二次的な不穏状態に陥るのが通例である。数時間から長くても1日以内には完全に自覚的症状は消失する（☞ 第5章 p.272）。

　火事や戦場のありありとした光景や泥棒が侵入してくるといった恐ろしい幻視がみえ，それに反応して高齢者が夜間激しく興奮しながら錯乱し，翌日は自分の昨夜の体験をすべて忘れているのは夜間せん妄の典型像である。**夜間せん妄**は単なる老化の表現であることもあるが，せん妄状態の出現は常に器質性の背景をもっており，その多くは薬物中毒，心肺機能不全，代謝疾患，電解質異常など直接生命の脅威となる重篤な病態と結びついていると考えねばならない[5]。高齢者に，生々しい幻視が夜間繰り返し体験される場合には，レヴィー小体型認知症も鑑別診断に入れておく必要

臨床メモ ❼

意識障害の精神病理学

　ヤスパースは意識障害の様相を 3 つのタイプに分けている．その 1 つは**昏蒙**（Benommenheit）と呼ばれている状態で，自発性の際立った減少，無感情などを主徴とし，幻覚体験その他の新たな体験は出現せず，さまざまな精神機能（知覚・記憶・思考など）の低下が認められるだけである．見当識は純粋例では保たれ，記憶障害も程度の差はあるが全面的でないことのほうが多い．欠神発作重積状態は，昏蒙型の意識障害を示すことが多い．**混濁意識**（Getrübtes Bewusstsein）は，せん妄状態とほぼ等価と考えてよい．幻視や強い情動的負荷が活発に認められ，激しい精神運動性の興奮が観察されることが多い．行為の 1 つ 1 つの一貫した意味のつながりはなくなり，場当たり的な行動となる．エピソード中の出来事への完全な健忘を伴うのが普通である．夜間せん妄などは典型例であるが，てんかんでは焦点性意識減損発作重積状態はせん妄に近い状態を示すことがある．**異化意識**（verändertes Bewusstsein）は，ある程度軽ければ外界との応答は一見正常にみえるため周囲には目立たないこともある．しかし，正常な心的生活とは明瞭に区別される状態であり，行動パターンの変化とエピソード中の出来事への健忘が残る．心因性の遁走や焦点性意識減損発作後のもうろう状態はこの型の意識障害を示す．

文献

濱中淑彦：臨床神経精神医学――意識・知能・記憶の病理．pp. 22-39, 医学書院，東京，1986

がある．**レヴィー小体型認知症**ではせん妄もしばしば起こるが，あくる日になっても明瞭に思いだすことができる，一定のまとまりがある幻視体験が特徴的である[8]．アルコールの離脱では，**振戦せん妄**がみられることがある．これは，てんかん発作，視覚性・触覚性の幻覚，激しい精神運動性の興奮などが振戦を伴い，アルコールを中止して 2～4 日くらいしてから出現するものである．手術のために入院した人が急に不穏となったような場合には念頭においておく必要がある（第 5 章 p.286）．

　急性の錯乱状態のなかで，ウェルニッケ脳症とヘルペス脳炎は別途触れておく必要がある．**ウェルニッケ脳症**にはビタミン B_1 の静注が，**単純ヘルペス脳炎**にはアシクロビルの点滴が有効なことがあり，しかも治療が遅れれば永続的な後遺症を残すからである．ウェルニッケ脳症は活発な幻視と精神運動性興奮が前景に立ちせん妄状態を示す．ウェルニッケ脳症は，運動失調性歩行，眼球運動障害，低血圧と低体温なども随伴することがあ

るが，症状が出揃うことは稀である。したがって，低栄養あるいは慢性のアルコール依存を背景にもっている人に錯乱状態が出現した場合には常にウェルニッケ脳症を念頭においておく必要がある。眼球運動障害では，外直筋麻痺によるものが最も頻度が高いが実際に確認できることは稀である[1,4]。突発的なせん妄や異常行動の出現に風邪症状が先行し，発熱・頭痛・髄膜刺激症状が伴うときには，**単純ヘルペス脳炎**を疑う必要がある。この場合には脳波で特徴的な周期性放電（2～3秒ごとに出現する鋭波）[2]が認められることがある。若い女性に急性の情動興奮，幻覚・妄想が先行し，認知機能の障害が急激に出現し，さらに脳波所見が乏しい激越な不随意運動や身体の硬直が目立つ焦点性意識減損発作が頻発する場合，**NMDA受容体脳炎**を疑い，卵巣奇形腫の有無を検索する必要がある[3]。精神症状が認知機能障害とともに初老期以降に発症し，1～2週の亜急性の経過で悪化する場合，肺小細胞癌などによる他の**傍腫瘍性辺縁系脳炎**も除外する必要がある。細胞内の抗原に対するHu抗体などが陰性であれば治療反応性も高いので，全身CTなどを施行し早期発見に努める。初期ではMRI所見もしばしば陰性である。

　眠っているときに突然前触れもなく起き上がって出現する激しい行動異常は，行為に目的性がなく，起き上がるとともに一瞬しかめ面をしてバタバタ手足を動かす場合には，**辺縁系前頭葉てんかん**を考える（☞第5章 p. 197）。隣に寝ている配偶者や家族への暴力行為，周りにある家具を激しく蹴ったために生じた自傷行為などが睡眠中に起こった場合，**レム睡眠行動障害**や成人発症の**夜驚**などのパラソムニアの症状が鑑別診断の対象となる。レム睡眠行動障害は睡眠後半に起こり夢の内容と行為が重なるのに対して，夜驚の場合は睡眠の前半に出現し，自身の行為を基本的には覚えていない（☞第5章 p. 277, 278）。思春期に発症し2～4か月おきに1～2週間の持続で出現する**クライネ・レヴィン症候群**は，食欲の亢進や眠気とともに，痴漢行為などを含む逸脱行為が発作性・周期性に起こるもので，炭酸リチウムに反応することがある（☞第5章 p. 280）。**低血糖発作**も錯乱を主症状とすることがあり，膵臓にインスリン産生腫瘍のある場合などに焦点性意識減損発作とまぎらわしいことがある（☞第5章 p. 288）。精神科領域では，**非定型精神病（急性一過性精神病性障害）**，**産褥精神病**などは，とりとめなくさまざまの奇怪な光景が体験される夢幻様状態や思考散乱が特徴的

で，急性錯乱の病像をとりやすい[6,9]。解離性障害や知的障害例では，何らかの心因的なきっかけを誘因として起こる**心因反応**が，急性錯乱の病像をとる場合がある。**解離性障害**や軽度の知的障害は詳しい生活史を尋ねると誘因となる病歴が聴取できることが多く，そうした明白な病歴が聴取できない場合には，安易に心因反応と考えず，脳の疾患の検索を並行して進める必要がある。

文献

1) Attard O, Dietemann JL, Diemunsch P, et al：Wernicke encephalopathy：a complication of parenteral nutrition diagnosed by magnetic resonance imaging. Anesthesiology 105：847-848, 2006
2) Ch'ien LT, Boehm RM, Robinson H, et al：Characteristic early electroencephalographic changes in herpes simplex encephalitis；Clinical and virologic studies. Arch Neurol 34：361-364, 1977
3) Dalmau J, Gleichman AJ, Hughes EG, et al：Anti-NMDA-receptor encephalitis：case series and analysis of the effects of antibodies. Lancet Neurol 7：1091-1098, 2008
4) Donnino MW, Vega J, Miller J, et al：Myths and misconceptions of Wernicke's encephalopathy：what every emergency physician should know. Ann Emerg Med 50：715-721, 2007
5) Francis J, Martin D, Kapoor WN：A prospective study of delirium in hospitalized elderly. JAMA 263：1097-1101, 1990
6) 広沢正孝：夢幻様体験型の精神病理と臨床．精神科治療学 25：484-489, 2010
7) 兼本浩祐，川崎 淳，河合逸雄：発作によって誘発される精神病状態—発作間欠期精神病状態と比較して．てんかん研究 12：16-22, 1994
8) 小阪憲司：レビー小体型痴呆の概念と臨床像．Cognition and Dementia 4：9-14, 2005
9) 岡野禎治：夢幻・錯乱状態—その症候学的位置づけ．精神科治療学 25：493-498, 2010
10) Pisani F, Spina E, Oteri G：Antidepressant Drugs and Seizure Susceptibility：From In Vitro Data to Clinical Practice. Epilepsia 40(Suppl 10)：48-56, 1999

E 発作性の主観的体験を主症状とする場合

1 理由や原因がなく突然始まる発作性の不安・恐怖

側頭葉てんかん（恐怖発作）
パニック障害
肺梗塞
褐色細胞腫

側頭葉てんかんでは，人形の目が自分をみている，ベッドの下に誰かがいる，背後に誰かがいて今にも襲ってきそうといった感じがありありと感じられ，思わず探してしまうといった実体的意識性に近い不安感が突然前兆として出現することがある。この種の**恐怖発作**だけが長い間単独で出現し，後に焦点性意識減損発作が後続するようになる症例もあるので留意する必要がある（←第5章 p.191）。不安・恐怖発作は，海馬よりも前方の扁桃核起源であることが多い。平均発症年齢は10歳前後である。

突然，理由もなく出現する恐怖で最も頻度が高いのは，**パニック障害**である。心臓がこのままでは止まってしまうのではないか，息ができなくなるのではないかといった心臓神経症や過呼吸発作といった形をとることもある。地下鉄の中で発作が起こったらどうしようとか，1人で外出して発作があったらどうしようといった予期不安と呼ばれる症状が強くなると外出も困難になる広場恐怖に展開することも少なくない。発症年齢は15歳以上でピークは20代である[1]。

激しい恐怖と不安とともに呼吸困難が出現する**肺梗塞**は，過呼吸症候群と誤診されるおそれがある。チアノーゼがみられる場合や，下肢に静脈の怒張が観察される場合は特に注意する必要があるが，高齢者や長期臥床者で突発的な不安と呼吸困難を訴える症例については肺梗塞の可能性を考慮に入れておく必要がある。内分泌疾患のなかで突発性反復性の不安発作を主訴とする疾患としては，**褐色細胞腫**を挙げることができる。頭痛，顔面蒼白・紅潮，発汗，動悸を伴って，強い不安感が出現するが，この不安感は，20分以上持続することは稀である。腹圧を上げるような運動，また時には排尿によって発作が誘発されることもある。高血圧を伴う。尿中・血中のカテコールアミン高値を証明することによって診断がつく（←第5章 p.289）。

文献

1) 兼本浩祐，大島智弘，田所ゆかり：パニック発作との鑑別診断としての"ictal fear"―脳病理と精神病理の架け橋としてのその意義．精神科治療学 19：991-996, 2004

2 消化器系に異常がないのに反復性発作性に繰り返す腹痛あるいは嘔吐

パナエトポラス症候群
側頭葉てんかん
片頭痛
周期性嘔吐症
急性間欠性ポルフィリア
逆流性食道炎（GERD）

パナエトポラス症候群の典型像は，幼児が気分不良を訴え，次第に吐き気や嘔吐を繰り返して蒼白になりぐったりとする病像から症状が始まる。この状態は意識障害と眼球共同偏倚に至る（☞ 第5章 p.134）。幼児や学童が1〜2分程度の突発的な腹痛を反復して訴える場合，**側頭葉てんかん**の前兆である場合がある（☞ 第5章 p.191）。成人していくにつれて，腹痛発作は側頭葉てんかんの場合には上腹部不快感に変化していくのが一般的である。同じく小児の場合，発作性の腹痛が数十分持続し，頭痛がそれに後続する場合には**片頭痛**の前駆症状であることもある。頭痛が後に伴わない片頭痛性の腹痛もあるので，原因不明の発作性反復性腹痛の鑑別診断の1つとなる[1]（☞ 第5章 p.273）。**周期性嘔吐症**は，幼児から小学校低学年の児童が夜間ないしは早朝から突然1時間に何度も吐き始め，何時間にもわたってこれが続くもので，下痢や腹痛，頭痛，知覚過敏などを伴うこともある。脳波上では局在性の徐波が伴う。腹性片頭痛との近縁性が論じられている[2]。フェノバール，アルコール，経口避妊薬の摂取などで誘発される思春期以降発症の反復性の腹痛では，**急性間欠性ポルフィリア**を考慮に入れておく必要がある。腹痛は発熱を伴い数日続くことがあり急性腹症と誤診されやすい。腹痛に引き続いてギラン・バレー症候群のような急性の末梢神経障害が引き起こされ，四肢から体幹へと全身に麻痺が広がっていくこともある。空気中にしばらく放置しておくと赤ワイン色になる尿が特徴的（☞ 第5章 p.290）。**逆流性食道炎（GERD）**（☞ 第5章 p.168）は1歳未満の乳児においては特に珍しいことではないが，年長児では嘔吐などの原因になり，てんかんと誤診されることがある。逆にてんかんがGERDと誤診されることもある。特に脳性麻痺などの場合，GERDは一般よりも比較的頻

度が高く，てんかんとの鑑別が問題となることがある[3,4]。

文献

1) Guidetti V, Russell G, Sillanpaa M, et al：Headache and Migraine in Childhood and Adolescence. Martin Dunitz, London, 2002
2) Li BU, Balint JP：Cyclic vomiting syndrome：evolution in our understanding of a brain-gut disorder. Adv Pediatr 47：117-160, 2000
3) Bayram AK, Canpolat M, Karacabey N, et al：Misdiagnosis of gastroesophageal reflux disease as epileptic seizures in children. Brain Dev 38：274-279, 2016
4) Parisi P, Pacchiarotti C, Ferretti A, et al：Gastroesophageal reflux disease vs. Panayiotopoulos syndrome：an underestimated misdiagnosis in pediatric age? Epilepsy Behav 41：6-10, 2014

3　発作性反復性のめまい

頭頂葉てんかん
側頭葉てんかん（新皮質ヘッシェル回周辺）
メニエール病
前庭神経炎
頭位性めまい
小児良性発作性めまい

　てんかん性のめまいは数秒〜数十秒の短い持続で，めまい感はあるが，吐き気，嘔吐，顔面蒼白などの自律神経症状を伴わず，眼振もないのが特徴である。典型的には**頭頂葉てんかん**の一症状である（☞第5章 p.210）。側頭葉の**ヘッシェル回周辺**に起源をもつ場合には耳鳴りを伴うことも少なくない。耳鼻科的めまいの場合は，吐き気，嘔吐，顔面蒼白などの自律神経症状を伴い，眼振を伴う場合にはてんかんとの鑑別診断は容易である。**メニエール病**では耳鳴りを伴い最低数時間前後はめまいが続くことから，てんかん発作と誤診されることはほとんどない。**前庭神経炎**も急性のめまいが数時間〜数日続くことから誤診される可能性は低い。**頭位性めまい**では頭位を変化させたり，特定の頭位をとることによってめまいが誘発されるのが特徴的である。

　てんかん性めまいと鑑別診断上最も重要な問題となるのは**小児良性発作性めまい**である。小児良性発作性めまい[1]はその持続時間が数秒〜数分と

短く，頭位と無関係に起こるからである．小児良性発作性めまいには自律神経症状が伴うことが多いことから鑑別がある程度つくが，温度性刺激試験で迷路機能の低下を証明する必要がある場合もある．

文献

1) Koenigsberger MR, Chutorian AM, Gold AP, et al : Benign paroxysmal vertigo of childhood. Neurology 20 : 1108-1113, 1970

4　発作性非対称性の感覚異常

感覚性ジャクソン発作
片頭痛
手根管症候群
多発性硬化症

　一側身体の一定の部位から数秒〜数十秒程度の短い時間で広がっていく異常感覚が**感覚性ジャクソン発作**の特徴である（☞ 第5章 p. 211）．優位半球起源の場合は失語発作を伴ったり，発作後一過性の麻痺をきたしたりすることもある．**片頭痛**による身体の異常感覚も感覚異常が短時間のうちに移動していく点で感覚性ジャクソン発作と似ているが，感覚異常がしばしば両側性であることと，広がっていく時間の単位が，十数分〜数十分と感覚性ジャクソン発作よりも長い点で区別される（☞ 第5章 p. 273）．

　更年期や妊娠・産褥期の女性が，眠っているときに焼けるような痛みを手に感じて目が覚める**手根管症候群**[1]も発作性の感覚異常のみを初発症状とすることが多い．**多発性硬化症**のしびれ感も時に感覚性ジャクソン発作と混同されることがある．本章 p. 90, 91 で触れたように，これは身体の一部に発作性に生じるジンジン感や痛みで，触覚刺激などによって容易に誘発される特徴をもっている．感覚発作だけで終わることもあるが，通常は有痛性の硬直が後続する[2,3]．

文献

1) Beringer U : Das Karpaltunnelsyndrom. Analyse von 231 fallen mit hinweisen auf die operativen behandlungsergebnisse. Schweiz Med Wschr 102 : 52-58, 1972
2) Shibasaki H, Kuroiwa Y : Painful tonic seizure in multiple sclerosis. Arch Neurol 30 : 47-50, 1974
3) 矢吹聖三, 大月三郎, 池田久男, 他：Focal sensory seizure を呈した多発性硬化症の2症例. 神経内科 3 : 143-147, 1975

5 発作性反復性の視覚障害

後頭葉てんかん
遅発性小児後頭葉てんかん(ガストー型)
MELAS
眼性片頭痛
一過性脳虚血発作(TIA)
ラフォラ病
側頭葉てんかん
レヴィー小体型認知症
クロイツフェルト・ヤコブ病(CJD)
後退視・反復視

　赤や青などの色のついた円，楕円，線分が一側視野や両側視野に出現する要素性幻視は，**後頭葉てんかん**の最も特徴的な症状である（☞ 第5章 p.206）。半盲も後頭葉てんかんで出現することがあるが，全盲は主に小児の病態である。**遅発性小児後頭葉てんかん(ガストー型)**（☞ 第5章 p.136）では要素性幻視とともに開眼によって抑制される後頭部鋭波の群発が認められる。ミトコンドリア脳筋症・乳酸アシドーシス・脳卒中様発作症候群**(MELAS)**では，早晩，要素性幻視に併せて，EPC や CT 上の梗塞様病巣が続発してくる（☞ 第5章 p.214）。**眼性片頭痛**（☞ 第5章 p.208）でも要素性幻視が認められるが，星型，ギザギザなど鋭角的な幻視は片頭痛に比較的特徴的で，また後頭葉てんかんの幻視が数秒〜数十秒の持続であるのに対して，片頭痛は十数分〜数十分かけて視野全体に広がっていくのが特徴である。壮年期から老年期にかけて，片眼（一側の視野ではなく）が急にみえなくなり，数分間で回復する症状を何度か繰り返す場合，これは**一過性脳虚血発作(TIA)**の症状で，切迫梗塞の警告症状である可能性がある（☞ 第5章 p.271）。進行性ミオクローヌスてんかんの一型である**ラフォラ病**も視覚発作

を初期に訴えることがある（☞ 第 5 章 p. 222）。

　側頭葉てんかん，**レヴィー小体型認知症**などでも幻視が初発症状となることがあるが，いずれも何らかの場面や映像がみえる。側頭葉てんかんでは多くは既知感を伴う数秒～数分の多くは過去の場面がみえるのに対して，レヴィー小体型認知症ではあたかもそこに誰かがいるような幻視が出現し，その人と会話をしたり接待をしてしまうような生々しさが特徴的である。**クロイツフェルト・ヤコブ病（CJD）**の中でも特にハイデンハイン型では，物がみえにくくなったり，変形してみえたりする視覚症状が先行することがある[9]。物が遠くにみえる**後退視（porropsia）**（あるいは近くにみえる）は，側頭葉てんかんで時に出現するが，1 つの物が時間や空間をおいて複数化してみえる**反復視（palinopsia）**は，現に活動している急性の病巣がない場合に純粋にてんかん性の活動だけで出現することは稀である。

F　発作性の笑いを主訴とする場合

　視床下部の奇形腫
　側頭葉てんかん
　辺縁系前頭葉てんかん
　ウェスト症候群
　レンノックス症候群
　ナルコレプシー
　偽性球麻痺
　精神病
　脳卒中の前駆症状

　1 日に何度も頻発し持続が短く機械的な性質の笑い発作が，二次性徴の早期発現とともに乳幼児期に発症する場合に，**視床下部の奇形腫**が MRI で確認されることがある[2]。この症候群では，初期には笑い発作は単独に出現しているが次第に脱力発作，強直発作などを伴うようになり，発病当初は異常のみられなかった知的機能も学童期には低下傾向を示し，成人に至るまでには知的障害を示すようになることが多い。**側頭葉てんかん**の焦点性意識減損発作の自動症の一部として笑い発作が観察されることがある

が[3,7]．この場合には奇形腫の場合と比較して持続が長く，また意識はほとんどの場合で消失している点が異なっている．頻度は低いが**辺縁系前頭葉てんかん**（前部帯状回起源）では笑い発作に過運動発作が合併している[1]．その他のてんかん性の笑い発作として**ウェスト症候群**（☞ 第 5 章 p. 166）や**レンノックス症候群**（☞ 第 5 章 p. 170）での強直発作に随伴するものがある[4]．

てんかん発作による笑い発作で，笑い発作後に脱力して転倒する発作[6]もあることから，**ナルコレプシー**（☞ 第 5 章 p.274）の情動脱力発作（カタプレクシー）との鑑別も問題となる．さらに，**偽性球麻痺**に伴う強制笑い[10]，**精神病**に伴う空笑も笑い発作の形をとることがあるが，いずれも通常はその他の随伴する臨床症状からてんかん発作との鑑別は困難ではない．数分～数十分続く比較的持続の長い笑い発作は稀に**脳卒中の前駆症状**の場合もある[5]．

成人期における笑い発作は 1/3 が視床下部，1/3 が側頭葉，残りは前頭葉，頭頂葉，その他が起源とされている[8]．

文献

1) Alkawadri R, So NK, Van Ness PC, et al：Cingulate epilepsy：report of 3 electroclinical subtypes with surgical outcomes. JAMA Neurol 70：995-1002, 2013
2) Berkovic SF, Andermann F, Melanson D, et al：Hypothalamic hamartomas and ictal laughter. Ann Neurol 23：429-439, 1988
3) Dreyer R, Wehmeyer W：Lachen bei psychomotorischen anfallen. Fortschr Neurol Psychiat 46：61-75, 1977
4) Druckman R, Chao D：Laughter in epilepsy. Neurology 7：26-36, 1957
5) 深田忠次：病的笑いを前駆症状とした脳卒中の 1 例．神経内科 6：347-349, 1977
6) Jacome DE：Pseudocataplexy；gelastic-atonic seizures. Neurology 34：1381-1383, 1984
7) Janz D：Die epilepsien. pp 200-201, Thieme, Stuttgart, 1969
8) Kovac S, Diehl B, Wehner T, et al：Gelastic seizures：incidence, clinical and EEG features in adult patients undergoing video-EEG telemetry. Epilepsia 56：e1-5, 2015 doi：10.1111/epi.12868
9) Kropp S, Schulz-Schaeffer WJ, Finkenstaedt M, et al：The Heidenhain variant of Creutzfeldt-Jakob disease. Arch Neurol 56：55-61, 1999
10) 山尾 哲，宇高不可思，永田博司，他：病的笑いと泣き．神経内科 19：606-612, 1983

第 5 章

てんかん症候群と
てんかん類似疾患

今版でも病態的・治療戦略的に共通性のある症候群同士を同じグループに振り分けるというこれまでの方向性を踏襲した。この整理の仕方の利点は3点に集約される。第一に，症候群分類に正確には当てはまらない相当数の症例を大分類のなかへ仕分けることで，データが必ずしも十全には揃わない多くの症例で治療戦略を立てる手掛かりを得ることができる点，第二に，旧分類から新分類へのバージョン・チェンジによって起こる混乱を最小化できる点，第三に，てんかんという疾患全体を俯瞰し理解しようとする大きな視野をもちやすくなることである。すでに第1章で述べたように，こうした考えに沿って2017年改訂の国際分類にも矛盾しないようにてんかん類型を工夫し，予後，症状，病態の近いもの同士をできる限り近くに寄せてある。

　具体的には，特発性局在関連てんかんは年齢依存性焦点性てんかん群，症候性局在関連てんかんは年齢非依存性てんかん群，症候性・潜因性全般てんかん（あるいはてんかん性脳症）は全般・焦点混合てんかん群にそれぞれほぼ相当している（☞p.6～12および視点・論点2 p.9および表3 p.16）。常染色体優性遺伝を示す焦点性てんかん群は，てんかんの臨床像としては年齢非依存性焦点性てんかん群に含まれるので，それぞれ該当する症候群の節ごとに簡単に触れ，第7章「遺伝」でも別途総括した。本書では全般・焦点混合てんかんは，てんかん発作そのものによって知的機能の障害が出現し，遺伝の役割が限定的で，焦点発作と全般発作が混合するグループとし，1989年分類の症候性・潜因性全般てんかん，2010年分類のてんかん性脳症グループとの整合性をもたせた。乳児ミオクロニーてんかん，ミオクロニー脱力てんかん，欠神発作を伴う眼瞼ミオクロニーは，脳の構造的・代謝的障害が発症前に目立たず，焦点性の要素がないことを考慮し，特発性全般てんかん群の近くに配置した。しかしこれらのてんかんはてんかんそのものに起因する全般的な知的障害が一定以上の頻度で引き起こされることから，従来であればてんかん性脳症のグループにその一部は分類されてきた症候群であり，他の特発性全般てんかんとは予後が異なるので，特発性全般てんかんの亜型として別途整理した。

　視床下部過誤腫による笑い発作，ドラベ症候群は焦点性発作と全般発作が混合するてんかんではあるため，全般・焦点混合てんかんの亜型に整理し，ドラベ症候群の類縁疾患という意味で熱性けいれんプラスもそこに整

理した。遊走性焦点性発作を伴う乳児てんかんは，病前の病巣性・代謝性疾患なしに引き起こされることが多く，乳児の未熟な脳が全般発作を起こすことができないために焦点性の発作病態像を起こしているだけだとも考えられる。非進行性疾患のミオクロニー脳症はそのかなりの症例がアンゲルマン症候群に起因するものであるが，てんかん分類体系のどこに位置すると考えればよいのかの判断が難しく，これも全般・焦点混合てんかん亜型に整理した。結論から言うと，国際分類との整合性という観点から全般・焦点混合てんかん亜型には残念ながら病態同士があまり似通っていない症候群を詰め込むこととなってしまった。徐波睡眠期持続性棘徐波（CSWS）とランドー・クレフナー症候群は年齢依存性が強く，一部でローランドてんかんの移行型も存在することから年齢依存性焦点性てんかん群の亜型として整理した。良性の新生児・乳児てんかんは基本的に焦点性であること，年齢依存性が際立ち自己終息する傾向が強いことから，年齢依存性焦点性てんかん群の近傍に整理した。

　国際分類に挙げてあるてんかん症候群はほぼ網羅してあるが，全般性強直間代発作のみを示すてんかんは提唱した委員会そのものがその症候群としての独立性に疑問を呈していること，現在のところ覚醒時大発作てんかんしか臨床的な資料の集積がないこと，「覚醒時」という冠をとると間違いなく睡眠時大発作を主体とするてんかんとの混乱が一般的には起こるであろうと推察されることから，前版に引き続き1989年分類の覚醒時大発作てんかんをそのまま踏襲したのが唯一の相違点である。

本書でのてんかんとてんかん類似疾患の分類

1　年齢依存性てんかん群

1.1　年齢依存性新生児・乳児てんかん

- **1.1.A**　良性家族性新生児てんかん（BFNE）
- **1.1.B**　良性新生児てんかん（五日けいれん）（BNE）
- **1.1.C**　良性乳児てんかん

- **1.2　年齢依存性焦点性てんかん群**
  - **1.2.A**　ローランドてんかん
  - **1.2.B**　早発性良性小児後頭葉てんかん（パナエトポラス症候群）
  - **1.2.C**　遅発性小児後頭葉てんかん（ガストー型）
- **1′　脳症に至る年齢依存性焦点性てんかん群**
  - **1′.1.A**　徐波睡眠期持続性棘徐波を示すてんかん性脳症（CSWS）
  - **1′.2.B**　ランドー・クレフナー症候群（LKS）
  - **1′.3.C**　非定型ローランドてんかん（ABPE）

2　特発性全般てんかん群

- **2.1　特発性全般てんかん**
  - **2.1.A**　小児欠神てんかん（ピュクノレプシー）（CAE）
  - **2.1.AB**　若年欠神てんかん（JAE）
  - **2.1.B**　若年ミオクロニーてんかん（ヤンツ症候群）（JME）
  - **2.1.B′**　覚醒時大発作てんかん
- **2.2　特発性全般てんかん亜型**
  - **2.2.A**　欠神発作を伴う眼瞼ミオクロニー（ジーボンス症候群）
  - **2.2.B**　乳児ミオクロニーてんかん
  - **2.2.C**　ミオクロニー脱力てんかん

3　全般・焦点混合てんかん群

- **3.1　全般・焦点混合てんかん**
  - **3.1.A**　ウェスト症候群
  - **3.1.B**　レンノックス・ガストー症候群（レンノックス症候群）
  - **3.1.C**　早期ミオクロニー脳症（EME）
  - **3.1.D**　大田原症候群（EIEE）
  - **3.1.E**　ミオクロニー欠神てんかん

3.1′	全般・焦点混合てんかん亜型

- **3.1′.A** 遊走性焦点性発作を伴う乳児てんかん
- **3.1′.B** 非進行性疾患のミオクロニー脳症
  （アンゲルマン症候群を含む）
- **3.1′.C** 環状 20 番染色体
- **3.1′.D** 視床下部過誤腫による笑い発作
- **3.1′.E** ピリドキシン依存性てんかん
- **3.1′.F** ドラベ症候群
- **3.1′.G** 熱性けいれんプラス（FS＋）

4　年齢非依存性焦点性てんかん群

4.1　辺縁系年齢非依存性焦点性てんかん

- **4.1.A** 側頭葉てんかん
  （海馬硬化を伴う側頭葉てんかん，家族性側頭葉てんかんを含む）
- **4.1.B** 辺縁系前頭葉てんかん
  〔常染色体優性夜間前頭葉てんかん（ADNFLE）を含む〕
- **4.1.C** 島回てんかん

4.2　新皮質系年齢非依存性焦点性てんかん

- **4.2.A** 補足運動野系前頭葉てんかん
- **4.2.B** 背外側系前頭葉てんかん
- **4.2.C** 後頭葉てんかん
- **4.2.D** 頭頂葉てんかん
- **4.2.E** ジャクソン発作関連てんかん
- **4.2.E′** Epilepsia partialis continua（EPC）
  （ラスムッセン症候群，MELAS 含む）
- **4.2.Z** その他の新皮質系てんかん
  〔聴覚症状を伴う常染色体優性部分てんかん（ADPEAF）を含む〕

5 状況依存性機会性けいれん

- 5.1.A 熱性けいれん
- 5.2.B 機会性けいれん（非誘発性発作）

6 進行性ミオクローヌスてんかん (PME)

- 6.1.A シアリドーシス
- 6.1.B ゴーシェ病
- 6.1.C MERRF
- 6.1.D ラフォラ病
- 6.1.E セロイドリポフスチン症
- 6.1.F ウンフェルリヒト・ルンドボルク病
- 6.1.G DRPLA
- 6.2.H 良性成人型家族性ミオクローヌスてんかん (BAFME)

7 反射てんかん

- 7.1.A 光刺激

7.2 開閉眼・注視関連

- 7.2.B 閉眼
- 7.2.B' 閉眼直後（ジーボンス症候群を含む）
- 7.2.C Fixation-off sensitivity（中心視の遮断）
- 7.2.D Scotosensitivity（暗闇過敏）
- 7.2.E 眼球運動
- 7.3.F 驚愕（びっくりてんかん）
- 7.4.G 音楽・特定の音

7.5 言語性高次大脳機能刺激（読書，会話）

- 7.5.H 原発性読書てんかん
- 7.5.I 失読を伴う焦点性読書てんかん
- 7.6.J 非言語性高次大脳機能刺激
  （意思決定，ゲーム，描画，計算，そろばん，書字）

	7.7.K	体性感覚
	7.7.L	湯あみ
7.8		摂食
	7.8.M	側頭葉辺縁型
	7.8.N	傍中心回下部型
	7.9.O	てんかん性スパスム型
	7.10.P	運動
	7.11.Z	その他の誘発因

8　発作重積状態

	8.1.A	強直間代発作重積状態
	8.1.B	間代発作(半側間代発作)重積状態
	8.2.C	強直発作重積状態
8.3		欠神発作重積状態
	8.3.D	定型欠神発作重積状態
	8.3.E	非定型欠神発作重積状態
	8.3.F	中年以降に初発する欠神発作重積状態(狭義の棘徐波昏迷)
8.4		小運動発作の混入が目立つ小発作重積状態
	8.4.G	環状20番染色体
	8.4.H	アンゲルマン症候群
	8.5.I	ミオクロニー発作重積状態
	8.6.J	焦点性意識減損発作重積状態
	8.6.K	全般性あるいは焦点性てんかん性放電を伴う昏睡
8.7		意識障害を伴わない焦点性発作重積状態
	8.7.L	Aura continua
	8.7.M	言語障害発作重積状態
	8.7.N	Epilepsia partialis continua(EPC)(☞4.2.E' p. 213 参照)
	8.7.O	弁蓋発作重積状態(opercular status epilepticus)

9 てんかんと時に混同される可能性のある疾患

- 9.1.A 心因性非てんかん性発作
- 9.2.B 失神発作
- 9.3.C 一過性脳虚血発作(TIA)
- 9.4.D 一過性全健忘(TGA)
- 9.5.E 片頭痛

9.6 睡眠に関連する病態

- 9.6.F ナルコレプシー
- 9.6.G レム睡眠行動障害
- 9.6.H 夜驚
- 9.6.I 入眠時ミオクローヌス
- 9.6.J 睡眠時ミオクローヌス(周期性四肢運動障害)
- 9.6.K クライネ・レヴィン症候群
- 9.6.L 頭内爆発音症候群
- 9.6.M 睡眠時律動性運動障害

9.7 発作性運動障害

- 9.7.N 発作性運動起因性ジスキネジア
- 9.7.O 発作性非運動起因性ジスキネジア
- 9.7.P 発作性労作誘発性ジスキネジア
- 9.7.Q 発作性失調症Ⅰ型
- 9.8.R アルコール離脱

9.9 代謝・内分泌疾患

- 9.9.S インスリン産生腫瘍
- 9.9.T 低血糖発作
- 9.9.U 高血糖
- 9.9.V 褐色細胞腫
- 9.9.W 急性間欠性ポルフィリア
- 9.10.X びっくり病
- 9.11.Y フェジャーマン症候群
- 9.12.Z 家族性直腸痛

1　年齢依存性てんかん群

　本書で年齢依存性てんかんという場合，一定の年齢で発症し一定の年齢で寛解するてんかんを指すこととする。良性新生児・乳児てんかんとローランドてんかんを代表とする年齢依存性焦点性てんかん群のグループとは，年齢依存性であり焦点性てんかんの形をとるという点で共通点があり，さらに良性家族性新生児てんかんの一部は，ローランドてんかんに移行することも知られているため，この区分けに割り当てる。

1.1　年齢依存性新生児・乳児てんかん

　新生児けいれんは，新生児の1〜2％，未熟児の5〜10％で出現する頻度の高い病態であり，死亡率が1〜2割で，異常なく発達する率はほぼ半数であるとされる。新生児・乳児てんかんの大部分は背景に重篤な脳疾患をもつ急性症候性発作（急性症候群）（☞ 第8章 p.358）であるが，遠隔症候群と呼ばれる一定の年齢で自然寛解するてんかん症候群も一部含まれている。年齢依存性の新生児・乳児てんかんのグループは頻度は低いが，予後は基本的に良好であり，その診断は重要である。

1.1.A　良性家族性新生児てんかん[5,6]
(benign familial neonatal epilepsy：BFNE)

　生後2〜3日に発症
　常染色体優性遺伝
　硬直を伴う無呼吸発作
　頻回だが重積にならない

【性差】男女ほぼ同数。
【頻度】出産1万件に1人程度。
【既往歴】背景疾患はない。
【発症時期】生後2〜3日目にほぼ8割が出現。残りは生後3か月までに出現。

【発作症状】1〜2分程度持続する体の硬直を伴う無呼吸発作が中心的な発作。この発作に引き続いて発声や眼球運動，口部自動症や間代発作が起こる。間代発作は終了近くには一側に偏る傾向がある。1日に数十回と頻回に発作が出現するが重積状態とはならず，発作と発作の間(発作間欠期)は正常である。

【脳波所見】発作間欠期に鋭波を混ずる θ 波の群発が低振幅の背景波の間に断続的に出現する "theta pointu alternant" と呼ばれる波が出現すれば診断価値は高いが，その頻度は不明である。

【精神運動発達の遅延】基本的に認められない。

【遺伝子】常染色体優性遺伝。ムスカリン活性化 K$^+$ チャンネルのサブユニットである *KCNQ2* ないし *KCNQ3* 遺伝子の変異に基づくことが示されている[1,2]。ただし，日本人では25%程度とされる。良性家族性乳児てんかんとの間には中間型が指摘されている(← 本章 1.1.C p.129)。

【治療・予後】7割は6週間以内に，9割は半年以内に治療のいかんにかかわらず治癒するが，1割程度でその後別の種類のてんかんが続発する。頻度が高く薬物療法を必要とする場合，静注用 PB を初回 20 mg/kg，維持 5 mg/kg で使用すると発作は消失する。消失しない場合は診断の再考を要する。再発は幼児期に多いが，学童期，思春期になって再発する場合もある。再発の半数は熱性けいれん，その他の多くは特発性全般てんかん群であるが，一部でローランドてんかんを続発する例も知られている[4]。

1.1.B 良性新生児てんかん(五日けいれん)[3,6]
(benign neonatal epilepsy：BNE)

生後5日前後の発症
1回きり
半側間代けいれん重積

【性差】男児がやや多い。
【頻度】新生児けいれんの1割弱。ただし年代によって大きく変動あり。
【既往歴】背景疾患はない。
【発症時期】生後4〜6日目にほぼ9割が出現。
【発作症状】典型的には1〜3分の間代発作が反復した後に，半側間代けい

れんの重積状態に至る。それ1回のみで終了し再燃はない。重積中に病側を変えることが少なくない。時に両側けいれんとなることあり。平均して重積状態は丸1日は続くことが多い。

【脳波所見】 発作間欠期脳波は，正常であることが多いが鋭波を混ずる θ 波の群発が低振幅の背景波の間に断続的に出現する "theta pointu alternant" と呼ばれる波が検出されることがある。

【精神運動発達の遅延】 基本的に認められない。

【治療・予後】 発作は1回のみで再燃しない。脳波上のみ中心部・中側頭部棘波が後に検出されることがある。

文献

1) Biervert C, Schroeder BC, Kubisch C, et al : A potassium channel mutation in neonatal human epilepsy. Science 279 : 403-406, 1998
2) Charlier C, Singh NA, Ryan SG, et al : A pore mutation in a novel KQT-like potassium channel gene in an idiopathic epilepsy family. Nat Genet 18 : 53-55, 1998
3) Dehan M, Quilleron D, Navelet Y, et al : Les convulsions du cinquième jour de vie : un nouveau syndrome? Arch Fr Pediatr 37 : 730-742, 1977
4) Maihara T, Tsuji M, Higuchi Y, et al : Benign familial neonatal convulsions followed by benign epilepsy with centrotemporal spikes in two siblings. Epilepsia 40 : 110-113, 1999
5) 奥村彰久：良性家族性新生児てんかん．In：兼本浩祐，丸 栄一，小国弘量，他（編）：臨床てんかん学．pp 350-351，医学書院，東京，2015
6) Plouin P, Neubauer A : Benign Familial and non-familial neonatal seizures. In : Bureau M, Genton P, Dravet C, et al (eds) : Epileptic Syndromes in Infancy, Childhood and Adolescence (5th ed). pp 77-88, John Libbey Eurotext, Paris, 2012

1.1.C 良性乳児てんかん[6,7]
(benign infantile epilepsy：BIE)

生後5~6か月に発症
周期性に発作群発
焦点性意識減損発作様発作

【性差】 散発例では男女ほぼ同数，家族例では女児が若干多い。2歳未満で発症するてんかんの3割[3]。

【頻度】 稀。

【既往歴】 背景疾患はない。

【発症時期】生後5〜6か月に発症のピーク。生後3か月〜2歳頃までに出現。家族性のほうが発症年齢の幅が狭い。

【発作症状】発作は動作停止，凝視，反応の低下やチアノーゼなどの自律神経症状からなり，自動症を伴うことも多く，成人の焦点性意識減損発作に似る。頭部向反や眼球共同偏倚，半側間代けいれんが後続することも少なくない。半側間代けいれんはしばしば病側を変える。数日間，1日に5〜10回の群発が続き，1〜3か月の周期でこれを繰り返す。重積状態にならない。

【脳波所見】発作間欠期脳波は正常。発作時脳波は側頭部の速波で開始することが多く，棘波に展開する。発作ごとに開始部位や病側は変化することあり。

【精神運動発達の遅延】基本的に認められない。

【遺伝子】家族性の場合には，常染色体優性遺伝である。

【治療・予後】1〜2年以内に治療のいかんにかかわらず治癒する。CBZ は有効であるがベンゾジアゼピンは有効性が低い。

【亜型】

- **良性家族性新生児・乳児てんかん**：発症年齢が生後2日目〜7か月。生後1歳までには寛解するという点で，良性家族性新生児てんかんと良性乳児てんかんの中間型をとる。Na^+ チャンネルのサブユニット遺伝子 *SCN2A* に変異がある[1]。
- **良性家族性乳児てんかんプラス発作性ジスキネジア**：常染色体優性遺伝[2]。良性家族性乳児てんかんの10%程度[4]。過半数に *PRR2* 遺伝子変異がある。乳児けいれんプラス発作性舞踏アテトーシス (infantile convulsions and paroxysmal choreoathetosis：ICAA) と同じ。
- **家族性片麻痺性片頭痛プラス良性家族性乳児てんかん**：Na^+/K^+-ATPアーゼをつかさどる遺伝子 *ATP1A2* に変異がある[5]。

文献

1) Berkovic SF, Heron SE, Giordano L, et al：Benign familial neonatal-infantile seizures. Characterization of a new sodium channelopathy. Ann Neurol 55：550-557, 2004
2) Hamada Y, Hattori H, Okuno T：発作性ジスキネジア11例．脳と発達 30：483-488, 1998
3) Okumura A, Hayakawa F, Kuno K, et al：Benign partial epilepsy in infancy. Arch Dis Child 74：

19-21, 1996
4) Okumura A, Watanabe K, Negoro T, et al : Long-term follow-up of patients with benign partial epilepsy in infancy. Epilepsia 47 : 181-185, 2006
5) Terwindt GM, Ophoff RA, Lindhout D, et al : Partial cosegregation of familial hemiplegic migraine and a benign familial infantile epileptic syndrome. Epilepsia 38 : 915-921, 1997
6) Vigevano F, Fusco L, Di Capua M, et al : Benign infantile familial convulsions. Euro J Pediatrics 151 : 608-612, 1992
7) Watanabe K, Yamamoto N, Negoro T, et al : Benign infantile epilepsy with complex partial seizures. J Clin Neurophysiol 7 : 409-416, 1990

1.2　年齢依存性焦点性てんかん群

　ローランドてんかんが症候群として確立されて以来，フランス語圏とイタリア語圏を中心に予後の良好さを特徴とする多くの症候群が提案された。しかし，現在，認知されているてんかん症候群としては，ローランドてんかん（2010年分類では「中心部・中側頭部棘波を示す小児良性てんかん」という名称が提案された）をはじめとして，早発性良性小児後頭葉てんかん（パナエトポラス症候群）および遅発性小児後頭葉てんかん（ガストー型）の3つである。2つの後頭葉てんかんは，もともとは小児良性後頭葉てんかんと呼ばれていた病態が実際には2つの異なった症候群として理解したほうがよいことが判明して分けられたものである[1]。

文献
1) 斉藤文男，福島　裕，久保田修司，他：後頭部焦点を示すてんかんの臨床・脳波学的研究．てんかん研究 3 : 108-116, 1985

1.2.A　ローランドてんかん[1, 4, 8]（● 事例2 p. 11）
(benign epilepsy with centrotemporal spikes : BECTS)

中心部・中側頭部焦点
学童期発症
自然治癒
入出眠時
低い発作頻度
睡眠脳波で発作波頻発

【頻度】小児てんかんの1～2割を占める頻度の高いてんかん。

【性差】男児が若干多い。

【発症年齢】3～13歳の発症。8～9歳が発症のピークである。

【発作症状】舌・唇など口腔の一側性の異常感覚が先行し，顔面，口腔，咽頭の一側性の運動発作がこれに続く。この運動発作のため，発語停止，構音障害，流涎が起こる(いわゆるシルヴィウス発作あるいはローランド発作)。発作の勢いが強ければ同側上肢が，さらに強ければ稀には下肢が巻き込まれ，最終的には強直間代発作になる。発作は睡眠中に起こることが多く，ことに明け方に多い。年齢が低いと睡眠中の発作は全般化しやすい。発作の持続は短く数秒～数十秒程度。発作の頻度は少なく，1割の症例では発作は病歴を通じて1回だけ，7割の症例で年に数回。ただし，1度起こると群発する傾向がある。

【その他の臨床的特徴】神経学的所見・知的障害が認められることは稀。熱性けいれんは8%前後(一般人口の1.5～2倍)の頻度で併発。

【脳波所見】中心部・中側頭部に高振幅の二相あるいは三相からなる特異な形態をしたローランド棘波(鋭波)が反復して出現する(☛第3章「脳波」p. 70)。両側性に出現する場合には相互に独立して出現。後頭部に中心部・中側頭部とは別個に棘波を示すことがある。ローランド棘波の3割は浅眠時しか出現しない。睡眠中には両側性の棘徐波が誘発される症例もある。発作時脳波は中心部・中側頭部から始まる低振幅速波。ローランド棘波を示す小児の3～4割で手や足をトントンと叩くことで発作波が誘発されるが[7]，誘発されない症例との間に特に臨床的な違いはないとされる。

【家族歴・遺伝性】染色体の15q14に関連づけられているが[9]，ローランドてんかんそのものが，常染色体優性遺伝型前頭葉てんかんのように臨床型として遺伝するのではないことに，注意しておく必要がある(☛第7章「遺伝」p. 355)。

【予後】2割ほどの症例で発作は日常生活に支障を及ぼすほど頻繁で，さらにその一部では薬剤で抑制しきれないこともある。しかし，発作の強度と頻度のいかんにかかわらず，思春期になれば発作は確実に消失する。ただし，注意欠陥多動障害(ADHD)，学習障害などが時に合併する[5]。

【治療】家族に十分に予後などの情報提供をした上で無投薬での経過観察も十分ありうる。投薬の必要がある場合にはCBZが第一選択薬。LEV，

LTGも選択薬となる(ただしCBZ，LTGは非常に稀ではあるが持続性の棘徐波と日中の頻回のミオクロニー発作やミオクロニー脱力発作を引き起こすことがある)。

【異型】

- **非定型ローランドてんかん**[2,3] (atypical benign partial epilepsy of childhood：ABPE)（☞ 本章 1'.3.C p. 142）：ローランドてんかんの病像に，ミオクロニー発作・脱力発作・非定型欠神発作などミオクロニー脱力てんかんの病像が重なるもので，脳波上は覚醒時のローランド棘波に加えて睡眠時にCSWSに準じた脳波異常。発作予後は基本的には悪くはないが，知的機能の予後は典型的なローランドてんかんほどはよくはない。

- **発語失行を伴う常染色体優性ローランドてんかん** (autosomal dominant rolandic epilepsy with speech dyspraxia：ADRESD)[12]（☞ 本章 1'.3.C p. 142 および第7章「遺伝」p. 355）：6歳前後に発症し，ローランドてんかんに特徴的な，口周囲・手指末端の痺れ，構音障害，流涎，上肢・顔面の間代などが発作性に出現し，脳波上はローランド鋭波が出現するため，第一世代ではローランドてんかんと区別がつかない。しかし，世代が下るごとに遺伝表現型の促進現象(anticipation)が認められ，発語失行，口部顔面失行などを伴うようになる。トリプレットリピート病が想定されている。

- **発作性労作誘発性ジスキネジアと書痙を伴う常染色体劣性ローランドてんかん**[6]：文字通り，ローランドてんかんに発作性労作誘発性ジスキネジアと書痙が伴った病態。

- **弁蓋発作重積状態**(opercular status epilepticus)：（☞ 本章 8.7.O p. 265）。

【鑑別診断】

- **パナエトポラス症候群**：発作症状は異なるが，ローランド棘波を示す例が多い。移行例もある[11]。

- **ミオクロニー脱力てんかん**：症例によって抗てんかん薬の作用などで遅棘徐波が特に睡眠中に誘発され，脳波がミオクロニー脱力てんかんやレンノックス症候群と似る場合がある。非定型ローランドてんかんを参照。

- **非てんかん児での偶然の合併**：学童の2〜3%でローランド棘波が出現するため，チックなど他の非てんかん性の訴えへの偶発的な併発がある[10]。

文献

1) Aicardi J : Benign epilepsy of childhood with rolandic spikes. Brain Dev 1 : 71-73, 1979
2) Aicardi J, Chevrie JJ : Atypical benign epilepsy of childhood. Dev Med Child Neurol 24 : 281-292, 1982
3) 麻生幸三郎, 山本直樹, 猪熊和代, 他：脱力発作を伴ったローランドてんかんの1例. てんかん研究 2 : 141-146, 1984
4) Beaussart M : Benign epilepsy of children with rolandic (centro-temporal) paroxysmal foci. Epilepsia 13 : 795-811, 1972
5) Datta AN, Oser N, Bauder F, et al : Cognitive impairment and cortical reorganization in children with benign epilepsy with centrotemporal spikes. Epilepsia 54 : 487-494, 2013
6) Guerrini R, Bonanni P, Nardocci N, et al : Autosomal recessive rolandic epilepsy with paroxysmal exercise-induced dystonia and writer's cramp ; Delineation of the syndrome and gene mapping to chromosome 16p12-11.2. Ann Neurol 45 : 344-352, 1999
7) Langill L, Wong PK : Tactile-evoked rolandic discharges : a benign finding. Epilepsia 44 : 221-227, 2003
8) Lerman P, Kivity S : Benign focal epilepsy of childhood ; A follow-up of 100 recovered patients. Arch Neurol 32 : 261-264, 1975
9) Neubauer BA, Fiedler B, Himmelein B, et al : Centrotemporal spikes in families with rolandic epilepsy ; Linkage to chromosome 15q14. Neurology 51 : 1608-1621, 1998
10) Okubo Y, Matsuura A, Asai T, et al : Epileptiform discharge in healthy children : prevalence, emotional and behavioral correlates, and genetic influence. Epilepsia 35 : 832-841, 1994
11) Panayiotopoulos CP, Michael M, Sanders S, et al : Benign childhood focal epilepsies : assessment of established and newly recognized syndromes. Brain 131 : 2264-2286, 2008
12) Scheffer IE : Epileptic Autosomal dominant rolandic epilepsy with speech dyspraxia. Disorder 2 (Suppl 1) : S19-S22, 2000

1.2.B 早発性良性小児後頭葉てんかん(パナエトポラス症候群)[3]

発作開始時に嘔吐
後半で意識障害
反復する焦点性高振幅鋭波
幼児期発症
自然治癒

【頻度】幼児期にてんかんを起こす児童の6%。

【性差】男女ほぼ同数。

【発症年齢】4～6歳がピーク。8割が幼児期に発症。

【発作症状】8割が吐き気, 嘔吐, げっぷ, 顔面蒼白などの自律神経症状で始まり, 7割は実際に嘔吐する。2/3で夜間睡眠中に発症するが, 目を覚まして同様の訴えをする。移動の車中などでしばしば初発する。発作の後半になると次第に眼球共同偏倚や応答の消失・失見当や錯乱へと移行す

る。前半のみで終了する場合もある。ジャクソニアン・マーチを伴う半側間代けいれんあるいは強直間代発作で終了する症例がほぼ4割ある。重積を起こしやすいが数時間後には後遺症なく回復する。失神様の特異な脱力発作がみられることもある。

【その他の臨床症状】精神運動発達の遅延は基本的にはない。

【脳波所見】振幅の大きな鋭波が判で押したように反復して出現する。焦点は後頭部が相対的に多いが、さまざまに変化する。fixation-off（中心視の遮断 ☞ p.232）による誘発は，遅発性小児後頭葉てんかんにおけるほど明瞭ではない。てんかん波は年齢に応じて移動し，後頭部 → 多焦点 → 前頭極部と移行していくのが典型である。

【治療・予後】自然治癒する病態であるため，他の重篤な疾患と誤診しないことが最も重要。発作時に DZP の坐剤を投与する程度の処置でよいことも多い。発達障害を合併する群ではすぐに発作が止まらず回数も多くなる傾向があるとされる[2]。

【鑑別診断】[1]
- 周期性嘔吐症・腹性片頭痛：（☞ 第 4 章「鑑別診断」p.113，本章 9.5.E p.273）
- 失神発作：（☞ 本章 9.2.B p.269）
- 車酔い：車中で起こることが比較的多く，それは嘔吐，顔面蒼白を伴うため。後続する意識障害，眼球共同偏倚があれば当然除外される。
- 脳炎：嘔吐から意識障害に移行し，さらに自律神経症状として時に若干の発熱を伴う場合もあるため，より紛らわしくなることがある。
- 逆流性食道炎（GERD）：☞ p.168

文献

1) Covanis A : Panayiotopoulos syndrome : a benign childhood autonomic epilepsy frequently imitating encephalitis, syncope, migraine, sleep disorder, or gastroenteritis. Pediatrics 118 : e1237-e1243, 2006
2) Hirano Y, Oguni H, Funatsuka M, et al : Neurobehavioral abnormalities may correlate with increased seizure burden in children with Panayiotopoulos syndrome. Pediatr Neurol 40 : 443-448, 2009
3) Panayiotopoulos CP : Panayiotopoulos syndrome. In : A clinical guide to epileptic syndromes and their treatment. 2nd ed. pp 347-356, Springer, London, 2010

1.2.C 遅発性小児後頭葉てんかん(ガストー型)[2,3]

閉眼によって誘発される後頭部棘徐波
学童期前半発症
要素性幻視

【頻度】年齢依存性焦点性てんかん群の1/20。
【性差】男女ほぼ同数。
【発症年齢】小学校低学年がピーク。
【発作症状】基本的に要素性幻視や皮質盲を中核症状とする。年齢非依存性の後頭葉てんかんと症候論的に大きな違いはない(☞本章4.2.C p.206)。視覚発作に続発する運動症状としては、半側間代けいれんが最も多く、焦点性意識減損発作、両側性強直間代発作もそれぞれ1〜2割の頻度で後続する。発作後3割の症例で頭痛が出現、2割の症例では片頭痛でみられるような嘔吐、悪心が出現する。頭痛が先行する症例もある。
【その他の臨床的特徴】精神運動発達の遅延は基本的にはない。
【脳波所見】背景波は通常は正常。後頭部・後側頭部に開眼によって抑制される一側性の高振幅棘徐波が出現するのが典型。ただし、鋭波の形をとったり、両側同期性に出現することも少なからずある。1〜3c/s前後の周期で反復性に出現する。4割の症例で全般性の3c/s棘徐波ないしは中心部・中側頭部鋭波が併存する。
【発作の誘発因子】開眼による後頭部脳波異常の抑制は、fixation-off(中心視の遮断)と呼ばれ、対象の固視と関連している。これは遮光による発作誘発とは異なっている(☞本章7.2.C p.232)。
【家族歴】4割前後にてんかんの家族歴があり、1〜2割で片頭痛の家族歴がある。
【治療・予後】2〜4年で6割は治癒する。従来はCBZによる治療が第一選択薬とされてきたがLEV、LCM、LTGも適応があると思われる。
【鑑別診断】
- **年齢非依存性後頭葉てんかん**：本章4.2.C(☞p.206)を参照。
- **ミトコンドリア脳筋症・乳酸アシドーシス・脳卒中様発作症候群 (MELAS)**：視覚発作と片頭痛で発症するため共通点をもつが、多発性

脳梗塞様の症状，epilepsia partialis continua（EPC）が続発してくる（☞本章 4.2.E' p. 213）。
- **ラフォラ病**：視覚発作の後に動作性ミオクローヌスが続発する（☞本章 6.1.D p. 222）。
- **脳底動脈性片頭痛**[1]：頭痛と視覚発作，時に意識変容をきたすが，発作時・発作間欠期ともに遅発性小児後頭葉てんかんに特徴的な脳波所見が認められない。

文献

1) Bickerstaff E : Basilar artery migraine. Lancet i : 5, 1961
2) Gastaut H : A new type of epilepsy : benign partial epilepsy of childhood with occipital spike-waves. Clin Electroencephalogr 13 : 13-22, 1982
3) Panayiotopoulos CP : Panayiotopoulos syndrome. In : A clinical guide to epileptic syndromes and their treatment, 2nd ed. pp 347-356, Springer, London, 2010

1′ 脳症に至る年齢依存性焦点性てんかん群

　多くは最終的に発達上の遅延を残してんかん性脳症を引き起こすものの，CSWS やランドー・クレフナー症候群は，てんかん発作そのものは発症・終息とも強い年齢依存性があり，臨床症状が局在徴候を示すことから，年齢依存性焦点性てんかん群のグループの亜型として振り分けをした。実際に両者の間には，中間的な移行例が存在している。

　ローランドてんかんやパナエトポラス症候群では睡眠時に脳波異常が賦活されるが，この傾向がより極端になって半持続的になり睡眠中の棘徐波成分の割合が一定以上になった場合を ESES（electrical status epilepticus during sleep）と呼ぶ。ローランドてんかんの異型である非定型ローランドてんかん（atypical benign partial epilepsy of childhood : ABPE）とランドー・クレフナー症候群は CSWS ほど極端ではなくても，いずれも半持続的な睡眠中の脳波賦活を呈し，さらにさまざまの形での薬剤誘発性のものも含めると，ミオクロニー脱力発作がこの三者に共通に出現しうる発作型であることからも，Doose[1]が指摘するようにこの三者は密接な関連を有する小児てんか

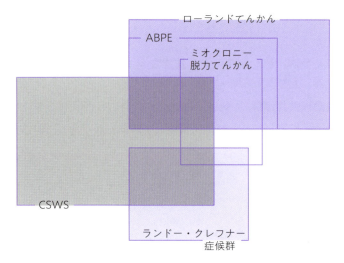

図 36　CSWS と関連症候群
ABPE：非定型ローランドてんかん，CSWS：徐波睡眠期持続性棘徐波

んであると考えられる(図 36)。

文献

1) Doose H, Baier WK : Benign partial epilepsy and related conditions ; Multifactorial pathogenesis with hereditary impairment of brain maturation. Eur J Pediatr 149 : 152-158, 1989

1'.1.A 徐波睡眠期持続性棘徐波を示すてんかん性脳症
(epileptic encephalopathy with continuous spike-and-wave during sleep : CSWS)

徐波睡眠の 8 割 5 分を超える持続性棘徐波

【CSWS】両側性棘徐波がレム睡眠期を除いた全睡眠時間のうちに占める割合(SW 指標)が 8 割 5 分を超える場合，これを ESES(electrical status epilepticus during sleep)と言い，ESES にてんかんあるいは認知・精神症状など何らかの臨床症状を伴うものを CSWS と呼ぶ[3,5]。今版では，ESES を CSWS の脳波所見を表す用語として用いることとしたが，CSWS, ESES という用

語は使用者によってさまざまな意味で用いられてきた歴史があり，その語義は錯綜していることに留意されたい。ちなみに本書第3版以前は異なった用語法となっていた。

【頻度】 てんかん児童の200人に1人。

【発症年齢】 ESESは4～5歳にピークがある。

【基本的臨床像】 ESESは典型的には小学校低学年で出現し，思春期までには徐々に消失する。てんかん発作を伴う場合には，ESESの出現に，半側間代けいれん，全般性間代けいれん，顔面領域の間代けいれんなどが1～2年先行する。ESESの出現によって知的機能は大幅に低下し，すでに先行して知的障害が認められていた症例では知的機能はさらなる低下を示す。言語障害，地誌的見当識障害などの認知機能の障害に加えて，多動，情動不安，逸脱行為もESESの出現に際してしばしば観察される。思春期の到来に一致してESESが消失するとともに知的機能の低下，行動異常のいずれも回復するが，独立した社会生活が営めるまでに回復するのは1/4ほどである。てんかん発作は初期は一側性・両側性間代けいれんおよび部分運動発作であるが，後に欠神発作[4,5]が加わってくる。発作型のいかんにかかわらず，てんかん発作は比較的抑制されやすく，通常はESESの消失と前後して思春期までには消失することが多い。

【治療】 VPA大量療法，VPAとCZP，CLBないしESMの併用が奏効する場合があるが[2]，無効な場合も多い。副腎皮質刺激ホルモン（ACTH）療法，ステロイド治療の成績は導入が発症から早いほど反応率は上がる。CBZなどナトリウムチャンネル遮断薬は避けるほうが無難だと考えられる[6]。

【亜型】
- **ローランドてんかん型**：経過を通じて，頻度の低い顔面・口唇のけいれん発作や半側間代・全般性間代けいれんが睡眠中にしか出現せず，ローランドてんかんと発作が類似する型。非定型ローランドてんかん[1]の一部はこの型と重なり合う。
- **ミオクロニー脱力型**：ミオクロニー発作，脱力発作が頻発する型[1,4,5]。知的機能の退行も伴うためレンノックス症候群と似た外観を呈することがあるが[1]，ESESという脳波所見に加え，強直発作が目立たず，てんかん発作そのものは抑制されやすい点が異なっている。脱

力発作はてんかん性陰性ミオクローヌスで局在性がある。
- **ランドー・クレフナー型**：ESES を示す症例において言語障害が前景に立つ症例が1～2割存在する。
- **無症候型**：ESES が出現しているが認知障害をきたさず知的機能の低下が認められない症例も知られている。ただし，こういった症例では ESES は比較的短期間で消失する傾向がある。

【鑑別診断】 ADHD。

文献

1) Aicardi J, Chevrie JJ : Atypical benign partial epilepsy of childhood. Dev Med Child Neurol 24 : 281-292, 1982
2) Inutsuka M, Kobayashi K, Oka M, et al : Treatment of epilepsy with electrical status during slow sleep and its related disorders. Brain Dev 28 : 281-286, 2006
3) 小林勝弘，大塚頌子，大田原俊輔：てんかんと睡眠徐波睡眠中連続的棘徐波を示す非痙攣性てんかん重積状態を中心に．脳と発達 22 : 136-142, 1990
4) Morikawa T, Seino M, Osawa T, et al : Five children with continuous spike-wave discharges during sleep. In : Roger J, Dravet C, Bureau M, et al (eds) : Epileptic Syndromes in Infancy, Childhood and Adolescence, 2nd ed. pp 205-212, John Libbey, London, 1985
5) Tassinari CA, Bureau M, Dravet C, et al : Electrical status epilepticus during sleep in children (ESES). In : Sterman MB, Shouse MN, Passouant P, et al (eds) : Sleep and Epilepsy. pp 465-479, Academic Press, London, 1982
6) Veggiotti P, Pera MC, Teutonico F, et al : Therapy of encephalopathy with status epilepticus during sleep (ESES/CSWS syndrome) : an update. Epileptic Disord 14 : 1-11, 2012

1'.2.B ランドー・クレフナー症候群[1,4,6]
(Landau-Kleffner syndrome : LKS)

後天性失語
小児
睡眠中頻発するてんかん波

【頻度】 大きなてんかん専門施設で年に1～2例。
【性差】 男児が女児の2倍。
【基本的臨床像】 7～8割が3～8歳に発症する。最初は語聾（聴き返しが増え，聴力が悪くなったような印象）で発症し，次第に聴覚刺激全般に対して無関心になる。多弁で初発することもある[2]。これらの症状のため，自閉症

ないしは聴覚障害と誤診されることもある。1〜2割の症例では言語獲得そのものの遅延が認められる。典型的な場合には全般的な知的機能そのものは低下しない。症状の本態は基本的には聴覚失認であるが，聴覚失認を伴わず，発話障害が前景に立つ症例があり，こうした症例はてんかんに特異的な脳波異常が持続的でないことが多く，本症候群の辺縁群として区別しておいたほうがよい。

【脳波所見】基礎律動は基本的には正常。覚醒時脳波は側頭部ないしは頭頂・後頭部に焦点を示す反復性の棘波や棘徐波が認められるのが最も典型的である。焦点は必ずしも優位側にあるとは限らない。入眠によって脳波異常は賦活され，両側性遅棘徐波が断続的に出現する。徐波睡眠時にESESを呈する症例もある[3]。末梢の聴覚系には異常はないのでABR（聴性脳幹反応）は正常である。

【てんかん発作】1回だけしか発作がなかった症例を除くとてんかん発作が出現する症例は半数にすぎず，しかも夜間睡眠中が圧倒的に多い。発作は4〜6歳で出現し15歳以降はほぼすべての症例で消失する。

【予後】てんかん発作は上記の通り思春期以降はほとんど消失し，脳波所見は若干それに遅れて回復していくが，失語は脳波が正常化した後もなお残存しその回復はさらに遅い。最終的には4〜5割の患者しか独立した社会生活を営めるようにはならない[5]。ただし言語障害が6歳以降に出現した症例では言語機能の完全な回復も期待できる。

【治療】てんかん発作は通常の抗てんかん薬で比較的容易に抑制される。他方，言語症状と脳波所見に対しては，ステロイドパルス療法，ガンマグロブリン大量療法などが試みられている。早期に言語療法に取り組むと失語の予後は若干改善する。スルチアム（オスポロット®）が有効という報告もあるので試す価値はある。CBZ，PHT，PBは脳波所見を悪化させることがあるので避ける。

文献

1) Beaumanoir A : The Landau-Kleffner syndrome. In : Roger J, Dravet C, Bureau M, et al(eds) : Epileptic Syndromes in Infancy, Childhood and Adolescence, 2nd ed. pp 231-243, John Libbey, London, 1992
2) 加我牧子：Landau-Kleffner症候群．In：兼本浩祐，丸 栄一，小国弘量，他（編）：臨床て

んかん学．pp 355-357, 医学書院，東京，2015
3) Kellerman K : Recurrent aphasia with subclinical bioelectric status epilepticus during sleep. Eur J Pediatr 128 : 207-212, 1978
4) 金沢 治：小児のてんかん症候群の最近の進歩．神経内科 58 : 162-171, 2003
5) Mantovani JF, Landau WM : Acquired aphasia with convulsive disorder ; Course and prognosis. Neurology 30 : 524-529, 1980
6) Fifty years of Landau-Kleffner syndrome. Epilepsia 50(Suppl 7) : 1-82, 2009

1'.3.C 非定型ローランドてんかん[1,2]
(atypical benign partial epilepsy of childhood : ABPE)

ローランド発作で初発
脱力・転倒発作が後続
幼児期発症
CSWS

【頻度】ローランドてんかんの100人以上に1人。

【発症年齢】3～9歳発症。ローランドてんかんによる発症年齢の平均はより若干低い。

【基本的臨床症状】発作症状は，脱力発作と睡眠時のローランド発作。多くはローランド発作が先行し，転倒発作を繰り返すようになる。脱力発作が一側性で局在的な場合もある[4]。CBZ，LTG，PB などの投与によって本病態が一過性に誘発されることがある。発作が活発な間は，知的機能の低下が認められる場合がある。

【脳波所見】中心部・中側頭部のローランド棘波および脱力発作が活発な時期には ESES に準じた脳波異常が出現する。

【治療・予後】スルチアム（オスポロット®）が有効な場合がある[5]。CBZ，LTG，PB は症状を悪化させる可能性がある。PHT も避けるほうが望ましい。脱力，転倒発作が主体となった場合は ESM を試みるべきである[6]。予後は比較的よく，思春期以降，発作は消失し，知的機能も回復することが多い。

【弁蓋発作重積状態】本章 8.7.O（☞p. 265）を参照。場合によって何か月も持続することがある稀で特異な状態。ローランドてんかんで出現する。構音障害，発語停止，嚥下困難といった偽性球麻痺症状が主体で，顔面のさまざまな部位の EPC を伴う。CBZ，LTG で誘発されることがある[3]。

【鑑別診断】レンノックス症候群と誤診されることがある。ミオクロニー脱力てんかんとは病態的につながりが深いことが推察されるが、ローランド波およびローランド発作の有無で区別される。

文献

1) Aicardi J, Chevrie JJ : Atypical benign partial epilepsy of childhood. Dev Med Child Neurol 24 : 281-292, 1982
2) Aicardi J : Atypical semiology of rolandic epilepsy in some related syndrome. Epileptic Disord 2 (Suppl 1) : 55-59, 2000
3) Colamaria V, Sgrò V, Caraballo R, et al : Status epilepticus in benign rolandic epilepsy manifesting as anterior operculum syndrome. Epilepsia 32 : 329-334, 1991
4) Oguni H, Sato E, Hayashi K, et al : A study of unilateral brief focal atonia in childhood partial epilepsy. Epilepsia 33 : 75-83, 1992
5) Rating D, Wolf C, Bast T : Sulthiame as monotherapy in children with benign childhood epilepsy with centrotemporal spikes : a 6 month randomized, double-blind, placebo-controlled study. Sulthiame Study Group. Epilepsia 41 : 1284-1288, 2000
6) Shiraishi H, Haginoya K, Nakagawa E, et al : Magnetoencephalography localizing spike sources of atypical benign partial epilepsy. Brain Dev 36 : 21-27, 2014

2　特発性全般てんかん群

　特発性全般てんかんは2010年の国際分類で一度は廃止を提案されたが、臨床家の強い反発を受けて2017年分類では収載されることになった。臨床的指針としては極めて妥当な判断だと思われる。

　本書で特発性全般てんかん群の中核群としてイメージしているのは、脳波上3c/sないしはそれより速い棘徐波を示し、定型欠神発作、ミオクロニー発作、全般性強直間代発作のいずれかの発作、ないしは、その組み合わせを発作型としてもつ病態である。図37に示したように、この中核群は、小児欠神てんかん型と若年ミオクロニーてんかん（ヤンツ症候群）型の2つの型を軸とすると全体の関係が理解しやすい。小児欠神てんかん型の特徴は、学童期発症、脳波上3c/sの棘徐波、定型欠神発作であり、若年ミオクロニーてんかん（ヤンツ症候群）型の特徴は、思春期発症、脳波上3c/sより速い不規則な多棘徐波、ミオクロニー発作、光過敏性である。覚醒時大発作てんかんは、若年ミオクロニーてんかん（ヤンツ症候群）を中核群と

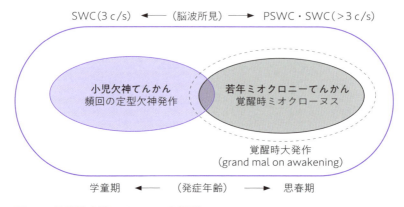

図 37　特発性全般てんかんの症候群
SWC：棘徐波複合，PSWC：多棘徐波複合

し，それより緩やかに定義された症候群と考えられる。覚醒時大発作てんかんは現在の国際分類では覚醒時という冠を取って使用されることになっているが，大発作が集積する時間帯に応じて家族歴や臨床症状が異なるという調査もあり[1]，また脳波所見のない場合に一定の臨床的指針を与えるという意味で本書では以前の名称のままこの症候群は用いることとした。若年欠神てんかん(JAE)は，小児欠神てんかんと若年ミオクロニーてんかん(ヤンツ症候群)の中間的な性質を示すが，性差がないことや欠神発作の特徴(☞ 臨床メモ8)からは，むしろ若年ミオクロニーてんかんに近い。

　乳児ミオクロニーてんかん，ミオクロニー脱力てんかんはいずれも頭部外傷や代謝性の病態から続発することがないという点で全般・焦点混合てんかんには分類できない。しかし他方でその一部では独立して生計を営む能力が阻害される程度の脳症が生じうるという点や，ミオクロニー脱力てんかんはむしろCSWS，LKSやローランドてんかんとの移行例がある点などを考えると特発性全般てんかん4症候群(小児欠神てんかん，若年欠神てんかん，若年ミオクロニーてんかん，覚醒時大発作てんかん)とは一線を引いておく必要がある。さらに欠神発作を伴う眼瞼ミオクロニー(ジーボンス症候群)は若年ミオクロニーてんかんとの関連性が深いが，一部でやはり知的障害が生じ，眼瞼ミオクロニーそのものは難治性に経過する。そこで本書では，両者を特発性全般てんかん亜型として配置した。

　ミオクロニー脱力発作(以前のミオクロニー失立発作)は，もともとのDoose

臨床メモ ❽

特発性全般てんかん各症候群での定型欠神発作の比較

頻度	CAE	JAE	JME
	連発的	散発的	散発的
眼球上転・頭部背屈	+	−	−
言語表出・理解の障害	++	+	−
動作停止	++	+	−
自発的な開眼	+	−	−
棘徐波結合	=3 c/s	>3 c/s	>3 c/s

CAE：小児欠神てんかん，JAE：若年欠神てんかん，JME：若年ミオクロニーてんかん

　定型欠神発作は，JME 型と CAE 型に分かれ，JAE 型はその中間に位置する。CAE 型と比較して，JME・JAE 型では欠神発作の回数が少なく散発的であり，意識減損の度合いは軽く，棘徐波結合の周波数は 3 c/s より速いことが多い。しかし，CAE 型の定型欠神発作も外からの強い刺激には反応することが多く，焦点性意識減損発作と比較すると受傷や熱傷などを起こすことは稀である。

文献

Panayiotopoulos CP, Obeid T, Waheed G : Differentiation of typical absence seizures in epileptic syndromes. A video EEG study of 224 seizures in 20 patients. Brain 112 : 1039-1056, 1989

の定義からするとレンノックス症候群と近縁の例が相当数含まれており，てんかん性脳症を生ずる点もレンノックス症候群と同じだが，強直発作があるものを除外し，発作時脳波でミオクロニー発作の後に筋の脱力が存在することを確実に確認した場合，その予後は必ずしも悪くはなく，特発性の全般てんかんであることは間違いない。

文献

1) Unterberger I, Trinka E, Luef G, et al : Idiopathic generalized epilepsie with pure grand mal : clinical data and genetics. Epilepsy Res 44 : 19-25, 2001

2.1　特発性全般てんかん

2.1.A　小児欠神てんかん（ピュクノレプシー）
(childhood absence epilepsy : CAE)

頻回の欠神発作で発症
3 c/s 棘徐波
小学校低学年に発症のピーク

【頻度】 15歳までの小児では1万〜2万人に1人が罹患。学童のてんかんの8%。

【性差】 女児のほうが多い。

【発症年齢】 大部分が3〜12歳に発症。6〜7歳にピーク。

【発作症状】[11] 欠神発作は10〜20秒の短い意識消失からなり[13]、30秒を超えることは非常に稀。前触れなしに突然始まり突然終わるのが原則であるが、非常に稀に漠然とした予感が訴えられることもある[3]。また稀に発作に前駆する数秒〜10数秒の意識清明な時期への逆向性健忘が残ることもある[9,13]。外からの刺激で発作を途中で頓挫させることができる場合がある。少なくとも1日に数回以上はあるが、本人が発作に対して無自覚なことが多いので、報告頻度は実数を下回ることが多い。時に発作の間も周囲で起こっていることや話されていることは漠然とわかっていることもある（☞臨床メモ8）。ほぼ半数で眼瞼の微細なミオクローヌスが観察される[14]。転倒するほどの脱力が定型欠神発作で引き起こされることは稀。15秒を超える発作では9割で何らかの自動症が認められるが、それまで行っていた動作をそのまま続ける保続型が多く、口部自動症などが新たに出現する場合でも自動症はビデオで撮って初めてわかる程度のことが多い。4〜6割の症例で欠神発作の出現から5〜10年遅れて強直間代発作が出現する。8歳以降の発症、男児、治療抵抗性、光過敏性は大発作発現の危険因子である。逆に後頭部δ波を示す患者は大発作を発現しにくい[2]。3歳未満の発症、持続時間が4秒未満と短いか20秒以上と長い場合、ミオクロニーが前景に立つ場合、治療抵抗性は他の症候群および亜型の可能性を再検討するヒントになる[1]。

【その他の臨床的特徴】 知的障害および神経学的な異常所見は合併しない

のが普通。

【脳波所見】両側性対称性の3c/s棘徐波が発作時・発作間欠期とも特徴的な所見(← 第3章「脳波」p. 68)。発作波は前頭部に最大振幅があり，前頭極や後頭部に最大振幅があるのは例外的。棘徐波は最初の1～2秒は不規則で速く，終了前には2～2.5c/sまで遅くなることもある。背景波は基本的には正常。開眼と過呼吸によって抑制される3c/sの律動的δ波が後頭部に出現することがある[2]。

【発作の誘発】過呼吸によって非常に誘発されやすい。通常は興味があることに集中して取り組んでいるときには起こりにくいが，緊張する場面に置かれると発作が誘発される症例も稀にある。計算によって発作が誘発される症例も知られている[7]。

【家族歴】2割弱[6,10]～4割強[3]の症例でてんかんの家族歴あり。1割の症例では兄弟にてんかんがある。子どもがてんかんに罹患する確率は6～8%。

【亜型・遺伝子】小児欠神てんかんは遺伝学的には多様であり(← 第7章「遺伝」p. 354)，次のような亜型が知られている。

- **熱性けいれんプラス＋小児欠神てんかん**[16]：*GABRG2*遺伝子の変異を呈する熱性けいれんプラスにおいて小児欠神てんかんを伴う家系があるが，優性遺伝するのは熱性けいれんであり，小児欠神てんかんの浸透率は3割程度と低い。
- **周期性運動失調症＋小児欠神てんかん**[8]：P/Q型電位依存性カルシウムチャンネルのα1Aサブユニットをコードする遺伝子*CACNA1A*の変異で，周期性運動失調症と小児欠神てんかんが併発した症例の報告がある。

【治療・予後】VPAが第一選択薬。ESMは欠神発作には有効であるが大発作を時に誘発する危険があり，また認知機能に影響するので第二選択薬である。LTGは6割程度で有効。アマンタジンが難治の欠神てんかんに有効な場合がある。適切に治療をすれば7～8割で欠神発作は消失する[11]。2～3割で発作は思春期までに自然に消失し，30歳までには7～8割で消失する。6%程度の症例で欠神発作がそのまま持続するが，質・量とも軽症化するので，多くの場合あまり日常生活の支障にはならない[5]。大発作が続発した場合でも抗てんかん薬による抑制は比較的容易である[3]。

【鑑別診断】

- **欠神発作を伴う口周囲ミオクロニー**：定型欠神発作と口周囲・咀嚼筋の律動的なミオクロニー発作が特徴的。小児期〜思春期に発症する。欠神発作の持続時間は短く2〜10秒。3c/sよりは速い発作時脳波は若年ミオクロニー発作の全般性多棘徐波に近い。しばしば欠神発作重積状態を呈するが，大発作になることは稀。治療抵抗性[1]。
- **欠神発作を伴う眼瞼ミオクロニー**：閉眼時に出現する3〜6秒の眼瞼ミオクロニーが特徴。発作が遷延すると欠神を伴う。病初期は強い光過敏性を示す。眼瞼ミオクロニーは治療抵抗性（← 本章2.2.A p.156）[1]。
- **焦点性意識減損発作**：持続が短く自動症が目立たない焦点性意識減損発作は，欠神発作と混同されることがあり，注意を要する（← 事例5 p.36, 臨床メモ6 p.102）。
- **前頭葉欠神**：定型欠神発作と比べて持続時間が若干長く，終了が若干なだらかではあるが臨床的には区別がつかず，3c/s棘徐波に対応するが，欠神発作に先だって前頭葉に棘波が先行する症例が指摘されており，発作が寛解しにくく境界知能程度まで到る可能性があることが指摘されている[10]。これらは前頭葉起源の焦点性てんかんであって，実際には欠神発作ではない[4,17]。非定型的な3c/s棘徐波を示すことが多い。前頭葉内側面の腫瘍を含む病巣に由来することもある[15]。
- **Glut-1欠損症**：4歳以前に欠神発作が始まった場合，1割程度でみられる。多くは乳児期ないしは幼児期早期に発症。長時間の運動によって不随意運動が誘発され（体育の時間や長距離の通学），書痙，発作性労作誘発性ジスキネジアなどの形をとる場合もあり，特に食事の前後で脳波異常や臨床症状が変化するのが特徴。遺伝子異常がミスセンス変異など軽い場合には，優性遺伝を示す家族例を形成する場合もある。1歳までは脳波異常は局在性で，2歳以降は全般化する。ケトン食で症状が大幅に改善する[12]。

文献

1) Bureau M : Myoclonic absences and absences with myoclonias. In : Bureau M, Genton P, Dravet C, et al (eds) : Epileptic syndromes in infancy, childhood, and adolescence. 5th. ed. pp 297–

2) Cobb WA, Gordon N, Matthews C, et al : The occipital delta activity in petit mal. Electroenceph Clin Neurophysiol 13 : 142-143, 1961
3) Dalby MA : Epilepsy and 3 c/s spike and wave rhythms ; A clinical, electroencephalographic and prognostic analysis of 346 patients. Acta Neurol Scand 45(Suppl 40) : 1-183, 1969
4) Fegersten L, Roger A : Frontal epileptogenic foci and their clinical correlations. Electroenceph Clin Neurophysiol 13 : 905-913, 1961
5) Gastaut H, Zifkin BG, Mariani E, et al : The long-term course of primary generalized epilepsy with persisting absence. Neurology 36 : 1021-1028, 1986
6) Holowach J, Thurston DL, O'Leary JL : Petit mal epilepsy. Pediatrics 30 : 893-901, 1962
7) Ingvar DH, Nyman EG : Epilepsia arithmetices. Neurology 12 : 282, 1962
8) Jouvenceau A, Eunson LH, Spauschus A, et al : Human epilepsy associated with dysfunction of brain P/Q-type calcium channel. Lancet 358 : 49-52, 2001
9) Jus A, Jus K : Retrograde amnesia in petit mal. Arch Gen Psychiatry 6 : 163-167, 1962
10) Lagae L, Pauwels J, Monté CP, et al : Frontal absences in children. Eur J Paediatr 5 : 243-251, 2001
11) Lennox WG, Lennox MA : Epilepsy and related disorders. Little Brown, Boston, 1960
12) Mullen SA, Suls A, De Jonghe P, et al : Absence epilepsies with widely variable onset are a key feature of familial GLUT1 deficiency. Neurology 75 : 432-440, 2010
13) Ounsted C, Hutt JJ, Lee D : The retrograde amnesia of petit mal. Lancet i : 671, 1963
14) Penry JK, Porter RJ, Dreifuss FE : Simultaneous recording of absence seizures with video tape and electroencephalography ; A study of 374 seizures in 48 patients. Brain 98 : 427-440, 1975
15) Tukel K, Jasper H : The EEG in parasagittal lesions. Electroenceph Clin Neurophysiol 4 : 481-494, 1952
16) Wallace RH, Marini C, Petrou S, et al : Mutant GABA(A) receptor γ2-subunit in childhood absence epilepsy and febrile seizures. Nat Genet 28 : 49-52, 2001
17) 山田哲也，関　亨，木実谷哲史，他：欠神発作に類似した二次性同期を伴う部分発作の1例．てんかん研究 6 : 221-231, 1988

2.1.AB 若年欠神てんかん
(juvenile absence epilepsy : JAE)

小学校高学年から思春期の発症
比較的数の少ない定型欠神発作

　若年欠神てんかんは，上記の2つの特徴を中核とする特発性全般てんかん群である。図37(p.144)の小児欠神てんかんと若年ミオクロニーてんかんの辺縁に位置し，いずれにも正確には当てはまらない中間型であり，それ自体の独立性については異論がある。遺伝学的には小児欠神てんかんに，より近縁とされる。

2.1.B 若年ミオクロニーてんかん (ヤンツ症候群)[8, 19]
(juvenile myoclonic epilepsy : JME)

覚醒時ミオクロニー発作
多棘徐波
思春期発症
バルプロ酸
光過敏性

【頻度】てんかん全体の3〜6%[1, 11]。特発性全般てんかん群の2割。

【性差】なし。

【発症年齢】7〜8割が12〜18歳に発症[5, 11]。平均発症年齢は15歳前後。ただし光過敏性を示す症例の平均発症年齢は13歳前後と若干低い[20]。

【発作症状】両側上肢のミオクロニー発作を特徴とする。ミオクロニー発作は時に顕著な左右差を示す。ミオクロニー発作の持続は短いので意識の消失は自覚されない。発作が顔面に及ぶことはあまりないが、時に下肢に及ぶことはあり[5]、稀に転倒を起こす。

　ミオクロニー発作は、典型的には覚醒後数時間以内に起こる。9割以上の症例に併発する大発作も、覚醒後数時間以内に起こることが多く、6割程度はミオクロニー発作に引き続いて起こる。欠神発作は、1〜2割の症例にしか出現しない[11]。

【その他の臨床的特徴】知的障害は偶有的であり、神経学的異常所見は合併しない。性格的には人好きはするが約束事を守れないところがあり、規則正しい生活が苦手で病気を軽視するため服薬も不規則になりがちである[11] (☞ 事例3 p.11, 事例24, 臨床メモ9)。

【脳波所見】基礎律動は、ほとんどの症例で正常範囲。多棘徐波 (☞ 第3章「脳波」p.70) が特徴的な所見。周波数は3 c/sよりも速いことが多く全体として3 c/sの棘徐波と比べると不規則な印象を与える。

【発作の誘発因子】睡眠不足、外からの刺激による不自然な覚醒、アルコールの過飲は発作の誘因となる。光過敏性は高い比率で認められる (3〜4割の症例)[20] が臨床的に問題になることは稀[17]。光過敏性とは独立して閉眼後2秒以内に眼瞼ミオクローヌスがみられることもある[17]。知恵の輪やそろばんなど手を使って知的作業を行うと上肢のミオクロニー発作が誘発

事例 24

長年蟄居生活を送っていたヤンツ症候群の青年

29歳男性。12歳時登校途中で大発作が起こったため近医で投薬を開始された。その後中学時代に大発作が計3回。世間体が悪いし発作を人にみられるのが可哀相という親族の考えから高校進学を断念させられた。17歳頃からは大発作の回数も増加し，左上肢に強いピクつきが朝に時々みられるようになってきた。28歳頃からVPAを規則的に服用するようになってからは大発作は止まったが，手の細かい震えが目立つようになり，これもてんかんの一種だと主治医より告げられていたため，家から1歩も外に出ない生活が続いていた。

入院時には，長年の蟄居生活のため，年齢に比して世事に疎い面があったが基本的には爽やかな青年という印象であった。手の震えはVPAによる本態性振戦でありてんかんとは関係がないこと，てんかん発作はVPAを規則的に服用している限り抑制される可能性が高いことを説明。今からでも世間に出して普通の生活を送らせるよう家族を説得した。現在はVPA 1,200 mgを服用。発作は抑制され専門学校に入学して遅まきながら青春を取り戻している。

〔若年ミオクロニーてんかん（ヤンツ症候群）〕

🖊 臨床メモ ❾

覚醒てんかんの性格

几帳面で頑固，1つのことにこだわるとその考えから容易に抜け出せない睡眠てんかんと対照的に，覚醒てんかんはその場その場の周囲の世界に溶け込み，楽天的，刹那的であるとされる。友達として一緒に遊ぶには楽しいが，気分屋のところがある。ドストエフスキーの『カラマーゾフの兄弟』のドミートリーの性格を彷彿とさせる。睡眠てんかんの性格については，臨床メモ13（☞p. 194）参照。

文献

Janz D：„ Aufwach "-Epilepsie (als Ausdruck einer den „Nacht" oder „Schlaf"-Epilepsien gegenüberzustellenden Verlaufsform epileptischer Erkrankungen). Arch Psychiatr Nervenkr 191：73-98, 1953

Leder A：Zur Psychopathologie der Schlaf-und Aufwachepilepsie (Eine psychodiagnostische Untersuchung). Nervenarzt 38：434-442, 1967

される症例もある（行為誘発性反射てんかん，☞本章 7.6.J p. 239）[9]。実際の行為を伴わず計画するだけでも誘発される場合もある[10]。会話によって口周囲の筋に非律動的なミオクローヌスが3割程度誘発される[14]。

【家族歴・遺伝子】3割前後に家族歴[11, 18]。染色体 6p11-p12 と 15q14 の 2

つに主要な遺伝子座が想定されている[6]。基本的に多因子遺伝で若年ミオクロニーてんかんの臨床型そのものは例外的にしか遺伝しない。

【亜型】
- **常染色体優性遺伝若年ミオクロニーてんかん**[4]：$GABA_A$ 受容体の $\alpha1$ サブユニットをコードする染色体 5q34 上の遺伝子 *GABRG1* の変異によって引き起こされる。

【治療・予後】VPA の投与により 7〜8 割で発作は完全に抑制される[5, 15]。典型例で難治にみえるのは不規則な投薬など，みかけの難治であることが多い[7]。CZP の単独投与は，ミオクロニー発作には有効だが大発作には十分に有効ではない[15]。妊娠を考える場合は，まずは LEV，LTG の投与を優先するべきである。2 年間の寛解後でも断薬すると 8 割以上の症例で再発し[5, 12]，生涯にわたる投薬が必要とされてきたが，最近の調査では 3 割程度の断薬成功例が存在するとされている[3]。また，ミオクロニー発作については 30 歳以降は目立たなくなる[2]。

【鑑別診断】
- **進行性ミオクローヌスてんかん**：運動失調などの神経学的症状が明瞭でなく，知的機能の低下も目立たない初期においては鑑別が困難な場合がある。投薬を受けているのに多棘徐波があまりに頻繁に出現する場合，基礎律動の徐波化が認められる場合，運動によってミオクローヌスが誘発される傾向が認められる場合は要注意。逆に覚醒時にミオクロニー発作が集積している場合は進行性ミオクローヌスてんかんの可能性は低い[13]（☞事例 25）。
- **良性成人型家族性ミオクローヌスてんかん（BAFME）**：濃厚な家族歴，動作性ミオクローヌスの存在，誘発電位で巨大 SEP がみられるといった特徴がある（☞本章 6.2.H p. 226）
- **原発性読書てんかん**：日本人には少ない。若年ミオクロニーてんかんはむしろ会話で誘発される（☞p. 237）
- **光過敏性後頭葉てんかん**：光過敏性に共通点があり，主に大発作がない場合，鑑別が問題になる。
- **ジーボンス症候群**：もっぱら閉眼によって誘発され，眼瞼ミオクロニーおよびそれに伴う欠神発作が病態の中核である点が異なる（☞p. 156）。

当初ヤンツ症候群に似た症状を呈した青年

18歳の高校生。15歳時，朝礼中，大発作を起こして倒れたのが初発症状。16歳時にも再び大発作が出現。以降大発作は半年ごとに起こる。このため某医大でPHTを多量に投与され，足腰の立たない状態となって入院となった。発作は大発作以外に，大発作が出現する2〜3日前からピクつきが目立つ。来院時には小脳性運動失調を含め神経学的に特記すべき所見はなかったが，知能指数は72と境界領域であった。MRIを含め放射線学的には特記すべき所見なし。しかし，脳波では，基礎律動はα波に乏しく，ほぼ10〜15秒間隔で不規則な4 c/s前後の多棘徐波が頻繁に出現していた。軽躁状態で自身の病気に対して若干深刻さを欠く点が印象的であった。

PHTをVPA 1,000 mgに変更したところ小脳症状は消失。ピクつきはCZP 2 mgの投与とともに消退し，いったんは運動の好きなスポーツ青年に戻り退院した。しかし，その後次第に知的機能の荒廃が進み，幻覚・妄想状態も出て暴れ出したため搬送された精神科の施設で寝たきりとなり現在は植物状態である。皮膚生検でラフォラ小体が証明されている。　　　　（進行性ミオクローヌスてんかん）

- **ジャクソン発作**：ミオクロニー発作の左右差が大きく，片方の上肢のピクつきだけが訴えられて病歴聴取時にはジャクソン発作と誤診されることがある[16]。好発時間が覚醒時である場合は必ず反対側の上肢にも症状がないかを尋ねておく必要がある（☞ 臨床メモ5 p.85）。

文献

1) Asconapé J, Penry JK : Some clinical and EEG aspects of benign juvenile myoclonic epilepsy. Epilepsia 25 : 108-114, 1984
2) Baykan B, Altindag EA, Bebek N, et al : Myoclonic seizures subside in the fourth decade in juvenile myoclonic epilepsy. Neurology 70 : 2123-2129, 2008
3) Camfield CS, Camfield PR : Juvenile myoclonic epilepsy 25 years after seizure-onset : a population-based study. Neurology 73 : 1041-1045, 2009
4) Cossette P, Liu L, Brisebois K, et al : Mutation of GABRA1 in an autosomal dominant form juvenile myoclonic epilepsy. Nat Genet 31 : 184-189, 2002
5) Delgado-Escueta AV, Enrile-Bacsal F : Juvenile myoclonic epilepsy of Janz. Neurology 34 : 285-294, 1984
6) Delgado-Escueta AV, Greenberg DA, Treiman L, et al : Mapping the gene for juvenile myoclonic epilepsy. Epilepsia 30(Suppl 4) : S8-S18, 1989
7) Gelisse P, Genton P, Thomas P, et al : Clinical factors of drug resistance in juvenile myoclonic epilepsy. J Neurol Neurourg Psychiatry 70 : 240-243, 2001

8) 池田 仁：若年ミオクロニーてんかん．In：兼本浩祐，丸 栄一，小国弘量，他（編）：臨床てんかん学．pp 335-341, 医学書院，東京，2015
9) 井上有史，八木和一，松村玲美，他：非言語性高次大脳機能によって誘発される反射てんかん3症例の臨床てんかん学的検討．てんかん研究 5：106-114, 1987
10) Inoue Y, Zifkin B：Praxis induction and thinking induction：one or two mechanisms? A controversy. In：Wolf P, Inoue Y, Zifkin B, et al (eds)：Reflex Epilepsies：Progress in Understanding. pp 41-55, John Libbey Eurotext, London, 2004
11) Janz D：Die epilepsien. Thieme, Stuttgart, 1969
12) Janz D, Kern A, Mössinger HJ, et al：Ruckfallprognose während und nach reduktion der medikamente bei epilepsiebehandlung. In：Remschmidt H, Rentz R, Jungmann J (eds)：Epilepsie 1981. pp 53-58, Thieme, Stuttgart, 1983
13) 兼本浩祐，川崎 淳，河合逸雄：進行性ミオクローヌスてんかんと若年性ミオクロニーてんかんの外来初診時における鑑別診断の試み．てんかん研究 13：9-14, 1995
14) Mayer TA, Schroeder F, May TW, et al：Perioral reflex myoclonias：a controlled study in patients with JME and focal epilepsies. Epilepsia 47：1059-1067, 2006
15) Obeid T, Panayiotopoulos CP：Clonazepam in juvenile myoclonic epilepsy. Epilepsia 30：603-606, 1989
16) 小国弘量，福山幸夫：若年性ミオクローヌスてんかんの臨床脳波学的検討．てんかん研究 6：39-46, 1988
17) Shiraishi H, Fujiwara T, Inoue Y, et al：Photosensitivity in relation to epileptic syndromes：a survey from an epilepsy center in Japan. Epilepsia 42：393-397, 2001
18) Sunquist A：Juvenile myoclonic epilepsy；Events before diagnosis. J Epilepsy 3：189-192, 1990
19) Wolf P：Reflex epileptic mechanisms in humans：Lessons about natural ictogenesis. Epilepsy Behav 71：118-123, 2017
20) Wolf P, Gooses R：Relation of photosensitivity to epileptic syndromes. J Neurol Neurosurg Psychiatry 49：1386-1391, 1986

2.1.B′ 覚醒時大発作てんかん[7]

覚醒時大発作
若年ミオクロニーてんかん（ヤンツ症候群）

【頻度】大発作をもつ症例のうちで覚醒時大発作のみを示す症例の頻度は，2割弱～5割強まで調査によってばらつきがある[3,6]。覚醒時を厳密にとらない場合，特発性全般てんかんの6%程度とされる[1]。

【性差】若干男性が多い。

【発症年齢】7～8割の患者が6～22歳で発症し，若年ミオクロニーてんかん（ヤンツ症候群）より発症年齢のばらつきは大きいものの思春期にピークがある[3,6]。

【発作症状】覚醒後数時間以内に集中して出現する大発作が特徴。夕方のリラックスした時間帯も多い。3割弱の症例でこれに加えてミオクロニー

発作が出現する[3,6]。思春期発症や脳波所見などの共通点から，若年ミオクロニーてんかん（ヤンツ症候群）は覚醒時大発作てんかんの中核群であるとも言える。欠神発作は4～5割に出現する[3,6]。

【その他の臨床的特徴】 知的障害および神経学的な異常所見は合併しない〔性格については臨床メモ9を参照（☞p. 151）〕。

【脳波所見】 欠神発作やミオクロニー発作を合併しない場合には，全般性棘徐波が出現する割合は4割であるが，合併する場合は7割に及ぶ[6]。局在焦点を示すものは非常に稀。全般性棘徐波の性質は，3 c/sの規則的な棘徐波よりもやや不規則な印象を与える多棘徐波であることのほうが多い。

【発作の誘発】 睡眠不足。アルコール。外からの刺激による不自然な覚醒。光刺激[7]。

【家族歴】 1割強の症例に家族歴あり[3,6]。

【治療・予後】 VPAの投与によって高い確率で抑制される[4]。PHTやCBZは有効でない場合が多いので[3]，特発性全般てんかん群を示唆する他の所見がなくても，とりあえず第一選択薬はVPAとしたほうがよい。ただし断薬後の再発率は若年ミオクロニーてんかんほどではないが必ずしも低くはなく，6割程度とされる[2]。

【鑑別診断】

- **ファントム欠神発作を伴う特発性全般てんかん**：病歴上は欠神発作を認めないが，1，2回の脳波検査で過呼吸刺激によって欠神発作が誘発される場合，覚醒時大発作てんかんよりも大発作の数は少ないが，欠神発作重積状態は2倍起きやすいという報告がある[5]。

文献

1) Gélisse P, Crespel A, Del Socorro Gonzalez Sanchez M, et al : Epilepsy with generalized tonic clonic seizures alone. In : Bureau M, Genton P, Dravet C, et al (eds) : Epileptic Syndromes in Infancy, Childhood, and Adolescence. 5th ed. pp 341-348, John Libbey Eurotext, Paris, 2012
2) Holtkamp M, Kowski AB, Merkle H, et al : Long-term outcome in epilepsy with grand mal on awakening : forty year of follow-up. Ann Neurol 75 : 298-302, 2014
3) Janz D : Die epilepsien. Thieme, Stuttgart, 1969
4) 兼本浩祐，川崎 淳，河合逸雄：てんかん各症候群の寛解率国際分類による症候群分けに基づいて. 精神医学 37：615-620, 1995
5) Koutroumanidis M, Aggelakis K, Panayiotopoulos CP, et al : Idiopathic epilepsy with

generalized tonic-clonic seizures only versus idiopathic epilepsy with phantom absences and generalized tonic-clonic seizures : one or two syndromes? Epilepsia 49 : 2050-2062, 2008
6) Tsuboi T, Christian W : Epilepsy ; A clinical, electroencephalographic and statistical study of 466 patients. Springer-Verlag, Berlin, 1976
7) Wolf P : Epilepsy with grand mal on awakening. In : Roger J, Bureau M, Dravet C, et al(eds) : Epileptic Syndromes in Infancy, Childhood and Adolescence, 2nd ed. John Libbey, London, 1992

2.2 特発性全般てんかん亜型

2.2.A 欠神発作を伴う眼瞼ミオクロニー（ジーボンス症候群）
(eyelid myoclonias with absence)[1-3]

【頻度】成人てんかんの3%弱。特発性全般てんかんの7～8%。欠神発作を伴う特発性全般てんかんの13%。

【発症年齢】6～8歳が発症のピーク。

【発作症状】閉眼によって閉眼の直後に3～6秒の眼瞼ミオクローヌスが誘発される。遷延すると意識が障害され，欠神発作となる。眼瞼ミオクローヌスとともに眼球上転や頭部の後屈を伴う。自己誘発性の発作もあり，稀に大発作が起こることもある。

【検査所見】閉眼によって誘発される3c/sより速いやや不規則な全般性多棘徐波。誘発は明るい記録室で意図的に行う閉眼で特に賦活される。幼少時は強い光過敏性を示すが，成長に従って減弱する。

【予後・治療】VPA，CZP，LEV，ZNSなどのミオクロニー発作に有効な薬剤が奏効するという報告もある。多剤併用がしばしば必要となる。欠神発作は年齢とともに起こりにくくなるが眼瞼ミオクロニーはしばしば治療抵抗性を示す。知的障害が一部の症例で出現する。

文献

1) Jeavons PM : Nosological problems of myoclonic epilepsies in childhood and adolescence. Dev Med Child Neurol 19 : 3-8, 1977
2) Striano S, Capovilla G, Sofia A, et al : Eyelid myoclonia with absences(Jeavons syndrome) : a well-defined idiopathic generalized epilepsy syndrome or a spectrum of photosensitive conditions? Epilepsia 50(Suppl 5) : 15-19, 2009

3) 髙橋剛夫：Jeavons 症候群．In：兼本浩祐，丸 栄一，小国弘量，他（編）：臨床てんかん学．pp 383-384，医学書院，東京，2015

2.2.B 乳児ミオクロニーてんかん[1,2]

乳幼児期発症
軀幹に強いミオクロニー発作
早期治療で予後良好
多棘徐波

【名称変更】乳児良性ミオクロニーてんかんは，乳児ミオクロニーてんかんに変更となったが，大部分の症例では良性であるため，「良性」という冠をとることに異論もある。
【頻度】3歳以前発症のてんかんの 2% 程度とかなり稀。
【性差】男児が女児の 2 倍程度。
【発症年齢】生後 4 か月～4 歳。
【発作症状】軀幹と上肢を中心とするミオクロニー発作が症状の中心であり，若年ミオクロニーてんかんのミオクロニー発作と比べると，ミオクロニー発作が頭部前屈や発声など軀幹に及ぶこと，さらに発病初期には浅眠時のみに出現し，浅眠時には発作が増強する傾向があることが特徴的。年長児では 5～10 秒に及ぶミオクロニー発作の反復が出現することもあるが，この場合にも意識は減損はしても消失はせず，発作前までの動作を継続することが可能である。欠神発作・強直発作は基本的には合併しない。症状が軽微な場合，かなりの症例で発見が遅れる傾向があり，強直間代発作が出現して初めて受診することも多い。
【その他の臨床症状】性格形成に影響が及んだり，二次性の ADHD 様症状を併発することがある。治療開始が発症から 2 年以内であればこうした行動異常は出現しない傾向がある。逆に，治療開始の遅れがさらに長くなり 6 年程度になると明らかな知的障害も併発してくることがある。
【脳波所見】背景波は正常。ミオクロニー発作に一致して 3 c/s あるいはそれより速い全般性棘徐波・多棘徐波が認められる。てんかん波は浅眠時に誘発される傾向がある。

【発作の誘発因】非特異的な誘因以外に光過敏性が3～4割で認められる。
【家族歴】てんかんや熱性けいれんの既往歴が3～5割にみられる。
【治療・予後】VPAが第一選択薬で、ほとんどの症例で奏効する。いったん寛解した後で、10歳以降に全般性強直間代発作を起こして再発する場合がある。

【亜型】
- **反射性乳児ミオクロニーてんかん**[4]：乳児ミオクロニーてんかんと臨床発作、脳波はほぼ同じだが、発症年齢がおおむね生後10か月とより早く、経過はより良性で自然消滅することもある。聴覚・触覚刺激で驚かすと発作が誘発される点に臨床的な特徴がある。
- **光過敏性・睡眠時乳児ミオクロニーてんかん**：光過敏性の目立つもの[2]、夜間睡眠中のみ発作が出現する亜型もある[3]。

【鑑別診断】
- **身震い発作**[5]：乳幼児に出現する。まるで突然冷水を浴びせかけられたときのような身震いが群発（← 本章9.11.Y フェジャーマン症候群 p.291）。
- **入眠時ミオクローヌス**：浅眠時に不規則に体のさまざまな部分に出現するピクつきで、出現場所は一定しない。生理的反応。
- **睡眠関連叩頭症**：ウェスト症候群（← 本章3.1.A p.166）参照。
- **ウェスト症候群**：脳波所見、発達の遅れなどから鑑別する（← 本章3.1.A p.166）。
- **ミオクロニー脱力てんかん**：発作時脳波、随伴する他の発作症状などから鑑別する（← 本章2.2.C p.159 参照）。

文献
1) 秋山輪之, 岡 鎮次：乳児良性ミオクローヌスてんかん．小児科 43：1405-1408, 2002
2) Dravet C, Bureau M, Roger J：Benign myoclonic epilepsy in infants. In：Roger J, Bureau M, Dravet C, et al (eds)：Epileptic Syndromes in Infancy, Childhood and Adolescence, 4th ed. pp 77-88, John Libbey & Company Eurotext, Paris, 2005
3) Prabhu AM, Pathak S, Khurana D, et al：Nocturnal variant of benign myoclonic epilepsy of infancy：a case series. Epileptic Disord 16：45-49, 2014
4) Ricci S, Cusmai R, Fusco L, et al：Reflex myoclonic epilepsy in infancy；A new age-dependent idiopathic epileptic syndrome related to startle reaction. Epilepsia 36：342-348, 1995
5) Vanasse M, Bedard P, Andermann F：Shuddering attacks in children；An early clinical manifestation of essential tremor. Neurology 26：1027-1030, 1976

2.2.C ミオクロニー脱力てんかん[3~5)]

幼児期発症
ミオクロニー脱力発作は必須
強直発作は除外診断
発症前発達に異常なし

【名称変更】ミオクロニー失立てんかんは，ミオクロニー脱力てんかんに名称変更となっている。これはこのてんかんの中核症状が，ミオクロニー発作直後に筋弛緩の相が出現するミオクロニー脱力発作にあるからである。ドゥーズ(Doose)症候群と同じ。
【頻度】9歳までの小児てんかんの1~2%。
【性差】男児は女児の2倍の頻度。
【発症年齢】9割以上が5歳までに発症。
【発作症状】両側性のミオクロニー発作が先行し，直後に筋緊張が失われる脱力相を伴うミオクロニー脱力発作が必須症状[6,9)]。上肢・下肢・軀幹を巻き込む。2/3で熱性あるいは無熱性の孤発強直間代発作が数か月先行して出現している。ミオクロニー発作，脱力発作がしばしば合併し，脱力発作は軽ければお辞儀様，強い場合には雷に打たれたようにくずれる。小運動症状が随伴しない意識消失のみからなる孤発性の欠神発作は稀。数時間から時には数日にわたって続く反応性の著しい低下や，発動性の低下からなる小発作重積状態が4割前後で認められる。強直発作はたとえあっても睡眠中に出現するのが基本。これらは，ミオクロニー発作やミオクロニー脱力発作が消失した後も残存する傾向がある。頻回のあるいは覚醒中の強直発作のあるものは本症候群からは除外する。
【その他の臨床的特徴】発症以前には基本的には精神運動発達の遅れはない。
【脳波所見】4~7 c/sの頭頂部に最大振幅をもつθ波の群発が背景波の特徴。予後不良の症例ではこのパターンが思春期以降も遷延する。ミオクロニー脱力発作が出現し出すと，2~3 c/sの不規則な形をした棘徐波ないしは多棘徐波が出現するが，レンノックス症候群と異なり，数秒以上半律動的に群発することは稀で，連発しても数回程度にとどまることが多い。こ

の多棘波に徐波が後続するが，発作時脳波ではこの徐波の振幅が大きいほど脱力発作の程度が重い傾向がある[10]。光過敏性あり。

【家族歴】 3割の症例で家族にてんかんの既往歴が認められ，その多くが特発性全般てんかん群である[4]。

【予後】 良性の経過をたどる群では，発達に異常のみられない幼児に突然大発作が起こり，数か月の間に次第に頻度を増して，その間にこれに加えてミオクロニー発作，ミオクロニー脱力発作も頻繁に出現するようになり，基礎波の徐波化も進んでくるが，数年で勢いが衰え，場合によっては自然寛解することもある[5]。強直発作を併発している群では，臨床発作はしばしば持続し，さらに経過とともに知的機能の低下を生じることも多い[8]。

【治療】 ESM が単独では最も有効で，ESM と VPA の併用療法が推奨されている[9]。無効な場合でもケトン食，ACTH 療法が有効である場合も多い。

【鑑別診断】

- **レンノックス症候群**：強直発作の有無で分ける。発作時脳波では，レンノックス症候群では一側前頭葉に始まって発作波が伝播しているとの指摘もある[1]。

- **CSWS**（← 本章 1'.1.A p.138）：CSWS の経過中に，脱力発作，ミオクロニー発作が知的機能の低下を伴って出現し，ミオクロニー脱力てんかんに類似することがあるが，脳波所見が相違する。てんかん開始時期に浅眠時にローランド棘波を呈し，ローランドてんかん様の臨床症状を呈することがあり，非定型なローランドてんかん(ABPE)，CSWS，ミオクロニー脱力てんかんを一連のスペクトラムとみなす考えもある[2]（← p.137）。

- **乳児ミオクロニーてんかん**：膝折れや脱力を伴うことはあるが，程度と頻度はずっと軽い。欠神発作は伴わず，脳波所見では，棘徐波はミオクロニー脱力てんかんと比べ速く，3 c/s 以上であることが多い（← 本章 2.2.B p.157）。

- **周期性スパズム**[7]：幼児期発症し，ウェスト症候群のようにシリーズ形成する。発作は基本的にてんかん性スパズムであり，ミオクロニー発作とは異なるが，ミオクロニー脱力てんかんとの鑑別には筋電図付きの発作時脳波が必要な場合もある。基本的には脳に器質的疾患がある患児に出現する病態である（← 臨床メモ 11 p.169）。

文献

1) Bonanni P, Parmeggiani L, Guerrini R : Different neurophysiologic patterns of myoclonus characterize Lennox-Gastaut syndrome and myoclonic astatic epilepsy. Epilepsia 43 : 609-615, 2002
2) Deonna T, Ziegler AL, Despland PA : Combined myoclonic-astatic and "benign" focal epilepsy of childhood ("atypical benign partial epilepsy of childhood") ; A separate syndrome ? Neuropediatrics 17 : 144-151, 1986
3) Doose H : Myoclonic-astatic epilepsy of early childhood. In : Roger J, Bureau M, Dravet C, et al (eds) : Epileptic Syndromes in Infancy, Childhood and Adolescence, 2nd ed. pp 103-114, John Libbey, London, 1992
4) Doose H, Baier WK : Epilepsy with primarily generalized myoclonic-astatic seizures ; A genetically determined disease. Eur J Pediatr 146 : 550-554, 1987
5) Doose H, Baier WK : Benign partial epilepsies and related syndromes-multifactorial pathogenesis with hereditary impairment of brain maturation. Eur J Pediatr 149 : 152-158, 1989
6) Gastaut H, Regis H : On the subject of Lennox's akinetic petit mal. Epilepsia 2 : 298-305, 1961
7) Gobbi G, Bruno L, Pini A, et al : Periodic spasms. An unclassified type of epileptic seizure in childhood. Dev Med Child Neurol 29 : 766-775, 1987
8) Kaminska A, Ickowicz A, Plouin P, et al : Delineation of cryptogenic Lennox-Gastaut syndrome and myoclonic astatic epilepsy using multiple correspondence analysis. Epilepsy Res 36 : 15-29, 1999
9) 小国弘量：ミオクローヌス失立てんかん．小児科 10 : 1409-1416, 2002
10) Oguni H, Fukuyama Y, Tanaka T, et al : Myoclonic-astatic epilepsy of early childhood-clinical and EEG analysis of myoclonic astatic seizures, and discussions on the nosology of the syndrome. Brain Dev 23 : 757-764, 2001

3 全般・焦点混合てんかん群

　症候性・潜因性全般てんかんと1989年分類で呼ばれていたグループの本質を本書第1版，第2版では，てんかんによる脳症であると考えたが，2001年以降の国際分類ではこのグループは実際にてんかん性脳症と呼ばれることとなった。ウェスト症候群とレンノックス症候群を中核とするこのグループは，広範な脳損傷に対する幼弱な脳の非特異的な反応としても出現するし，特発性にも出現しうる。さらに，進行性ミオクローヌスてんかんを代表とするような神経変性疾患とは異なり，一定程度知的機能が低下した後，それ以上は進行せずにプラトーに達するという共通点もある。大田原は，国際抗てんかん連盟(ILAE)の提案に20年以上先行して大田原症候群，ウェスト症候群，レンノックス症候群を代表とするこのグループを年齢依存性てんかん性脳症として展望し，侵襲に対する年齢特異的な脳

のてんかん性反応だと総括している。2017年の国際分類では，ローランドてんかんやパナエトポラス症候群などいわゆる良性てんかんでも認知機能の問題が出現しうるという理由から，「脳症」は特にこれらのグループの症候群に特徴的ではないとして，てんかん性脳症という括りが廃止され，全般・焦点混合てんかんへと呼称の変更が行われた。しかし先ほどのてんかん性脳症中核群に早期ミオクロニー脳症を加えた4症候群はいずれも

視点・論点 ❺ システムてんかん

システムてんかんの考えを理解しておくことは，（旧）てんかん性脳症（現在の全般・焦点混合てんかん），また新しいてんかんの定義を理解する上で重要である。図38は代表的な3つのてんかん類型の発生モデルを示している。a)の年齢非依存性焦点性てんかんでは，特定の疾病が脳内にてんかん原性領域を形成し，これがその領域ないしはその領域から伝播した先の脳の部分を興奮させ，てんかん発作が生ずる。すなわちてんかんの本体はこのてんかん原性領域の活動だと言える。これに対してc)の特発性全般てんかんでは，大脳皮質の体質的な過剰興奮が，視床の紡錘波発生装置と相互作用を起こす新皮質起源説が1つの有力な仮説となっている。この場合，体質的というのは遺伝的素因に何らかの環境因が加わって顕在化するという意味合いを込めており，遺伝的素因と脳の間の因果関係を破線とし，年齢非依存性焦点性てんかんにおける病因との因果関係よりも間接的であることを示した。b)は全般・焦点混合てんかんを図示したものであるが，遺伝的体質あるいは脳内の大きな病巣など多彩な原因が，幼弱な脳において視床脳幹と大脳皮質の相互関係を変質させると，これがてんかん発作を発生させ，この発生したてんかん発作が今度は翻って，視床脳幹と大脳皮質の相互関係の変質を本来の病因とは独立して自律的にさらに進展させることを表現している。a)やc)との大きな違いは，てんかんの発生と進展のメカニズムにてんかん発作が不可分の要因として組み込まれていることである。特発性全般てんかんにしても，焦点性てんかんにしても（特に辺縁系を巻き込む場合），てんかん発作が脳の構造に翻って一定の影響は与えることは確かだが（破線で表現），その規模は全般・焦点混合てんかんと比べると格段に小さい。こうしたメカニズムを念頭におくと，ウェスト症候群，レンノックス症候群などの全般・焦点混合てんかんおよびその亜型以外に，年齢依存性焦点性てんかん亜型，特発性全般てんかん亜型はいずれもシステムてんかんとして理解することができる。特発性全般てんかん亜型として本書で取り上げた症候群などはシステムてんかんへと本格的に展開させないためには発作コントロールが重要だという観点も可能かもしれない。システムてんかんにおける症状と症状を生ずる機構との関係は，統合失調症にも応用可能な考え方であるようにも思われる。

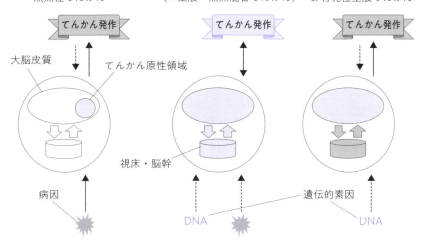

図38　システムてんかん
濃い青色はてんかん活動の発生源を表す。
Capovilla G, Moshé SL, Wolf P, et al：Epileptic encephalopathy as models of system epilepsy. Epilepsia 54：34-37, 2013 および丸 栄一：欠神てんかんの神経機序．In：兼本浩祐，丸 栄一，小国弘量，他（編）：臨床てんかん学．pp 93-99, 医学書院，東京，2015 より作成

　大田原の展望に沿って理解するほうがその臨床特性・病態生理をよく理解することができる．こうした理由から本書では，全般・焦点混合てんかんという名称変更は国際分類に従った上で，その中核群として従来の本書の構成通り，上記の4症候群をそのまま残した．全般・焦点混合てんかんと特発性全般てんかん亜型の線引きは今後も流動的ではないかと思われる．

　一部の特発性全般てんかんと亜型を含んだ，大田原がてんかん性脳症として展望したこのグループを統一的に把握するには，図39に示したように発症年齢と器質病巣や代謝異常の影響が大きいか素因性の影響が大きいかを2つの軸として眺めると整理しやすい．発症年齢は若い順に新生児期発症の早期ミオクロニー脳症，大田原症候群，乳児期発症のウェスト症候群，幼児期発症のレンノックス症候群となり，それぞれ発作間欠期脳波としては群発・抑制交代，ヒプスアリスミア，遅棘徐波が，中核発作としては易変性ミオクローヌス（erratic myoclonus），てんかん性スパスム，強直発作が対応する．レンノックス症候群の素因性の極にミオクロニー脱力てんかんがあると考えることができる．

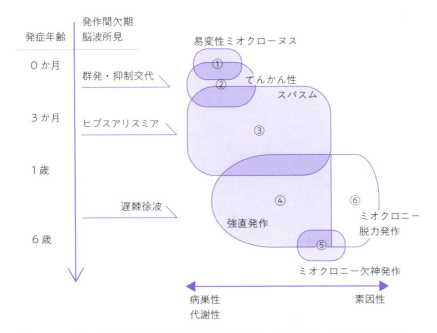

図39 てんかん性脳症におけるてんかん症候群,中核発作,発作間欠期脳波
①早期ミオクロニー脳症,②大田原症候群,③ウェスト症候群,④レンノックス症候群,⑤ミオクロニー欠神てんかん,⑥ミオクロニー脱力てんかん
網掛けの部分が全般・焦点混合てんかん群,白は特発性全般てんかん群。

　ミオクロニー欠神てんかんは,2割弱に非特異的な変化ではあるが画像所見があり,症候性の症例報告も少なくなく,加えて重篤な知的障害を続発させるという点で全般・焦点混合てんかんの中核4群に近いと考え,ここに整理をした。
　乳幼児のてんかんは種類が豊富で視認と病歴聴取からだけでは弁別が困難であり,鑑別診断のために発作時脳波を捕捉することが重要である。しかも発作の回数がしばしば日単位であり,他に優先すべき事柄が成人と違ってあまりないことから,実際,入院して発作脳波同時記録をとることは多くの場合十分現実的な目標設定である。図40に,鑑別診断上問題となるようなてんかん発作の典型的な発作時脳波と筋電図の模式図を提示した。Aから順に次第に全般性から焦点性へと発作の性質は変化している。

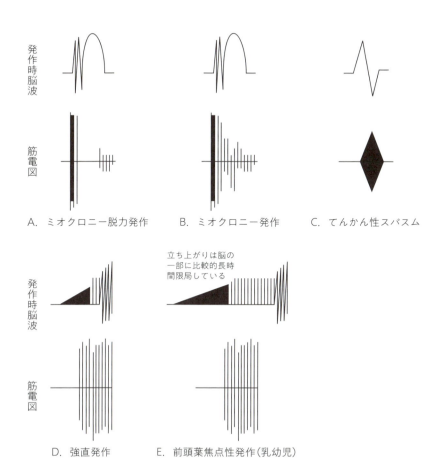

図40 全般・焦点混合てんかん群の発作時脳波,鑑別診断
ミオクロニー発作では脳波上の棘波と一致して筋電図が出現するのに対して,てんかん性スパスムでは鋭波が陰性に立ち上がった後で陽性に振れるときに一致して筋電図が出現する。全般性強直発作では,速いが振幅の小さい波から急速に振幅を増しつつ周波数を減らしてから筋電図が出現する。焦点性発作では,発作時脳波が出現してから筋電図が確認されるまでの時間がさらに長くなり,脳の一部に発作時脳波が先行する。

3.1 全般・焦点混合てんかん

3.1.A ウェスト症候群[1~3]

てんかん性スパスム
乳児期発症
ヒプスアリスミア
ACTH療法
知的障害

【頻度】出生2千~5千人に1人[12]。全般・焦点混合てんかんの中では最も多い。

【性差】男児が6割[12]。

【発症年齢】ほとんどが1歳未満。生後3~7か月がピーク。2歳以降には例外的な場合を除いて消失するか他の症候群に移行する。

【発作症状】ウェスト症候群におけるてんかん性スパスムは，頸や体軀の近位筋群の数秒の短い強直発作が数秒~数十秒おきにシリーズを形成して何度も繰り返すのを特徴とする。この発作は，両側性左右対称性の体軸を中心とした屈曲運動であるのが最も典型的で，頭に比較的強く現れればお辞儀をしているようになり，上肢を巻き込めば両手を伸展・軀幹を屈曲させイスラム教徒の礼拝風の外観を呈する。発作の好発時間は覚醒直後。屈曲位でなく背屈位をとることもあるが，一貫して背屈位をとる症例は症候性であることが多い[1]。側方への向反の要素を含む一側性非対称性の発作（チアリーダー姿位）も例外を除いて症候性である。てんかん性スパスム以外の発作が随伴するのは症候性の場合だけである。

【その他の臨床特徴】発症前に精神運動発達に異常がみられなかった症例では，発作の開始とともにほとんどの場合，精神運動発達上の退行が起こる。原因不明の退行が乳児期に起こった場合には，軽微なウェスト症候群が見過ごされている可能性を疑う必要がある[14]。

【脳波所見】覚醒時においては高振幅δ波に重なって多焦点性の棘波が不規則に散在するヒプスアリスミアがほぼ持続的に出現する。徐波睡眠の時期では，多棘波ないし多棘徐波が反復して出現する。ヒプスアリスミアはレム睡眠期には消失する。非対称的なヒプスアリスミア，棘波成分が一貫

🖊 臨床メモ ⓾
代謝・病巣性ウェスト症候群と特発性ウェスト症候群

代謝・病巣性	特発性
● 発作は非対称性，時に一側性 ● 発作出現前にすでに精神運動発達の遅延 ● 一定の焦点を示したり，群発抑制交代を示すように典型的なヒプスアリスミアではない ● シリーズの間中ヒプスアリスミアは抑制を受ける ● 神経学的・画像診断的に何らかの局在所見あり	● 発作は両側性対称 ● 発作出現前は精神運動発達に異常なし ● 典型的なヒプスアリスミア ● シリーズの間でも発作と発作の間では再びヒプスアリスミアが出現 ● 神経学的・画像診断的に局在所見なし

した焦点を示すヒプスアリスミア，群発・抑制交代の脳波像，発作時脳波に引き続き律動波形が認められる場合[3]などは症候性の病態を示唆する[11]。ヒプスアリスミアは発作の最中は抑制される。予後のよい症例ではシリーズの間でも発作間欠期にはヒプスアリスミアが回復する場合がある[6,11]。

【症候性と潜因性】知的障害が病前に認められず，放射線学的，脳波的，臨床的に脳の病巣が確認されないウェスト症候群を潜因性とし，それ以外を症候性とする(← 臨床メモ 10)。症候性の症例のほうが圧倒的に多くほぼ9割を占める。先天奇形，周産期脳障害，脳に与えるインパクトが一定以上であれば局所性の病変であってもウェスト症候群を引き起こしうる。伴性劣性遺伝をし，てんかん性スパスムが3歳以下の男児のみに出現する遺伝性疾患も知られている(Xp21.3-p22.1 上の *ARX* 遺伝子，Xp22.3 上の *STK9* 遺伝子，*CDKL5* 遺伝子の変異)[16]。

【治療】外来で CZP ないしはニトラゼパム[12]あるいは ZNS[18]を試し，ビタミン B_6 の大量投与[15](← 本章 3.1′.E ピリドキシン依存性てんかん p.181)を2週間前後試して奏効しない場合には，入院で ACTH 療法を行うべきである。ACTH 療法により2週間以内にいったんは5~8割の症例で発作は抑制されるが，そのうち3割で発作は再発する。投薬開始時には 0.025 mg/kg 隔日投与，あるいは 0.0125 mg/kg/日[8]の比較的少量の投与を推奨する文

献が多い．早期発見，早期治療が予後に重大な影響を与える．結節性硬化症を伴うウェスト症候群については，VGT が特効的に奏効することが知られている[2,9]．本剤に特有の副作用で，投与例の 3 割に出現する不可逆性の両耳側半盲に最大限の注意を払う必要がある[19]．しかし，結節性硬化症を伴うウェスト症候群に関しては丁寧かつ十分なインフォームド・コンセントの上で，小児神経科医師が投与することを条件に，本剤は重要な治療選択肢の 1 つである．片側巨脳症が存在する場合には外科手術が有力な選択肢である．

【予後】9 割で知的障害をきたす．発達に異常がみられないのは明確な背景疾患を伴わない症例のうちのさらに一部に限られ，初発が 6 か月以降であることも予後良好因子の 1 つである[17]．レンノックス症候群を代表とする難治てんかんに 5～6 割が移行する[1,12,13]．焦点性てんかんが続発することもあるが，その場合には精神運動発達の遅延は軽いことが多い．典型的ヒプスアリスミアを示し，シリーズ形成するものは発作予後が比較的よい[13]．ウイルス感染が先行するごく一部のウェスト症候群では自然寛解をきたす症例も存在する[10]．

【鑑別診断】
- 乳児ミオクロニーてんかん（☞p.157）：発症初期には浅眠時のみ出現し，シリーズ形成しない（☞臨床メモ 11）．
- 良性非てんかん性乳児スパスム[4]：乳児期に発症し，短い強直がみられ，シリーズ形成を示すことがある．てんかん波は認められず，発達は発作出現以降も異常はみられない．3 歳までに自然消滅する．
- 身震い発作：興奮に則して短い身震い発作が群発（☞本章 9.11.Y フェジャーマン症候群 p.291）．
- 良性新生児睡眠時ミオクローヌス[5]：ノンレム睡眠期に上肢の遠位部に両側同期性・片側非同期性に出現する．時に 30 分近くも群発することあり．目が覚めると突然終了する．生後 7 か月までには自然消失し，発達を含め全く影響はない．脳波対応はない．投薬は禁忌．
- 逆流性食道炎（GERD）：乳幼児が突然不穏になり体を硬直させる．食道裂孔ヘルニアを原因とする場合はサンディファー（Sandifer）症候群と呼ばれる．食事と関連して起こること，体重減少や誤嚥を伴うことなどが鑑別点．

> 🖉 **臨床メモ ⓫**

ミオクロニー発作とてんかん性スパスムの相違

　強直発作とミオクロニー発作の相違は，筋が攣縮している時間の長短によるが，てんかん性スパスムの場合には，筋攣縮の持続時間は短く，シリーズ形成することを除いては，外観上はミオクロニー発作と区別することが困難なことも少なくない．しかし，脳波上では，ミオクロニー発作が急峻な立ち上がりの棘波ないしは多棘徐波の棘波部分に対応しているのに対して，てんかん性スパスムは，二相波が陽性に振れる部分（図40参照）に対応している[1]．てんかん性スパスムの病態生理に関してはさまざまの議論があるが，部分発作（partial seizure：PS）からてんかん性スパスム（IS）へと展開する PS → IS と呼ばれる病態では，直接，PS から IS へと二次性全般化するというよりも，先行する PS が，何らかの仕方で IS が出現しやすくなるような素地を準備するという関係だとされる．いずれにしても強直発作やてんかん性スパスムは，ミオクロニー発作と比べるとより焦点性意識減損発作との関連が深い．

文献
1) Vigevano F, Fusco L, Pachatz C：Neurophysiology of spasms. Brain Dev 23：467-472, 2001

- **睡眠関連叩頭症**（jactatio capitis nocturna）：乳児によくみられるパラソムニアの一種．睡眠時に頭部を律動的に動かす．体を揺らすこともある．2秒間隔くらいで群発することあり．非てんかん性．日中の落ち着きのなさと関連していることはあるが，それ自体には治療は必要としない．律動性運動障害の一種．
- **Spasmus nutans**：通常は2〜3歳の児童に，眼振，点頭（お辞儀），斜頸が出現する．良性の病態で自然治癒するが思春期までは症状が残存する場合もある[7]．

文献
1) Aicardi J：Infantile spasms and related syndromes. In：Epilepsy in Children. pp 17-38, Raven Press, New York, 1986
2) Aicardi J, Mumford JP, Dumas C, et al：Vigabatrin as initial therapy for infantile spasms；A European retrospective survey. Sabril IS Investigator and Peer Review Groups. Epilepsia 37：638-642, 1996
3) 浅野 孝：West症候群の発作時脳波に関する研究．岡山医学会雑誌 110：39-51, 1998
4) Di Capua M, Fusco L, Ricci S, et al：Benign neonatal sleep myoclonus：clinical features and video-polygraphic recordings. Mov Disord 8：191-194, 1993
5) Dravet C, Giraud N, Bureau M, et al：Benign myoclonus of early infancy or benign non-epileptic

infantile spasms. Neuropediatrics 17：33-38, 1986
6) Dulac O, Chiron C, Jambaque I, et al：Les spasmes infantiles. Ann Pediatr 34：183-191, 1987
7) Gottlob I, Wizov SS, Reinecke RD：Spasmus nutans. A long-term follow-up. Invest Ophthalmol Vis Sci 36：2768-2771, 1995
8) 浜野晋一郎，望月美佳，田中　学，他：West 症候群の死亡に関する臨床的検討．日本小児科学会誌 108：859-863, 2004
9) Hancock E, Osborne JP：Vigabatrin in the treatment of infantile spasms in tuberous sclerosis；Literature review. J Child Neurol 14：71-74, 1999
10) Hattori H：West syndrome；Spontaneous remission of spasms. Brain Rev 23：705-707, 2001
11) Hrachovy RA, Frost JD, Kellaway P：Hypsarrhythmia；Variation on the theme. Epilepsia 25：317-325, 1984
12) Jeavons PM, Bower BD, Dimitrakoudi M：Long term prognosis of 150 cases of west syndrome. Epilepsia 14：153-164, 1973
13) 根來民子，渡辺一功，松本昭子，他：West 症候群の長期予後—5～10 歳時の発作型および脳波像について．てんかん研究 1：40-45, 1983
14) Nolte R, Christen HJ, Doerrer J：Preliminary report of a multi-center study on the west syndrome. Brain Dev 10：236-242, 1988
15) Ohtsuka Y, Matsuda M, Ogino T, et al：Treatment of the west syndrome with high-dose pyridoxal phosphate. Brain Dev 9：418-421, 1987
16) Paciorkowski AR, Thio LL, Dobyns WB：Genetic and biologic classification of infantile spasms. Pediatr Neurol 45：355-367, 2011
17) 高尾龍雄，奥野武彦，伊藤正利，他：点頭てんかんの長期予後．てんかん研究 2：115-121, 1984
18) 植田　仁，今井克美，鳥辺泰久，他：ACTH の少量化と個別化の試み．脳と発達 37：46-53, 2005
19) Wild JM, Martinez C, Reinshagen G, et al：Characteristics of a unique visual field defect attributed to vigabatrin. Epilepsia 40：1784-1794, 1999

3.1.B　レンノックス・ガストー症候群(レンノックス症候群)[6]

強直発作
非定型欠神発作
遅棘徐波
棘波群発
幼児期発症
知的障害

【頻度】小児てんかんの 2～4% を占める[4]．本邦の調査では人口 10 万人に 1 人の有病率[12]．

【性差】若干男児が多い．

【発症年齢】10 歳以降は稀．3～5 歳にピークあり．

【発作症状】
　強直発作：中核的な発作症状の 1 つは強直発作である。ただし初発の発作が強直発作であることは稀で数か月～数年他の発作に遅れて出現することが多い。上肢は挙上・伸展，口はへの字型に強直し，体幹・頸部を屈曲させるような発作が突然起こり，仰臥位になっている場合は坐位になったり，立位の場合には転倒したりする。睡眠中に起これば夜尿の原因となる。発作が非常に軽微な場合には，眼球の上転(sursum vergens)と呼吸リズムの変化が睡眠時に起こるだけの発作になることがある。比較的持続の長い発作の場合には，細かい震えを強直している四肢に観察できる場合がある。晩発性の症例[14]，晩発性でなくとも年齢が高くなると，強直発作後の自動症が次第に目立つようになる傾向がある[15]。徐波睡眠は強直発作を誘発し，持続の短い強直発作が睡眠中に繰り返し起こることがある。

　非定型欠神発作：開始・終了が明瞭でない意識減損発作。もともと知的障害が併存している児童が多いのでよく観察しないと見過ごしてしまうことも多い。患者の 2/3 に非定型欠神発作が持続する小発作重積状態が認められる。もともと生活能力の低い患者の日常生活能力がさらに低下するという形をとることが多いため，単なる不機嫌やわがままと間違われることも多い。発作中にしばしば認められる脱力やミオクローヌスなどの微細な運動徴候が鑑別点となる。

　転倒発作：脱力，きわめて短い強直，ミオクロニー脱力発作などいくつかの小運動発作が転倒を引き起こすが，臨床的な観察のみではその本態が判明しないことも多い。

【その他の臨床特徴】知的障害を大部分の症例に認める。

【脳波所見】覚醒時脳波は 1～2.5 c/s の両側性の遅棘徐波（☞ 第 3 章「脳波」p. 68）を示す。ただし棘波成分は棘波というよりも鋭波であることのほうが多い。若干非対称的であるほうが典型的であるが，一側に大きな病巣がない限り振幅の高い側は時間とともに変化する傾向がある。10 数秒～数十秒の棘徐波の群発は頻繁に観察され，脳波記録の半分以上を占めても臨床的には全く変化が認められないこともしばしばある。眠気は遅棘徐波を増加させるが，光刺激，過呼吸は影響を与えない。前頭部に最大振幅があることが多い。時に多焦点性の棘波を示す。睡眠時では棘波（鋭波）成分の増大が認められ，10 c/s 前後の棘波群発（☞ 第 3 章 p. 68）が観察される。発作

時脳波としては,非定型欠神発作に脳波上対応するのは遅棘徐波であるが,発作時と発作間欠時の区別は必ずしもはっきりしない。棘波群発,10～20 c/s の速波律動,脱同期が強直発作の発作時脳波である。

【家族歴】てんかんの家族歴は 3～30% と大きなばらつきがあるが,強直発作を呈さない患者をレンノックス症候群のなかに入れるかどうか[5]など症候群の定義にもよると考えられる。

【治療・予後】(☞ 第 1 章「てんかん学の基礎」p.12) 寛解率は 2 割以下。VPA,RFN,LTG,TPM などが処方の中心となる[11]。成書には時に CZP などのベンゾジアゼピン系の処方が推奨されているが[5],レンノックス症候群の多くではその効力は一時的で,眠気を増すことで発作を悪化させたり,睡眠中の頻回の強直発作を誘発しうると指摘されている[13]。例外的に CLB は転倒発作に有効な場合がある[7]。転倒発作を頻繁に起こす症例については脳梁離断術が転倒発作の抑制に役立つこともある[2,3]。迷走神経刺激が有効な場合もある[8]。

【亜型】
- **晩発性レンノックス症候群**:10 歳以降に発症するレンノックス症候群[4,10]。通常のレンノックス症候群と比較すると,知的障害は軽い症例が多く,α 波が保持されている症例が多い[16]。
- **特発性レンノックス症候群**:病巣がなく,強直発作を示さない症例をレンノックス症候群に入れるかどうかは議論が分かれる。

【鑑別診断】
- **ウェスト症候群**:年長になってもウェスト症候群の臨床脳波像が遷延するものがある。
- **ミオクロニー脱力てんかん**[9]:発症前に知的障害はないのが典型。強直発作は少なくとも日中には出現せず,ミオクロニー発作,ミオクロニー脱力発作,非定型欠神発作が小発作としては主体。てんかんの家族歴をもつ比率が比較的高い。定義によってレンノックス症候群との境界が変化する。
- **前頭葉てんかん(乳幼児)**:乳幼児期発症の前頭葉てんかんのなかには,強直の要素が前面に出ていて発作のみの観察からは全般性強直発作と区別のつきにくいものがある。発作脳波同時記録では,てんかん性速波が比較的長期間全般化する前に一部に局在化しているのが確認され

> **🖊 臨床メモ⓬**
>
> **レンノックス症候群の側頭部焦点**
>
> 　レンノックス症候群は一見側頭部焦点にみえる脳波を示す場合があり，時に脳波から**側頭葉てんかん**と誤診されることがある．特に思春期を過ぎたレンノックス症候群では，短い強直相よりも後続する自動症のほうが目立つ場合があるので，さらに側頭葉てんかんと混同される可能性は高くなる．しかし，脳波を全体として眺めると，一見側頭部焦点にみえる鋭波が，他の部位では両側に位相の逆転を示す全般波であることが確認できることがほとんどである．こういった場合には，側頭葉てんかんとの診断のもとにVPAを中止すると明瞭な遅棘徐波や棘波群発が出現し，発作が大幅に悪化することが多い．

る（図40 p.165参照）．

- **辺縁系前頭葉てんかん**：前頭葉内側面から帯状回，前頭眼窩野にかけての前頭葉辺縁系に由来する発作のなかには，両側性強直発作と転倒発作を呈し，レンノックス症候群との異同が問題となる症例が存在する．遅棘徐波は基本的には出現しない．
- **側頭葉てんかん**：← 臨床メモ12
- **ESES関連てんかん**[1]：ESESは時に強直発作を随伴することがあり，レンノックス症候群に似ることがある．ローランドてんかんの一部では，医原性に過剰の薬剤の投与によってレンノックス症候群様の脳波や臨床像を呈することがある．
- **ローランドてんかん，非定型良性部分てんかん**：CBZやLTGによってCSWSが誘発され，転倒発作が頻発することがあり，レンノックス症候群と誤解されることがある．

文献

1) Aicardi J, Chevrie JJ : Atypical benign partial epilepsy of childhood. Dev Med Child Neurol 24 : 281-292, 1982
2) Andermann F, Olivier A, Gotman J, et al : Callosotomy for the treatment of patients with intractable epilepsy and the Lennox-Gastaut syndrome. In : Niedermeyer E, et al (eds) : The Lennox-Gastaut Syndrome. pp 361-376, Alan R Liss, New York, 1988
3) 馬場啓至, 小野憲爾, 森 和夫, 他：脳梁前半部離断術の有効であったLennox-Gastaut症候群の1例. てんかん研究 8：54-60, 1990
4) Bauer G, Aichner F, Saltuari L : Epilepsies with diffuse slow spikes and waves of late onset. Eur Neurol 22 : 344-350, 1983

5) Beaumanoir A, Dravet C : The Lennox-Gastaut syndrome. In : Roger J, Bureau M, Dravet C, et al (eds) : Epileptic Syndromes in Infancy, Childhood and Adolescence, 2nd ed. pp 115-132, John Libbey & Company, London, 1992
6) Dravet C, Natale O, Maggauda A, et al : Les ètats de mal dans le syndrome de Lennox-Gastaut. EEG Neurophysiol Clin 15 : 361-368, 1985
7) Hancock EC, Cross JH : Treatment of Lennox-Gastaut syndrome. Cochrane Database Syst Rev CD003277, 2013
   doi : 10.1002/14651858. CD003277. pub3
8) Karceski S : Vagus nerve stimulation and Lennox-Gastaut syndrome : a review of the literature and data from the VNS patient registry. CNS Spectr 6 : 766-770, 2001
9) Kruse R : Das myoclonisch-astatische petit mal. Springer-Verlag, Berlin, 1968
10) Lipinski CG : Epilepsies with astatic seizures of late onset. Epilepsia 18 : 13-20, 1977
11) Montouris GD, Wheless JW, Glauser TA : The efficacy and tolerability of pharmacologic treatment options for Lennox-Gastaut syndrome. Epilepsia 55 (Suppl 4) : 10-20, 2014
12) Oka E, Ohtsuka Y, Yoshinaga H, et al : Prevalence of childhood epilepsy and distribution of epileptic syndromes : a population-based survey in Okayama, Japan. Epilepsia 47 : 626-630, 2006
13) 大田原俊輔，大塚頌子，岡 鎮次，他：Induced Microseizure に関する臨床的脳波学的研究．てんかん研究 1 : 51-60, 1983
14) Oller-Daurella L : Un type special de crises obervées dans le syndrome de Lennox-Gastaut d'apparition tardive. Rev Neurol 122 : 459-462, 1970
15) Stenzel E, Panteli C : Lennox-Gastaut syndrom des 2. Lebensjahrzehntes. In : Remschmidt H, Rentz R, Jungmann J (eds) : Epilepsie 1981. pp 99-107, Thieme, Stuttgart, 1983
16) 八木和一，森川建基，藤原建樹，他：成人 Lennox-Gastaut 症候群 70 例の臨床的研究．てんかん研究 1 : 23-30, 1983

3.1.C 早期ミオクロニー脳症[1~3]
(early myoclonic encephalopathy : EME)

易変性ミオクローヌス
群発・抑制交代
代謝性
予後不良

【頻度・性別】きわめて稀。男女はほぼ同数。

【発症年齢】出生直後から生後 2 か月まで。大部分が新生児期に発症。

【基本的臨床症状】中核的な発作症状は，顔や上肢，下肢の一部から他の部位に規則性もなく移動するピクつきであり，病側も容易に一側から別の側に移動するため易変性ミオクローヌスと呼ばれる。きわめて頻繁に起こりほとんど持続的になることも多い。両側同期性のミオクロニー発作が並存することもある。無呼吸・顔面紅潮などの自律神経発作，眼球共同偏倚といった焦点性発作も若干遅れてしばしば起こるようになる。軀幹の屈曲

からなる強直発作はさらに遅れて生後1か月くらいに出現ピークがある。てんかん性スパスムは稀で，ミオクローヌスが出現してから2〜4か月遅れて覚醒時を中心に出現する。

【背景疾患】 重篤例の多くは先天性の代謝疾患が原因であることが多く，病巣性の原因は少ない。したがってしばしば家族性に出現する。

【脳波所見】 発作間欠期は群発・抑制交代。生後3〜4か月でヒプスアリスミアが出現することもある。

【予後】 半数は数週間〜数か月以内に死亡。残りは重篤な精神運動発達の退行をきたす。

【鑑別診断】

- **ピリドキシン依存性てんかん**：ビタミン B_6 代謝異常が原因である場合はビタミン B_6 が著効する（→p. 181）
- **非ケトーシス高グリシン血症**：常染色体劣性遺伝疾患。髄液/血漿グリシン値が 0.09 以上（通常は 0.03 以下）[4]。

文献

1) Dalla Bernardina B, Dulac O, Fejerman N, et al : Early myoclonic encephalopathy (E. M. E. E.). Eur J Pediatr 140 : 248-252, 1983
2) Lombroso CT : Early myoclonic encephalopathy, early infantile epileptic encephalopathy, and benign and severe infantile myoclonic epilepsies : a critical review and personal contributions. J Clin Neuropsychol 7 : 380-408, 1990
3) Spreafico R, Angelini L, Binelli S : Burst suppression and impairment of neocortical ontogenesis : electroclinical and neuropathologic findings in two infants with early myoclonic encephalopathy. Epilepsia 34 : 800-808, 1993
4) 寺崎智行，伊豫田邦昭，山磨康子，他：Glycine encephalopathy の長期追跡的検討．脳と発達 20 : 15-22, 1988

3.1.D 大田原症候群[1]
(early infantile epileptic encephalopathy : EIEE)

群発・抑制交代
生後3か月以内
てんかん性スパスム

【頻度】 稀。

【性差】若干男児が多い。
【発症年齢】生後 3 か月以下。生後 10 日前後がピーク。
【発作症状】ウェスト症候群にみられるような短い強直性の攣縮が主要な発作。軀幹，頸部を屈曲させるものが多い。シリーズ形成をせず散発的に出現するのが典型的。睡眠時にも覚醒時にも発作は出現する。交代性一側性ないしは身体の一部のけいれん発作，全般性強直間代発作が 1/3 に認められる。発作頻度は 1 日に 100 回以上に及ぶ。
【その他の臨床的特徴】8～9 割で発症時にすでに画像所見上に目立った異常が認められる。ほぼ全例が重篤な知的障害を合併する。
【脳波所見】半周期的な群発・抑制交代の反復が脳波図を占有する(← 第 3 章「脳波」p. 75)。群発・抑制交代が覚醒時にも出現する点がウェスト症候群との相違点である。
【予後】半数が生後 2 年以内に死亡。生存しても大部分は寝たきりのままであり，重篤な知的障害が全例で認められる。発作予後としては，ウェスト症候群へと変化し，さらにレンノックス症候群になっていく群と，焦点性棘波を脳波上呈するようになり発作が消失する群とに大別される。
【治療】ACTH 療法が一部の症例で有効。抗てんかん薬はほとんど無効。片側巨脳症などでは手術療法が優先される。

文献
1) 大田原俊輔，石田喬士，岡 鍈次，他：特異な年齢依存性てんかん性脳症．The early-infantile epileptic encephalopathy with suppression-burst に関する研究．脳と発達 8：270-280, 1976

3.1.E　ミオクロニー欠神てんかん[1～4]

両側上肢を次第に挙上しつつ反復するミオクロニー発作
3 c/s 棘徐波

【頻度】きわめて稀。

【性差】7割が男児。

【発症年齢】平均7歳。生後1歳弱～12歳強まで分布。

【発作症状】肩・上肢を中心とした両側性のミオクロニー発作が反復しつつ次第に上肢がせり上がって行くのが特徴的。下肢にもミオクロニー発作は及ぶがふらつくだけで転倒することは稀。顔面のミオクロニー発作は比較的稀だが，出現する場合には眼瞼よりも顎と口角に出現する。意識の減損の度合いはまちまちで完全な意識喪失から，ミオクロニー発作を自ら覚えている場合までさまざまである。発作頻度は高く，連日起こり，持続も10秒～1分と定型欠神発作よりも長い。2～3割の症例で運動症状に非対称性があり，頭部・軀幹が一側に向反する。大発作はあってもその頻度は低い。

【その他の臨床的特徴】4割で発症前から知的障害が認められる。

【画像所見・背景疾患】画像では局在病変は認められないが，2割弱でびまん性で非特異的な変化が認められる。原因不明が多いが周産期脳障害を初めとして，アンゲルマン症候群，12pトリソミーなどさまざまな背景疾患が報告されている。

【脳波所見】基礎律動は正常。発作間欠期には全般性棘徐波は1/3でしか検出されない。発作時脳波は，3 c/s両側性対称性の棘徐波で小児欠神てんかんと一致する。発作中次第に増高して行く三角筋とその周囲の筋肉の筋電図上の放電が特徴的。

【家族歴】2割で家族歴が認められる。

【予後】4割でてんかん発作は消失。1割ではレンノックス症候群に移行。発症前に知的障害が認められなかった症例でもそのほぼ半数で経過とともに知的退行が出現し，最終的には7割の症例が知的障害を示す。

【治療】VPAとESMの組み合わせが第一選択。

文献

1) 藤本伸治，金山　学，石川達也，他：転倒を伴った乳児期発症ミオクロニー欠神てんかんの1例．てんかん研究 11：146-152, 1993
2) 池田浩子，藤原建樹，重松秀夫，他：ミオクロニー欠神てんかんの臨床症状と経過．脳と発達 43：14-18, 2011
3) 亀田桂司，若井周治，石川幸辰，他：クロナゼパムが著効を奏した epilepsy with myoclonic absences の1症例．脳と発達 21：289-293, 1989

4) Tassinari CA, Bureau M Thomas P : Epilepsy with myoclonic absences. In : Roger J, Bureau M, Dravet C, et al(eds) : Epileptic Syndromes in Infancy, Childhood and Adolescence, 2nd ed. pp 151-160, John Libbey, London, 1992

3.1′ 全般・焦点混合てんかん亜型

3.1′.A 遊走性焦点性発作を伴う乳児てんかん[1]
(epilepsy of infancy with migrating focal seizures)

【頻度・性差】きわめて稀。男女はほぼ同数。
【発症年齢】新生児期・乳児期発症で，生後1か月が発症のピーク。
【基本的臨床症状】発作症状は，無呼吸，チアノーゼ，発汗過多，流涎などの自律神経発作，眼球共同偏倚，頭部向反，一側四肢の硬直およびピクつきなどの運動症状がさまざまの組み合わせで出現し，しばしば二次性全般化を起こす。急速に悪化し，断続的に発作が出現する状態となる。発症前の発達は基本的には異常なし。てんかん性スパスムは出現しない。基本的には特発性。
【脳波所見】1回の発作の間に焦点が起始側から反対側に移動する焦点発作が診断の必要条件である。当初は徐波のみ。急速に多焦点性の棘波がさかんに出現するようになる。
【予後】発症前は異常なく発達していた者が，発作後重篤な精神運動発達の退行をきたし，四肢麻痺，アテトーシスが出現する。1年以内に死亡することも稀ではない。

文献
1) Coppola G, Plouin P, Chiron C, et al : Migrating partial seizures in infancy : a malignant disorder with developmental arrest. Epilepsia 36 : 1017-1024, 1995

3.1′.B 非進行性疾患のミオクロニー脳症[1~3]
(アルゲルマン症候群を含む)

【頻度・性差】重症小児てんかんの1%。女児が男児の2倍。

【発症年齢】新生児期・乳児期発症で，生後 1 か月が発症のピーク。

【発作症状】ミオクローヌスの要素が目立つ非定型欠神発作が主要な発作型。病側・部位を変える易変性ミオクローヌスが，非定型欠神発作が始まると両側性・同期性となる傾向がある。両側・同期性のミオクロニー発作が出現する前に易変性ミオクローヌスが先行することもある。驚くと突然全身の力が抜けるびっくり発作が起こることがあり，びっくり発作を起こした後では長時間，陽性・陰性のミオクロニー発作が後続する。強直発作は出現しない。

【基本的臨床症状】アンゲルマン症候群が 5 割，周産期脳障害，脳先天奇形が 2 割。

【背景疾患】発症前から精神運動発達の遅延および不随意運動があることが多い。

【脳波所見】背景波は 3～6 Hz の頭頂・後頭部優位の全般性あるいは局在性の徐波[4]。極期には遅棘徐波を示すが，アンゲルマン症候群の場合，最初は高振幅徐波の群発から始まる。

【予後・治療】発作は思春期を過ぎると軽症化するが，重い知的障害を残す。VPA，ESM は適応。CBZ，PHT は投薬を避ける。

【亜型】
- **アンゲルマン症候群型**：非定型欠神発作重積状態，ミオクロニー発作重積状態が散発的に出現するのが主要な発作で，脱力発作がそれに加わる（☛ 第 7 章「遺伝」p. 348 参照）。
- **その他**：脱力発作が目立ち運動不能となる発作が出現する場合がある。全員女性。

【鑑別診断】
- **進行性ミオクローヌスてんかん**：非定型欠神発作重積状態が出現するのは典型ではない。
- **知的障害を伴う脳性麻痺**：非定型欠神発作重積状態で鑑別する。重篤な知的障害が先行しているので，非定型欠神発作による認知機能の低下が容易に見落とされる。

文献

1) Guerrini R, Carrozzo R, Rinaldi R, et al : Angelman syndrome : etiology, clinical features, diagnosis, and management of symptoms. Paediatr Drugs 5 : 647-661, 2003
2) Matsumoto A, Kumagai T, Miura K, et al : Epilepsy in Angelman syndrome associated with chromosome 15q deletion. Epilepsia 33 : 1085-1090, 1992
3) Panayiotopoulos CP : Myoclonic encephalopathy in non-progressive disorders. In : A clinical guide to epileptic syndromes and their treatment, 2nd ed. pp 313-315, Springer, London, 2010
4) 須貝研司：非進行性疾患のミオクロニー脳症. In：兼本浩祐，丸 栄一，小国弘量，他（編）：臨床てんかん学. pp 394-396, 医学書院, 東京, 2015

3.1′.C 環状20番染色体

連日，小運動発作を伴う小発作重積状態が連発するのが特徴。ミオクロニー発作重積状態を呈する場合もある。本章8.4.G（☞p.255）を参照。

3.1′.D 視床下部過誤腫による笑い発作[1〜3]

頻回の意識下での笑い発作
思春期早発症
視床下部過誤腫

【頻度・性差】てんかんの1,000人に1人。男児が女児の2倍。
【発症年齢】新生児から乳幼児期。2〜3歳がピーク。
【主要な発作症状】数秒〜数十秒程度の短い笑い発作が1日に何回も起こる。状況とは全く関係なく出現し，主観的な可笑しさは伴わずに出現する。大声で笑う場合もあれば微笑むのみで終わる場合もある。1割程度で泣く場合もある。笑いが長くなると焦点性意識減損発作に移行する場合もある。1/3で顔面蒼白や失禁などの自律神経症状を伴う。発症から数年遅れてレンノックス症候群様の症状が出現。次第に精神発達の遅延が目立つようになる。視床の下部に垂れさがる傍視床下部型は過誤腫が小さく思春期早発症と関連が深いのに対して，視床内型は過誤腫が大きくてんかん発作を引き起こしやすい。両者の性質を併せもった混合型の頻度が高い。
【その他の随伴症状】思春期早発症が6割でみられる。

【亜型】
- **パリスター・ホール症候群**(Pallister-Hall syndrome)：*GLI3*遺伝子による常染色体優性遺伝。笑い発作と思春期早発症を示すが発症年齢が視床下部過誤腫よりも遅く，薬物療法への反応はより良好である。

【原因】視床下部過誤腫そのものが発作の原因である。

【治療・予後】部位的に手術の手技の難易度は高いが，できるだけ早期にできるだけ完全に取り除くことが推奨される。完全に取り除けば二次的な精神発達の遅延も起こらない。定位温熱手術が適応となる。

【鑑別診断】
- **側頭葉てんかん，前頭葉てんかんによる笑い発作**：視床下部過誤腫の笑い発作は，回数の多さ，感情が伴わない，意識保持下で起こる，笑い発作が当初は単独で出現するといった諸点から鑑別は比較的容易である。

文献

1) Deonna T, Ziegler AL : Hypothalamic hamartoma, precocious puberty and gelastic seizures : a special mode of 'epileptic developmental disorder. Epileptic Disord 2 : 33-37, 2000
2) Kameyama S, Murakami, H, Masuda H, et al : Minimally Invasive magnetic resonance Imaging-guided stereotactic radiofrequency thermocoagulation for epileptogenic hypothalamic hamartomas. Neurosurgery 65 : 438-449, 2009
3) Striano S, Striano P, Coppola A, et al : The syndrome gelastic seizures-hypothalamic hamartoma : severe, potentially reversible encephalopathy. Epilepsia 50 (Suppl 5) : 62-65, 2009

3.1'.E ピリドキシン依存性てんかん[1,5]

ピリドキシン
ピリドキサール
半側間代けいれん重積
新生児～乳児期発症

【頻度】出生2,000人に1人[2]。

【臨床症状】生後数週～数か月以内に抗てんかん薬で抑制できない発作重

積を繰り返し起こし，これがビタミン B_6 の大量投与によって消失するのが特徴。重積は半側間代けいれんの形をとることが多い。孤発発作としては，焦点性発作，脱力発作，ミオクロニー発作に加え，てんかん性スパスムも出現しうる。大田原症候群の形をとることもある。発作に先行して，啼泣，嘔吐，吸啜反射が弱いなどの脳症の症状が先行することがある。出生時に周産期脳障害を疑われることもあるが，胃腸炎などに伴ってビタミン B_6 の不足が顕在化して発症する場合もある。稀に1歳以降3歳くらいまで発症が遅れることもある。

【検査】画像所見では脳梁の萎縮，大槽の開大が認められる。血液・髄液中のピペコリン酸が上昇している。αアミノアジピン酸セミアルデヒド（α-AASA）検出が，疾患特異的。脳波ではてんかんに特異的な脳波異常が出現するが特徴的なものはない。

【遺伝子】ALDH7A1 遺伝子に変異。常染色体劣勢遺伝。家族に重積後の死亡事例がある場合，本疾患の可能性が高まる。

【治療・診断】重積状態の場合，まず 100 mg のビタミン B_6 の静注を行い，反応がなければ 500 mg まで増量する。反応がある場合，通常は数分で反応するが，数時間効果が遅れて発現することもある。抗てんかん薬抵抗性の孤発発作を頻回に起こしている場合，30 mg/kg/日でビタミン B_6 を投与する。1週間以内には発作は出現しなくなり，他の抗てんかん薬の投与が不要になるのが典型的である。ビタミン B_6 投与後，呼吸循環不全をきたす場合があるので，それに対する準備を行った上で投与を行う。本疾患が胎児において疑われる場合，50～100 mg の本剤を妊婦に服用させることで，予防ができる可能性がある。例外的には，ビタミン B_6 への反応性が次第に減弱したり，逆に当初反応しなかったものが数か月遅れで反応するようになったり，半年以上も投与を中止しても症状が再燃しない例なども存在する。

【後遺症・合併症】知的障害（脳症）を合併することが多い。

【予後】早期発症ほど知的障害は重症の傾向。発作の抑制に抗てんかん薬の併用を要する例では知的障害が重い傾向がある。

【異型】
- **フォリン酸依存性てんかん**[3]：遺伝子変異はピリドキシン依存性てんかんと同一だが，ピリドキシンではなく，フォリン酸にしか反応しな

い新生児てんかん。
- **ピリドキサール依存性てんかん**[4]：ピリドキシンではなく，ピリドキサールに主に反応する新生児てんかん。*PNPO*遺伝子の変異が認められている。

文献
1) Basura GJ, Hagland SP, Wiltse AM, et al : Clinical features and the management of pyridoxine-dependent and pyridoxine-responsive seizures : review of 63 North American cases submitted to a patient registry. Eur J Pediatr 168 : 697-704, 2009
2) Ebinger M, Schultze C, König S : Demographics and diagnosis of pyridoxine-dependent seizures. J Pediatr 134 : 795-796, 1999
3) Gallagher RC, Van Hove JL, Scharer G, et al : Folinic acid-responsive seizures are identical to pyridoxine-dependent epilepsy. Ann Neurol 65 : 550-556, 2009
4) Guerin A, Aziz AS, Mutch C, et al : Pyridox(am)ine-5-phosphate oxidase deficiency treatable cause of neonatal epileptic encephalopathy with burst suppression : case report and review of the literature. J Child Neurol 30 : 1218-1225, 2015
5) Ohtsuka Y, Hattori J, Ishida T, et al : Long-term follow-up of an individual with vitamin B6-dependent seizures. Dev Med Child Neurol 41 : 203-206, 1999

3.1'.F ドラベ症候群

乳児期発症
初期脳波所見には高振幅徐波化のみ
初期半側・全般間代けいれん
ミオクロニー発作続発
体温上昇で誘発

　熱性けいれん，熱性けいれんプラス，ドラベ症候群は，メンデル型の遺伝を示すチャンネル病であり，図41に提示したように，熱性けいれんスペクトラムを形成している[13]。ドラベ症候群の一部は，熱性けいれんプラスと同一の遺伝子がより重度に障害されていると考えることもできる（←表41 p.343）。従来は，乳児重症ミオクロニーてんかん（SME）と呼ばれていた。

【頻度】3歳以前に発症する小児てんかんの6～7%[3]。

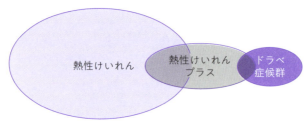

図41　熱性けいれんスペクトラム

【性差】若干男児が多い。
【家族歴】2～3割に熱性けいれんないしはてんかんの家族歴が認められる[3]。
【発症年齢】1歳未満で発症し，生後5～6か月に発症のピーク[1,3]。
【発作症状】
　大発作：初回発作は半側(交代性)ないしは両側の間代を主体とする熱性けいれんであるのが最も典型的[11]。こうした熱性けいれんが1～2か月の短い間隔で反復し[3,8]，次第に無熱性けいれんが起こるようになる。1/4の症例で無熱性けいれんが初回発作であるが，その場合でも熱性けいれんは必発である。入浴が発作を誘発することも多い。
　ミオクロニー発作：多くの症例では1～2歳で(すべての症例で遅くとも4歳までに)ミオクロニー発作が続発する[1,3,11]。ミオクロニー発作は格子模様，閉眼，採光の変化などによって誘発されることもあり[11]，また，全般性であったり分節性であったりとまちまちである。発作の最中も意識は保持されている。
　その他の発作：比較的稀ではあるが，環界に対する反応が消失し，時に身体の一部に微細なミオクローヌスを伴い，全身の筋緊張が若干増大する「obtunded state」が数時間以上続くことがある。チアノーゼなど顕著な自律神経症状を伴う焦点性意識減損発作，多彩なミオクローヌスを随伴する欠神発作が4～6割で出現する。1歳までの経過からのスクリーニングテストが開発されている[6]。
【その他の臨床症状】発作が出現する以前には精神運動発達の遅延は認められない。ミオクロニー発作の出現と同期して精神運動発達の遅延が出現してくる。最盛時には運動失調が多数の症例でみられる。画像診断的には特記すべき所見はないことが多く，あってもびまん性の萎縮を示すにすぎ

ない。10歳を過ぎると運動失調症状は消失する。最終的にはすべての症例が知的機能低下をきたすが，その程度は2〜6歳の間にどれだけ知的機能が低下したかによって決定される。6歳以降は知的機能のそれ以上の低下は起こらない[3]。

【脳波所見】 発症時には背景波の高振幅徐波化と光過敏性，図形過敏性はあるが特記すべきてんかんに特異的な脳波異常は認められない[11]。全般性ミオクロニー発作には棘徐波ないし多棘徐波が対応するが，非てんかん性の分節性ミオクローヌスも併発する。最終的には焦点性の異常も加わってくる。

【予後】 発作は思春期までは非常に活発でまた難治。死亡率も高く，重積状態で死亡する率は2割弱にも及ぶ[7]。思春期の到来とともに発作は夜間睡眠時を主体とするようになり軽症化するが，精神発達の遅滞，姿勢の異常などを残す。

【治療】 VPA，PB，LEV，TPM，ZNS，臭化ナトリウムなどをさまざまの組み合わせで用いるが，一定の効果はあるものの，発作の満足な抑制に容易には至らない。PHT，CBZ，LTGは不随意運動を生じやすいこともあり，基本的には使用を控える。発作重積状態の予防が最大の治療目的であり，このため感染の予防や早期の解熱も重要である。スチリペントールを軸としてVPA，CLBを併用する。

【遺伝子異常】 電位依存性ナトリウムイオンチャネル α1 サブユニット遺伝子 *SCN1A* の変異が7〜8割あり[2]，その他に $GABA_A$ 受容体の γ2 サブユニット遺伝子 *GABRG2* の変異[5]も報告されている。*SCN1A* の変異は，ナトリウムイオンの流入増大と関連し中枢神経系の興奮性を高めるのに対して，変異 *GABRG2* は，塩素イオンの流入を減少させ，GABA系の障害が生じ，その結果，中枢神経系の過興奮性につながると想定されている。熱性けいれんプラスの遺伝子変異と同一の遺伝子が変異している（☛熱性けいれんプラス）。ドラベ症候群類似の発作を示す症例の中には *PCDH19* に原因があるものが *SCN1A* の変異に次いで多く女性例の1/4を占めるとの報告もある[4]（☛第7章 p.349）。

3.1'.G 熱性けいれんプラス (FS+)[12, 14]
(generalized epilepsy with febrile seizures plus : GEFS+)

【頻度】熱性けいれん児童の 0.6%，てんかん児童の 1.7% に認められるとの報告もある[10]。

【家族歴】常染色体優性遺伝。家系のなかで3割ほどが熱性けいれんないしはそれ以外のてんかん発作を発現する。浸透率は6割程度。

【発症年齢・発作型】熱性けいれん，熱性けいれんプラス，その他の発作型を示す群が同一家系に混在する。家系内に2人以上が罹患し無熱性の発作が併存する場合，熱性けいれんプラスを伴う素因性てんかんと別途呼ぶこともある。

- **熱性けいれんプラス**：6歳以降も熱性けいれんが持続するか，無熱性けいれんを併発する。平均すると発作は11歳頃には自然消滅することが多い。家系の中の6%程度。
- **ミオクロニー脱力てんかん**：重症型では，熱性けいれんプラスに加え，ミオクロニー発作，欠神発作，ミオクロニー脱力発作などを伴い，ミオクロニー脱力てんかんを呈する。家系のなかでほぼ3%。
- **その他**：欠神発作，ミオクロニー発作などに加え，ごく一部で焦点性意識減損発作も出現することがある。家系のなかの3%程度。ただし，小児欠神てんかん，覚醒時大発作てんかんなどの特発性全般てんかん群の出現を強調する報告もある[10]。

【遺伝子】興奮性の亢進を促す電位依存性ナトリウムイオンチャンネルの障害をきたす遺伝子変異が最初にみつかって以降[15]，電位依存性ナトリウムイオンチャンネルの遺伝子変異が3種類 (*SCN1B*, *SCN1A*, *SCN2A*) みつかり，さらに GABA 系が障害され興奮性が高まる塩素イオンチャンネルの障害をきたす遺伝子変異が1種類みつかっている (*GABRG2*)[9]。

【鑑別診断】熱性けいれんとの鑑別診断が最も重要であるが，1歳未満の患者で持続の長い熱性けいれんが繰り返し出現している場合には，ドラベ症候群を考慮に入れる必要が出てくる。

文献

1) Aicardi J, Levy-Gomes A : The myoclonic epilepsies of childhood. Clev Clin J Med 56 : 534-539, 1989
2) Claes L, Del-Favero J, Ceulemans B, et al : De novo mutations in the sodium-channel gene SCN1A cause severe myoclonic epilepsy of infancy. Am J Hum Genet 68 : 1327-1332, 2001
3) Dalla-Bernardina B, Capovilla G, Gattoni MB, et al : Epilepsie myoclonique grave de la premiere anee. Rev EEG Neurophysiol 12 : 21-25, 1982
4) Duszyc K, Terczynska I, Hoffman-Zacharska D : Epilepsy and mental retardation restricted to females : X-linked epileptic infantile encephalopathy of unusual inheritance. J Appl Genet 56 : 49-56, 2015
5) Harkin LA, Bowser DN, Dibbens LM, et al : Truncation of the GABA(A)-receptor γ2 subunit in a family with generalized epilepsy with febrile seizure plus. Am J Hum Genet 70 : 530-536, 2002
6) Hattori J, Ouchida M, Ono J, et al : A screening test for the prediction of Dravet syndrome before one year of age. Epilepsia 49 : 626-633, 2008
7) 林 北見, 鈴木典子, 宮本晶恵, 他：乳児重症ミオクロニーてんかん死亡例の臨床的検討. てんかん研究 11 : 205-210, 1993
8) 金澤 治：Severe Myoclonic Epilepsy in Infancy の中核および周辺群における臨床的特徴. てんかん研究 9 : 1-13, 1991
9) 兼子 直, 岡田元宏, 和田一丸, 他：てんかんの遺伝学. Molecular Medicine 40 : 296-306, 2003
10) 松沢純子, 小西 徹, 本郷和久：熱性けいれんプラスを持つ全般てんかん家系について. 小児科臨床 53 : 163-167, 2000
11) 荻野竜也：Severe Myoclonic Epilepsy in Infancy に関する臨床的脳波学的研究. てんかん研究 4 : 114-126, 1986
12) Scheffer IE, Berkovic SF : Generalized epilepsy with febrile seizures plus ; A genetic disorder with heterogeneous clinical phenotypes. Brain 120 : 479-490, 1997
13) Singh R, Andermann E, Whitehouse WP, et al : Severe myoclonic epilepsy of infancy : Extended spectrum of GEFS+? Epilepsia 42 : 837-844, 2001
14) Singh R, Scheffer IE, Crossland K, et al : Generalized epilepsy with febrile seizures plus ; A common childhood-onset genetic epilepsy syndrome. Ann Neurol 45 : 75-81, 1999
15) Wallace RH, Wang DW, Singh R, et al : Febrile seizures and generalized epilepsy associated with a mutation in the Na$^+$-channel β1 subunit gene SCN1B. Nat Genet 19 : 366-370, 1998

4 年齢非依存性焦点性てんかん群

　年齢非依存性焦点性てんかん群は，第1章「てんかん学の基礎」でも触れたように，大脳辺縁系と新皮質系に大別することができる．辺縁系焦点性てんかんの臨床的特徴は，焦点性意識減損発作の存在，精神症状の出やすさ，比較的難治という3点である．表20に自験例での寛解率を示したが，大脳辺縁系焦点性てんかんは新皮質系よりも寛解率は低い．

　年齢非依存性焦点性てんかん群の発作症状の多くは脳の局在性を示すよ

表 20 年齢非依存性焦点性てんかん群の寛解率

てんかん類型	完全寛解率
ジャクソン発作関連てんかん	35%
後頭葉てんかん	33%
新皮質系前頭葉てんかん	50%
補足運動野関連てんかん	13%
・側頭葉てんかん	28%
・辺縁系前頭葉てんかん	29%

1993年の国立療養所宇多野病院関西てんかんセンター外来通院患者(1,601人)
・が大脳辺縁系

い指標となる(表 21)。原則的には，大脳辺縁系由来の前兆はどの脳葉に由来するかという局在性については高い局在価値を有するが，左か右かという側性に関しては示唆するところが少ないのに対して(例えば，フラッシュバック，既知感，異臭など)，新皮質系の単純部分発作の多くは側性がはっきりしている場合が多い(例えば，左視野の赤い火の球は右後頭葉，失語発作は優位半球など)。

分類については，感覚性ジャクソン発作と運動性ジャクソン発作はジャクソン発作関連てんかんとして総括して取り扱い，それぞれ頭頂葉てんかんと前頭葉てんかんから独立させた。機能的には両者のまとまりが強く，それに対して例えば運動性ジャクソン発作と辺縁系前頭葉てんかんを同じグループに所属させる意味はないと考えたからである。

治療に関しては，基本的には第 2 章「治療」B(p.37)に準ずる。図 42 に愛知医科大学の自験例における各症候群の比率を示した。

4.1　辺縁系年齢非依存性焦点性てんかん

図 43 はマックリーンの解剖図譜からの参照図である。マックリーンは脳を発達的に古い層から，脳幹，大脳辺縁系，大脳新皮質の 3 層構造にみたて，それぞれを爬虫類脳，哺乳類脳，ヒトを特徴づける脳とした。古い層が関与するほど，てんかんも難治で中枢神経系の合併症が生じやすいことを図 43 は示している。脳波の父，ギッブスは，シルヴィウス溝は神経内科と精神科を隔てる溝であるという有名な警句を残しているが，新皮

表21 発作症状による局在診断(黒い字で示したものはすべて意識保持下)

発作症状	局在
他の前兆を伴わない強直性頭部向反発作	新皮質系前頭葉
失語発作	新皮質系前頭葉 新皮質系側頭葉
耳鳴り(要素性幻聴)	新皮質系側頭葉(ヘッシェル回)
思考の集簇(強制思考)	新皮質系前頭葉(前頭前野)
一側性の上肢ないしは上下肢の強直	補足運動野
姿勢発作	補足運動野
動作・発語停止	補足運動野
語間代	補足運動野
突然の激しい運動,短時間の持続,頻回の発作,回復速い,時に睡眠中に集積	辺縁系前頭葉
一側性のマーチを伴うピクつき,異常感覚 身体図式の障害	前中心回・後中心回[*1] 後中心回[*1] 頭頂葉
体軸に沿った両側性異常感覚[*2]	大脳辺縁系
異臭	辺縁系側頭葉
既知感,未知感	辺縁系側頭葉
恐怖	扁桃核
体外離脱体験	扁桃核
フラッシュバック	辺縁系側頭葉
実体的意識性(不安,恐怖)	辺縁系側頭葉
複合幻視	辺縁系側頭葉
複合幻聴(音楽)	辺縁系側頭葉
凝視・動作停止 → 口部自動症 → 発作後もうろう状態の三相を示す	辺縁系側頭葉
めまい	頭頂葉 新皮質系側頭葉(上側頭回後部)
要素性幻視,同名半盲,皮質盲	後頭葉

[*1] 後中心回は頭頂葉から,前中心回は前頭葉とは別に取り扱っている
[*2] 上腹部不快感,頭部不快感(cephalic sensation),両側上半身の冷感などはすべてここに含む

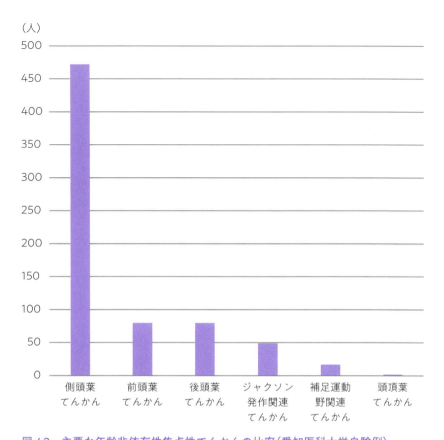

図42　主要な年齢非依存性焦点性てんかんの比率（愛知医科大学自験例）
2017年までの年齢非依存性焦点性てんかん初診自験例1,653人中初診の時点で症候群診断が可能であったものの比率。前頭葉てんかんの中には補足運動野関連てんかんは入っていない。純粋な感覚性ジャクソン発作は9人であったが，これは頭頂葉てんかんではなく，ジャクソン発作関連てんかんに入れた。病巣性のものが極端に少ない当科のバイアスが比率に影響していると考えられる。

質系焦点性てんかんと辺縁系焦点性てんかんを比較すると，前者は比較的薬物療法が奏効しやすく精神科的な合併症が相対的に少ないのに対して，後者はそれよりは難治化する比率が高く精神科的合併症が生じやすいことをこの警句は見事に表現している（☞図37 p.144も参照）。

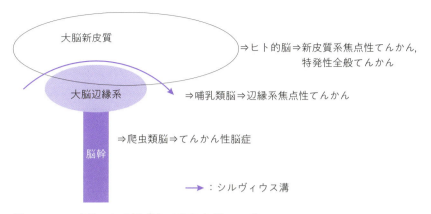

図 43　マックリーンの図式とてんかんグループ
色が濃いほど発達的に古い層であることを示す。

4.1.A　側頭葉てんかん[32]（● 事例 26）
（海馬硬化を伴う側頭葉てんかん，家族性側頭葉てんかんを含む）

凝視から口部自動症
発作後もうろう状態
上腹部不快感，既知感
前側頭部棘波

【頻度】施設によって差はあるが，外来通院てんかん患者の 2～3 割は側頭葉てんかんによって占められる[8, 14, 18, 21, 33]。内側型が 9 割で外側型が 1 割である[5]。

【発作症状】側頭葉てんかんの前兆として最も頻度が高いのは込み上げてくる上腹部不快感である。小児においてはこの前兆は腹痛と感じられることがある。次いで頻度が高いのは既知感や未知感であり，以前も今と同じ場面を体験したことがある，急に夢の中にいるような感じになるといった環界に対する親近感の変容をその内容とする。既知感の発現には，海馬，扁桃核といった側頭葉内側面の放電に加えて，側頭葉外側の新皮質の巻き込みが必要とされる[3, 19, 26～28]。過去の場面の再現もこの種の前兆に含まれる。実体的意識性（誰もいないのに誰かが近くにいるのをありありと感じる恐怖）を典型とする不安発作も高頻度で訴えられ，扁桃核と強い関連がある。不安発作が何度も繰り返し起こると，耐えがたい苦痛を発作間欠期にも訴え，

事例 26

手術によって発作後精神病と新興宗教への信心が消失した側頭葉てんかん

31歳主婦。3歳5か月で，発熱時半時間続く右一側間代けいれんがあり，その後右上肢の一過性の麻痺が見出された。12歳時，体が硬直し意識が消失する発作で初発。13歳時には，自分の番でないのに試験の答案を取りに行き，自分にはその覚えがないという症状があった。15歳頃から既知感と誰かに襲われるような不気味な感じからなる前兆を自覚するようになり，17歳頃からCBZをはじめとしてさまざまな薬を服用したが発作は抑制されなかった。

26歳頃から新興宗教を熱心に信心するようになり，薬は毒だからやめるように言われて30歳時には自己断薬。大発作の群発をきたし，その後，「世界の動きが私には全部わかる」，「血液が回っていて，温かいものと冷たいものがあり，それが心臓にきたときに私は死んでしまう」，「世界の中心が回っていて，私の歯も回っていて，入れ歯に自分の神経が通っているのがわかり，世の中の動きがわかる，これで2,000年後のことがわかるのですか」といった支離滅裂な言葉を興奮して喋り続ける症状が1週間続いた。自分の身体感覚から世界の動きが理解できるという誇大的な実感とそれが死につながる感じ，また，一種の恍惚感と不安感が交錯するこういった状態は発作群発後3回観察されている。

MRIでは左海馬の萎縮，深部脳波でも左海馬の発作起源を示していたため，左前側頭部切除術を施行した。以降15年間，発作・精神症状とも全く認めず，新興宗教は脱会し，術前は近くのスーパーまで1人で買い物に行くのも困難な状態であったのが，今は家事をこなした上でスクーターで実家の商売の手伝いをしている。

（側頭葉てんかん）

文献
兼本浩祐，河合逸雄：前兆として「環界との過剰な相即体験（Weizsäcker）」と発作後に躁状態を示した1症例．てんかん研究 12：28-33, 1994

発作時と発作間欠期の区別がつかなくなることも少なくない。臭いも，頻度はそれほど高くはないが，側頭葉てんかんにかなり特異的な前兆で脳腫瘍が背景にある確率が相対的に高い。

側頭葉てんかんの焦点性意識減損発作は，1点を凝視し動作が停止し，口部自動症や言語自動症などの発作時自動症が出現する比較的動きに乏しい時期と，発作が終了した後，キョロキョロと周りを見回し歩き回ったり，服を脱ぐなどの大きな動作が目立つ発作後もうろう状態の時期がある[15,16]。側性化徴候としては，視床手に似たジストニー姿位[20]が一側に出現すれば対側に，反復型言語自動症があれば劣位半球に，前兆や発作後に

表22 内側型 vs. 外側型側頭葉てんかん[5, 25]

	内側型（9割）	外側型（1割）
発症年齢	学童期～思春期がピーク	思春期以降が多い
IPIs*	幼児期までに先行	IPIs が先行しない
前兆	上腹部不快感が突出 恐怖感・親近性の変容が続く	要素性幻聴, 失語
両側性強直間代発作	相対的に少ない	相対的に多い
発作の持続時間	相対的に長い	相対的に短い
頭皮上発作間欠期脳波	前側頭部棘波・鋭波	中・後側頭部棘波・鋭波 発作時律動波が遅い帯域を示す[10, 11]
脳磁図[34]	補足的	検出率高く場合によって診断的[34]

*IPIs : Initial precipitating incidents（5歳までの重症熱性けいれん, 低酸素血症, 脳炎, 頭部外傷）

おいて言語障害があれば優位半球に発作起始側が予測される[13]。また、両側性強直間代発作に進展する前の発作開始直後に強制的で持続する頭部の向反が起こる場合は頭部の向きと反対側に，発作後に鼻ぬぐいをするときには同側に，さらに嘔吐をする場合には劣位半球にそれぞれ病側が予想される[22]。内側型と外側型の症候および脳波上の違いについては表22に提示した。内側型では意識減損が応答性という意味では目立たず，短時間の前向性健忘のみを呈するものもある。

【HHE（hemiconvulsion, hemiplegia, epilepsy）症候群】[17] 一側優位の熱性けいれんの後、一過性の麻痺が観察されるのをHH症候群と言う。HH症候群が起こってから数年～10数年して側頭葉てんかんが続発することがある。これをHHE症候群と言う。このような側頭葉てんかんは海馬硬化を示し，上腹部不快感が前兆として目立つ内側型側頭葉てんかんであることが多い[12]。HH症候群を既往歴にもつ側頭葉てんかんでは，麻痺側の反対側の病巣が予想され，難治の場合には手術のよい適応になる。

【精神病症状】発症後10年前後で交代性精神病[7]や発作後精神病[23]の出現をみる症例が5～10%程度ある。交代性精神病では被害・関係妄想に加え，思考伝播，注釈幻聴，妄想知覚といった統合失調症様の幻覚・妄想状態がしばしば訴えられる。慢性の精神病状態となる症例もある[31]。これと

> **🔖 臨床メモ⓭**
>
> **過剰連結症候群**
>
> 　ベアらは，側頭葉てんかんの性格変化の特徴を，衒学性，宗教性，過剰書字，攻撃性，性欲低下などとしてとらえ，これをクリューヴァ・ビューシー症候群の裏返しとして理解した．すなわち，この理論によれば，側頭葉てんかんの一部の人たちに生ずる性格変化は，反復する大脳辺縁系の放電の結果，外界の刺激と情動反応が過剰に連結されるために出現したものということになる．モレルの仮面てんかんを，ゲシュビントの離断症候群を用いて現代的に焼き直した理論と考えるとわかりやすい．
>
> **文献**
> Bear DM : Temporal lobe epilepsy--a syndrome of sensory-limbic hyperconnection. Cortex 15 : 357-384, 1979

は対照的に，発作群発後には1〜2日の清明期の後に躁的気分変調を背景として自身の身体と環界との融合といった神秘体験からなる特異な精神病状態が出現することがある．性格変化については臨床メモ13を参照．

【脳波所見】 前側頭部に棘波・鋭波が出現するのが典型（☞第3章「脳波」p.72）。時に側頭部に間欠性律動性の徐波（temporal intermittent delta activity）が出現することがあり，側頭葉てんかんとの関連が示唆されている[9]。発作時頭皮上脳波では脳波変化の開始時から30秒以内に律動的θ波が病側の前側頭部を中心に出現するのが典型である[29]。側頭葉てんかんであっても発作時，病側の前頭極にてんかんに特異的な脳波異常が先行する例があることも知られている[24]。

【画像検査】 発作間欠期SPECTでは時に病側の反対側に血流低下がみられることがあるので注意を要する．

【予後・治療】 発症後2年以内では寛解率は他のてんかん類型とそれほど変わらないが，適切な治療を受けた上で発症後2年以上を経た症例においてはその寛解率は2割を切る．副作用の観点からはLCM，LEVが，精神科的側面を重視すればLTGが選択される．これに加えてCBZも無効であった場合，難治の可能性が高い．TPMを併用する場合は抑うつ状態を，ZNSは関係念慮などの精神症状をあらかじめ投与前に情報提供しておく（☞第2章「治療」B p.42, 43）．難治と考えた場合，迷走神経刺激（第2章 p.56）ないしはてんかん外科手術の可能性を考慮する（☞事例26 p.192および第9章「診療アラカルト」p.384）．

> **臨床メモ⓮**
>
> **てんかん外科を難しくするハブてんかん？**
>
> 　後部帯状回[1]，頭頂葉[2]，島回[3]は，それ自体の症状ではなくて，広範なその他の部位との連結と素早い伝播から，偽側頭葉てんかんや偽過運動発作といった，別の脳の部位の症状で発現することが多い。これは手術適応になったときに，手術の成績を悪化させ切除すべき部位を誤らせる大きな原因の1つとなる。こうした部位は言わば大脳の交通路が交わる交通の要所のようになっていて，ハブ空港のようにさまざまのモダリティの機能がここを巻き込んで発現しているとも言える。
>
> **文献**
> 1) Enatsu R, Bulacio J, Nair DR, et al : Posterior cingulate epilepsy : clinical and neurophysiological analysis. J Neurol Neurosurg Psychiatry 85 : 44-50, 2014
> 2) Ristić AJ, Alexopoulos AV, So N, et al : Parietal lobe epilepsy : the great imitator among focal epilepsies. Epileptic Disord 14 : 22-31, 2012
> 3) Ryvlin P : Avoid falling into the depths of the insular trap. Epileptic Disord : S37-S56, 2006

【亜型】

- **海馬硬化を伴う側頭葉てんかん**[35]：亜型というよりは側頭葉てんかんの中核群。HHE症候群の項目参照（☞p.193）。学童期か思春期に発症のピークがある。重症熱性けいれんを筆頭として低酸素脳症，脳炎，頭部外傷などが5歳までに起こっていることが多い。頻度が高く，海馬にMRIで硬化像が認められることが多い。時に病側の側頭葉全体の萎縮を伴うこともある。最初は薬剤に反応したかにみえ何年かの間隔をおいて再発し，薬剤抵抗性となる二峰性をとることが少なくない。てんかん外科手術の最もよい適応の1つである（☞p.57, 384）。

- **扁桃核腫大を伴う側頭葉てんかん**[4]：30代以降に発症し，焦点性意識減損発作が主体で，抑うつや不安発作が目立つ側頭葉てんかんでは，一側の扁桃核腫大が認められるものが知られている。抗てんかん薬に対する反応性が高く，薬剤に反応するものの場合には，腫大が発作抑制後消失するものもある。

- **家族性側頭葉てんかん**：（☞p.344）平均発症年齢は思春期以降。家族のてんかんの表現型は必ずしも側頭葉てんかんではない。

【偽側頭葉てんかん】最も有名なのは島回由来の発作で，側頭葉てんか

プラスとも呼ばれ側頭葉てんかんからてんかん原性が広がった場合と，島回起源の発作が側頭葉へ伝播し，側頭葉てんかんの病像を呈する場合もある[2]。後部帯状回[1]や前頭眼窩野[6]などの辺縁系前頭葉も側頭葉内側面とのつながりが強く，側頭葉てんかんの症状を呈することがある。頭頂葉[30]は，広い範囲に連結があるため，やはり側頭葉てんかんの症状を呈することがある（☜ 臨床メモ 14）。

文献

1) Alkawadri R, So NK, Van Ness PC, et al：Cingulate epilepsy：report of 3 electroclinical subtypes with surgical outcomes. JAMA Neurol 70：995-1002, 2013
2) Barba C, Minotti L, Job AS, et al：The insula in temporal plus epilepsy. J Clin Neurophysiol 34：324-327, 2017
3) Bancaud J：Sémiologie clinique de crises épileptiques d'origine temporale. Rev Neurol 143：392-400, 1987
4) Beh SMJ, Cook MJ, D'Souza WJ：Isolated amygdala enlargement in temporal lobe epilepsy：A systematic review. Epilepsy Behav 60：33-41, 2016
5) Blume WT：Overview：phenomenology. In：Engel JJ, Pedley TA（eds）：Epilepsy：A Comprehensive Textbook, 2nd ed., pp 509-510, Lippincott, Philadelphia, 2007
6) Bonini F, McGonigal A, Trébuchon A, et al：Frontal lobe seizures：from clinical semiology to localization. Epilepsia 55：264-277, 2014
7) Bruens JH：Psychoses in epilepsy. In：Vinken PJ, Bruyn GW（eds）：Handbook of Clinical Neurology, Vol 15. pp 593-619, North-Holland, Amsterdam, 1974
8) Currie SH, Heathfield KWG, Henson RA, et al：Clinical course and prognosis of temporal lobe epilepsy；A survey of 666 patients. Brain 94：173-190, 1971
9) Di Gennaro G, Quarato PP, Onorati P, et al：Localizing significance of temporal intermittent rhythmic delta activity（TIRDA）in drug-resistant focal epilepsy. Clin Neurophysiol 114：70-78, 2003
10) Ebersole JS, Pacia SV：Localization of temporal lobe foci by ictal EEG patterns. Epilepsia 37：386-399, 1996
11) Foldvary N, Lee N, Thwaites G, et al：Clinical and electrographic manifestations of lesional neocortical temporal lobe epilepsy. Neurology 49：757-763, 1997
12) French JA, Williamson PD, Thadani VM, et al：Characteristics of medial temporal lobe epilepsy；I. Results of history and physical examination. Ann Neurol 34：774-780, 1993
13) Gabr M, Luders H, Dinner D, et al：Speech manifestations in lateralization of temporal lobe seizures. Ann Neurol 25：82-87, 1989
14) Gibbs FA, Gibbs EL：Atlas of Electroencephalography, Vol 2. Epilepsy, 2nd ed. Addison-Wesley-Press, Cambridge, 1952
15) Hallen O：Das oral-petit mal. Beschreibung und zergliederung der als uncinate-fit（Jackson）und psychomotor-fit（Lennox）bezeichneten epileptischen Äquivalente. Dtsch Z Nervenheilk 171：236-260, 1954
16) 日吉俊雄, 牧野吉真, 宮越雅子, 他：側頭葉てんかんの自動症. てんかん研究 3：97-107, 1985
17) 兼本浩祐：HHE 症候群. てんかん研究 8：39-45, 1990
18) 兼本浩祐, 川崎 淳, 河合逸雄：てんかん各症候群の寛解率—国際分類による症候群分けに基づいて. 精神医学 37：615-620, 1995

19) 川島康宏, 柴崎　尚, 田村　勝, 他：側頭葉腫瘍のてんかん発作様式と画像診断の解析. てんかん研究 10：249-259, 1992
20) Kotagal P, Lüders H, Morris HH, et al：Dystonic posturing in complex partial seizures of temporal lobe onset；a new lateralizing sign. Neurology 39：196-201, 1989
21) Lennox WG：Phenomena and correlates of the psychomotor triad. Neurology 1：357-371, 1951
22) Loddenkemper T, Kotagal P：Lateralizing signs during seizures in focal epilepsy. Epilepsy Behav 7：1-17, 2005
23) Logsdail SJ, Toone BK：Postictal psychoses；A clinical and phenomenological description. Br J Psychiatry 152：246-252, 1988
24) Mikuni N, Ikeda A, Terada K, et al：Frontopolar ictal epileptiform discharges on scalp electroencephalogram in temporal lobe epilepsy. J Clin Neurophysiol 14：507-512, 1997
25) Pacia SV, Devinsky O, Perrine K, et al：Clinical features of neocortical temporal lobe epilepsy. Ann Neurol 40：724-730, 1996
26) Palmini A, Gloor P：The localizing value of auras in partial seizures；A prospective and retrospective study. Neurology 42：801-808, 1992
27) Penfield W, Jasper H：Epilepsy and the functional anatomy of the human brain. Little Brown, Boston, 1954
28) Penfield W, Perot P：The brain's record of auditory and visual experience；A final summary and discussion. Brain 86：595-596, 1963
29) Risinger MW, Engel J Jr, Van Ness PC, et al：Ictal localization of temporal lobe seizures with scalp/sphenoidal recordings. Neurology 39：1288-1293, 1989
30) Ristić AJ, Alexopoulos AV, So N, et al：Parietal lobe epilepsy：the great imitator among focal epilepsies. Epileptic Disord 14：22-31, 2012
31) Slater E, Bears AW, Glithero E：The schizophrenia-like psychosis in patients with temporal lobe epilepsy. Br J Psychiatry 109：95-105, 1963
32) 宇野正威, 広田伊蘇夫, 丹羽真一：側頭葉てんかん. 星和書店, 東京, 1985
33) 和田豊治：臨床てんかん学. 金剛出版, 東京, 1966
34) Wiebe S, Blume WT, Girvin JP, et al：A randomized controlled trial of surgery for temporal-lobe epilepsy. N Engl J Med 345：311-318, 2001
35) Wieser HG, ILAE Commission on Neurosurgery of Epilepsy：ILAE Commission Report. Mesial temporal lobe epilepsy with hippocampal sclerosis. Epilepsia 45：695-714, 2004

4.1.B 辺縁系前頭葉てんかん[2, 7, 10, 13, 15, 18, 21]
〔常染色体優性夜間前頭葉てんかん（ADNFLE）を含む〕

頻回・短時間の激しい運動発作
発作開始時のしかめ面
浅い意識減損

【頻度】年齢非依存性焦点性てんかんの中では，側頭葉てんかんに次いで多い。側頭葉てんかんの1～2割程度。

【発作症状】前兆としては名状しがたい漠然とした身体感覚を訴えることが多い。頭部の漠然とした不快感（cephalic sensation）は典型的な訴えの1つ

> **事例 27**
>
> ### 毎夜ベッドの上で飛び跳ねる青年実業家
>
> 　自営業を営む29歳男性。9歳から，入眠時および覚醒直前に，「フッ」と気持ちがよくなる感じがして目が覚めると手足が勝手にばたばたと動き布団の上で飛び跳ねてしまう発作が出現し始めた。発作の持続は数十秒程度。連夜数回出現しこのために不眠となることもある。この発作で意識を失うことはなく，覚醒時に発作が出現したこともない。夢をみているとき，アルコールなどを飲んで深く眠ったときには発作は起こらない。MRIでも特記すべき所見なく脳波は発作間欠期・発作時とも明瞭な異常はない。種々の抗てんかん薬を試したにもかかわらず発作は現在も止まっていないが社員旅行のときだけ睡眠薬を飲んで深く眠るようにし大過なく過ごし，奥さんと子どもと平和な家庭を営んでいる。家族にも同様の発作あり。　　　　　　　　　　　　　　　　　　　　（辺縁系前頭葉てんかん）

である。発作は突然両手・両足の激しい運動が出現し，腰を突き出したり寝たり起きたり，さらに，叫び声を上げたりなどを繰り返す(hyperkinetic seizure：過運動発作)。発作の開始時に口をへの字にひきつらせるしかめ面が出現することもある。個々の発作の持続時間は短く，発作後のもうろう状態は目立たないが，回数は日に数回～数十回までと頻繁で，シリーズを形成することもある[11,19]。当初は"nocturnal paroxysmal dystonia"と呼ばれたように，夜間睡眠時にのみ集積し，一晩に何度も繰り返し発作が起こり不眠の原因になる場合もある(☜事例27)。

【脳波所見】発作間欠期脳波は時に前頭部に棘波ないしは鋭波が出現するが，突発波が認められないことも多い。律動性正中部θ波が特徴的であるとの指摘もある[3]。さらに，発作時にも頭皮上脳波では脳波が全体的に抑制されるだけで明確な異常所見を示さないことも多い[1,6]。発作時脳波記録による起始部の同定率は内側型側頭葉てんかんの1/9程度とされる[6]。

【SPECT】辺縁系前頭葉てんかんの局在を決める上では発作中ないしは発作終了直後に^{99m}Tcを静注して撮影した発作時SPECTが有用である[7]。発作時に^{123}I-IMPを注入する方法[17]も同様に有効であるが，SPECTをいつでも使えるようにスタンバイさせておかねばならない難点がある。

【責任病巣】辺縁系前頭葉のいずれかの部位と関連している可能性が高い。この部位は，補足運動野と脳梁に挟まれており，前頭葉内側面から前頭葉

事例 28

突発行動の目立つ辺縁系前頭葉てんかんの女性

21歳女性。18歳頃食事中に転倒し大発作を起こしたのが最初の発作。その後、「突然意識消失し、『シュワー、シュワー』と言いながら歩き回る発作」が出現。発作の持続は数秒〜10数秒と短く、発作後のもうろう状態はほとんどない。発作の頻度は次第に日に数回に増加し、失禁も伴うようになった。瞬間的な爆発性があり男友達と喧嘩をして手首を切り、明くる日にはケロッとしているなどといった症状も何度かある。周りからの刺激に対して予測の困難な爆発の仕方をし、テレビのスイッチを切り換えるように人格が変化する印象を入院中の挙動からは受けた。脳波では、右側の前頭部に棘波。毎日お祈りをしていたがその様子がエキセントリックなため他患者と対立。それが誘因となって突然手首を切ったため入院継続困難と考え退院となった。半年にわたるさまざまな治療にもかかわらず発作は頻度、強度とも全く不変であった。　　　　（辺縁系前頭葉てんかん）

底面に至る解剖学的構造に対応している。帯状回前部、前頭眼窩野などがこの構造には含まれている。ブロードマン13〜15、24、25、32野などが前頭葉辺縁系である。

【予後・治療】 帯状回型のなかには特徴的な精神症状と治療抵抗性を示し診療に難渋するものがあるが、"nocturnal paroxysmal dystonia"の形をとる症例群では、発作が夜間睡眠中に限局しており、精神症状も通常は認められないことから、就労・結婚を含む通常の社会生活を送ることが可能であることが多い。薬物療法は他の焦点性てんかんと同様である。寛解率は側頭葉てんかんとほぼ同程度である。病巣が可視化できない症例では手術成績も振るわない[4]。

【亜型】

- **帯状回型**[5, 10]：上記の発作症状に加えて、脈絡のない激しい攻撃性の爆発と、人格としての統一性に欠けた断片的な行動特性を示す精神症状が認められることがある（☞事例28）。強迫神経症が目立った症例も報告されている[8]。
- **常染色体優性夜間前頭葉てんかん**(autosomal dominant nocturnal frontal lobe epilepsy：ADNFLE)："Nocturnal paroxysmal dystonia"型の臨床像を示すことが多い。このタイプの前頭葉てんかんのほぼ10%[9]。軀幹の激し

い自動症以外に補足運動野系前頭葉てんかんのように上肢の強直を主要な症状とする場合もある[16]。恐怖や呼吸苦が前兆として認められることもある[9]。染色体 20q13.2 にあるニコチン作動性アセチルコリン受容体の α4 サブユニット遺伝子 *CHRNA4* の変異によるものが最も有名であり，カルシウムチャンネルの異常と関連している。これ以外にも同様にカルシウムチャンネルと関連して，セントロメア近傍領域に存在する β サブユニット遺伝子 *CHRNB2* にも変異が認められているが，いずれの変異が原因であっても症状は変わらない。さらに染色体 15q24 上にリンクする本疾患も報告されている（☞ 第 7 章「遺伝」p. 339，事例 27）。

【鑑別診断】

- **心因性非てんかん性発作**：脳波所見の乏しさ，両足の自転車こぎ様の運動など奇妙な発作症状から心因性と誤診される危険性は高い[18]。しかし，すでに述べた特徴的な発作症状を知っておけば間違えることは少ない。（☞ p. 265）
- **レム睡眠行動障害，夜驚**：突然暴れだして激しい行動をするのが前頭葉てんかんとの鑑別が問題となることがある。パラソムニアが併存する辺縁系前頭葉てんかんは稀ではないとされる[12,20]。（☞ p. 277，278）
- **島回てんかん**：島回てんかんの一部は過運動発作を呈することがある[14]。

文献

1) Arroyo S, Lesser RP, Fisher RS, et al : Clinical and electroencephalographical evidence for sites of origin of seizures with diffuse electrodecremental pattern. Epilepsia 35 : 974-987, 1994
2) Bancaud J, Talairach J : Clinical semiology of frontal lobe seizures. Adv Neurol 57 : 3-58, 1992
3) Beleza P, Bilgin O, Noachtar S : Interictal rhythmical midline theta differentiates frontal from temporal lobe epilepsies. Epilepsia 50 : 550-555, 2009
4) Crespel A, Baldy-Moulinier M, Coubes P : The relationship between sleep and epilepsy in frontal and temporal lobe epilepsies : practical and physiopathologic considerations. Epilepsia 39 : 150-157, 1998
5) Devinsky O, Morrell M, Vogt B : Contributions of anterior cingulate cortex to behaviour. Brain 118 : 279-306, 1995
6) Foldvary N, Klem G, Hammel J, et al : The localizing value of ictal EEG in focal epilepsy. Neurology 57 : 2022-2028, 2001
7) Harvey AS, Hopkins IJ, Bowe JM, et al : Frontal lobe epilepsy ; Clinical seizure characteristics and localization with ictal ^{99m}Tc-HMPAO SPECT. Neurology 43 : 1966-1980, 1993

8) Levin B, Duchowny M : Childhood obsessive-compulsive disorder and cingulate epilepsy. Biol Psychiatry 30 : 1049-1055, 1991
9) Marini C, Guerrini R : The role of nicotinic acetylcholine receptors in sleep-related epilepsy. Biochem Pharmacol 74 : 1308-1314, 2007
10) Mazars G : Criteria for identifying cingulate epilepsies. Epilepsia 11 : 41-47, 1970
11) 沼田陽市,八木和一,清野昌一：前頭葉起源の発作性自動症.てんかん研究5 : 65-74, 1987
12) Provini F, Plazzi G, Tinuper P, et al : Nocturnal frontal lobe epilepsy. A clinical and polygraphic overview of 100 consecutive cases. Brain 122 : 1017-1031, 1999
13) Rasmussen T : Characteristics of a pure culture of frontal lobe epilepsy. Epilepsia 24 : 482-493, 1983
14) Ryvlin P : Avoid falling into the depths of the insular trap. Epileptic Disord 8（Suppl 2）: S37-S56, 2006
15) Salanova V, Morris HH, Van-Ness P, et al : Frontal lobe seizures ; Electroclinical syndromes. Epilepsia 36 : 16-24, 1995
16) Scheffer IE, Bhatia KP, Lopes-Cendes I, et al : Autosomal dominant nocturnal frontal lobe epilepsy ; A distinct clinical disorder. Brain 118 : 61-73, 1995
17) 真谷幸介,工藤達也,松田一己,他：発作時 ^{123}I-IMP SPECT にて前頭葉内側部に高集積像を示した前頭葉てんかん.てんかん研究11 : 195-204, 1993
18) Swartz BE : Electrophysiology of bimanual-bipedal automatisms. Epilepsia 35 : 264-274, 1994
19) 武田明夫,稲熊順子,清水章子：前頭葉起源の複雑部分発作を示した1例.てんかん研究3 : 24-30, 1995
20) Tinuper P, Provini F, Bisulli F, et al : Movement disorders in sleep : guidelines for differentiating epileptic from non-epileptic motor phenomena arising from sleep. Sleep Med Rev 11 : 255-267, 2007
21) Williamson PD, Spencer DD, Spencer SS, et al : Complex partial seizures of frontal lobe origin. Ann Neurol 18 : 497-504, 1985

4.1.C 島回てんかん

窒息感
広範な体性感覚の違和感
構音障害
一側性のジストニー姿位

【頻度】症候論的に把握が難しいので頻度は不明。

【発作症状】意識保持下で，咽頭の窒息感から始まり，不快で広い領域の体性感覚の違和感が発作の開始時にみられる。それに引き続き，構音障害，要素性幻聴が出現。最終的には一側性のジストニー姿位をとって発作は終了する[1]。こうした発作が先行した場合，高い確率で島回発作と言えるが，しばしばこうした典型的な症状をスキップして，側頭葉てんかんに典型的な意識消失を伴う口部自動症や辺縁系前頭葉てんかんに特徴的な過

運動発作が出現することが知られている[2,4]。

【脳波所見】通常の頭皮上脳波は，把握できた場合でも側頭部に出現することが多く，側頭葉てんかんと区別ができない。脳磁図で島回からのてんかんに特異的な脳波異常が確認できる場合がある[3]。

文献

1) Isnard J : L'épilepsie insulaire : un modèle d'épilepsie cryptique. L'expérience lyonnaise. Rev Neurol (Paris) 165 : 746-749, 2009
2) Isnard J, Guénot M, Ostrowsky K, et al : The role of the insular cortex in temporal lobe epilepsy. Ann Neurol 48 : 614-623, 2000
3) Park HM, Nakasato N, Tominaga T, et al : Localization of abnormal discharges causing insular epilepsy by magnetoencephalography. Tohoku J Exp Med 226 : 207-211, 2012
4) Ryvlin P : Avoid falling into the depths of the insular trap. Epileptic Disord (Suppl 2) : S37-S56, 2006

4.2　新皮質系年齢非依存性焦点性てんかん

　焦点性てんかん同士には，比較的結び付きの強いものがある。例えば，一部の後頭葉てんかんは側頭葉てんかんに移行する，などである。補足運動野系前頭葉てんかんを 4.1 に組み入れるか 4.2 に組み入れるかが悩ましいのは，感覚性ジャクソン発作と運動性ジャクソン発作がしばしば１つの発作のなかで結びついて出現するのと同じように，辺縁系前頭葉てんかんと補足運動野てんかんも１つの発作中に連結して出現することが稀ではないからである（図44）。結びつく頻度の低い焦点性てんかん同士が並存している場合，きちんと病歴が取れているかを再考する１つのきっかけととらえる必要がある。

4.2.A　補足運動野系前頭葉てんかん[4,7]（☞ 事例14 p. 90）

　　意識保持下での一側強直

【頻度】辺縁系前頭葉てんかんの２〜３割。
【発作症状】発作開始時に意識保持下で一側上肢の強直を示す。これに対側の頭部や下肢の強直が加わることがある。一側上肢の強直と同側への頭

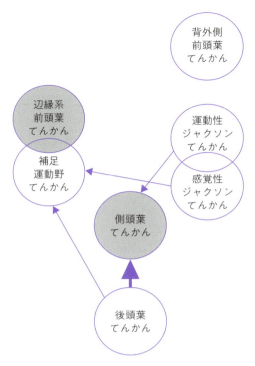

図44 焦点性てんかん同士の関係
網掛けは辺縁系てんかんを表す。

部の向反が加わると，弓を引いているような姿勢となり，古典的な姿勢発作となる。一次運動野の刺激による発作よりもはるかに複雑な運動を示す[3]。一側上肢ないしは下肢の間代が強直へ移行する場合には，一次運動野から補足運動野への発作の伝播が推測される[6]。意識保持下での発語停止や動作停止[2]，ごく稀には発作性のパリラリア(同語反復)を示す症例もある。日に何度も出現する頻度の多さも特徴の1つである。強直姿位が他の部位へマーチすることも少なくない[5]。

【脳波所見】頭皮上脳波では，発作時・発作間欠期とも明瞭なてんかんに特異的な脳波異常を示さないことが多い[1]。

【責任病巣】補足運動野。ブロードマン6野の内側に折れ込んだ部分，すなわち，前運動野の延長部，一次運動野の前部に当たる。

【予後・治療】精神症状の発生率は相対的に低く，発作で意識を失うこと

も少ないので事故も少ない．しかし，発作自体は頑固に抑制されないこともある．夜間に集積する症例も多く，その場合には不眠が訴えられたりする．他の焦点性てんかんと同様であるが，難治の場合PMPも試す価値がある．

文献

1) Arroyo S, Lesser RP, Fisher RS, et al : Clinical and electroencephalographical evidence for sites of origin of seizures with diffuse electrodecremental pattern. Epilepsia 35 : 974-987, 1994
2) Ikeda A, Hirasawa K, Kinoshita M, et al : Negative motor seizure arising from the negative motor area : Is it ictal apraxia? Epilepsia 50 : 2072-2084, 2009
3) Lim SH, Dinner DS, Luders H, et al : Comparison of contralateral upper extremity movements elicited from stimulation of the supplementary and primary motor areas. Epilepsia 32(Suppl 3) : S22, 1991
4) Morris H, Dinner D, Lüders H, et al : Supplementary motor seizures ; clinical and electrographic findings. Neurology 38 : 1075-1088, 1988
5) Ohara S, Ikeda A, Kunieda T, et al : Propagation of tonic posturing in supplementary motor area(SMA)seizures. Epilepsy Res 62 : 179-187, 2004
6) Pandya DN, Vignolo LA : Intra-and interhemispheric projections of the precentral, premotor and arcuate areas in the rhesus monkey. Brain Res 26 : 217-233, 1971
7) Salanova V, Morris HH, Van-Ness P, et al : Frontal lobe seizures ; Electroclinical syndromes. Epilepsia 36 : 16-24, 1995

4.2.B 背外側系前頭葉てんかん（◀ 事例29）

発作開始時の意識保持下での頭部の強直性の向反

【頻度】辺縁系前頭葉てんかんと同程度．

【発作症状】要素性幻視その他の前兆を伴わず，意識があるまま頭部が強直性に向反する症状が発作の開始時に出現する．向反発作の後は，しばしば大発作が続発する．右向反には失語発作が随伴する場合がある[2]．

【責任病巣】向反した側と反対側の前運動野（ブロードマン8野）の発作起源[1,3]．これには異説もあるが[6]，意識保持下での向反発作が発作の開始症状である場合には，前頭葉に発作起源があることが頻度としては最も高い．比較的広い病巣に対応する．

【予後・治療】投薬への反応は補足運動野起源のものや辺縁系前頭葉てん

事例 29

失語になってから頭部が右へ向く歯科衛生士

　27歳女性。17歳時大発作で発症。発作の頻度は次第に増え，某医大で治療を受けたが18〜21歳までは大発作が月に1回の頻度で起こっていた。高校卒業後勤めていた歯科医院を発作のため首になり，その後は事務職を転々としていた。結婚を契機に義理の母が発作のことで本人を責め，本院受診した。来院時には前兆として人の言っていることが理解しにくくなり，また自分も喋りづらくなる状態が月に1〜2度。そのままで終わることもあれば，引き続いて右へ頭が何かに引っ張られるように向いてしまい，その後意識がなくなって大発作となることも月に1回程度起こっていた。

　CT・MRIで特記すべき所見なし。脳波では発作間欠期に左前頭部に限局した棘徐波が認められた。それまで投与されていたZNSに変えてPHTの投与を開始し，PHTが250 mg，血中濃度が15 μg/mlを超えた時点から向反発作と大発作は消失。失語発作は月に1〜2度あるものの歯科医院に再就職し，それ以降5年間発作は抑制され無事結婚生活を送っている。　　　　（背外側系前頭葉てんかん）

かんよりもよい。治療は他の焦点性てんかんに準ずる。

【亜型】
- **前頭極系前頭葉てんかん**[4,5]：同じ考えがぐるぐる頭を回るとか，考えが束になって到来するとかいった強制思考の集簇が前兆として認められる場合も新皮質系の前頭葉てんかんの症状とされている[3]。

文献

1) Cotte-Rittaud MR, Courjon J : Semiological value of adversive epilepsy. Epilepsia 3 : 151-166, 1962
2) Lee RW, Worrell GA : Dorsolateral frontal lobe epilepsy. J Clin Neurophysiol 29 : 379-384, 2012
3) Mendez MF, Cherrier MM, Perryman KM : Epileptic forced thinking from left frontal lesions. Neurology 47 : 79-83, 1996
4) Penfield W, Jasper H : Epilepsy and the functional anatomy of the human brain. Little Brown, Boston, 1954
5) Penfield W, Perot P : The brain's record of auditory and visual experience ; A final summary and discussion. Brain 86 : 595-596, 1963
6) Quesney LF, Constain M, Rassmussen T : Seizures from the dorsolateral frontal lobe. In : Chauvel P, Delgado-Escueta AV, Halgren E, et al (eds) : Frontal Lobe Seizures and Epilepsies. Advances in Neurology, Vol. 57. pp 233-243, Raven Press, New York, 1992

4.2.C 後頭葉てんかん[9, 11, 15, 17]

要素性幻視

【頻度】側頭葉てんかんの1～2割程度の頻度。
【発作症状】要素性幻視が最も代表的な症状である[10]。白色の閃光，赤や青などさまざまな色をした楕円や曲線，多彩な色が混ざりあった虹などが両側視野ないしは病側とは反対側の視野に出現する（← 事例30）。後頭葉に脳腫瘍をもつ患者の3割は要素性視覚発作で発症するとされる[1]。特に小児の患者では，数十秒～数分の間，弱視や盲が出現することもある[3, 16]。同名半盲は発作後，発作時のいずれにも出現しうる。眼球・頭部の反対側への向反が随伴することもある。てんかん性の眼振と実際の眼球運動を伴わない眼球運動感が後頭葉てんかんの症候であることもある[18, 22]。てんかん性眼振は他の運動症状を伴わずに単独で出現することが多い[4]。発作開始時に出現する意識保持下での眼瞼の震えは，後頭葉てんかんを示唆するとされる[13, 21, 22]。発作放電の後頭葉以外への主要な伝播路は，側頭葉内側面と補足運動野であり[12]，側頭葉内側面へ伝播すれば焦点性意識減損発作を，補足運動野へと向かえば一側強直発作を引き起こす[22]。2割の症例で伝播先の症状のみを示す[4]。
【脳波所見】半数の症例で後側頭・後頭部に棘波が出現する[15]。発作時脳波は伝播が速く焦点の同定が難しいことが多い。
【発作の誘発因】一部で光刺激が発作を誘発する場合がある[7]（← 下記，光過敏性後頭葉てんかん）。
【責任病巣】ブロードマン17野の一次視覚野とブロードマン18，19野の視覚連合野を中心とする領域[14]。
【予後・治療】寛解率は辺縁系焦点性てんかんと比較すると高いが，辺縁系へ発作が伝播する例では寛解率は落ちる[20]。治療は他の焦点性てんかんに準ずる。
【異型】
- 光過敏性後頭葉てんかん：5～17歳に初発するが，15歳が発症のピーク。女性が多い。強い家族性の集積を示す。30代には自然治癒する

視点・論点 ❻ てんかんでみられる"うつ病"

　1980年以前の文献では，てんかんには典型的なうつ病はあまり併発しないという報告が多く，さらに，1950年代には，側頭葉てんかんに対するてんかん外科手術後，術前の攻撃的性格が術後に"うつ病"に変わる"turning-in"と呼ばれる現象も観察され，攻撃性や爆発性のほうが抑うつよりも注目されていた。

　対照的に評価尺度による報告が一般的となった1990年以降では，きわめて高いうつ状態の併存がしばしば報告されている。しかし，実際には外来で通院中の患者で，本格的で純粋な大うつ病を観察することは稀であり，実際に出現してくる抑うつ状態を子細に観察すると，発作後精神病の一部，軽いてんかん性不機嫌状態，前精神病状態，性格変化を背景として出現する感情の易変性など，さまざまの異なった状態が混在した典型的なうつ病とは似て非なる状態であることが多い。

　てんかんにおいて出現してくる精神病状態に対しては，抗精神病薬が統合失調症以上によく奏効するのに対して，抑うつ状態に対しては抗てんかん薬の調節なしには抗うつ薬が必ずしもそれほど有効でない場合があることもこのことを例証している。

　逆に一部のてんかんをもつ人たちは，少々の病気のことは気にかけず，基本的には前向きで，ドストエフスキーの「猫の生活力」という比喩をほうふつとさせる驚くほどの打たれ強さを発揮することがある。ハミルトンスコアなどのうつ病尺度の多くは，きちんと大うつ病の診断がついた人の経過を観察するための尺度であって，診断のための尺度ではないことに注意しておかないと，評価尺度による"アーチファクト"としてのうつ病を作ってしまう可能性がある。

傾向がある。通常はCBZ単剤投与で発作は容易にコントロールされるが，光過敏性があまりにも強度な場合には，治療抵抗性のこともある。稀にローランドてんかんからの移行がある。要素性幻視が初発症状として惹起され，上腹部不快感など側頭葉への伝播が観察される場合も少なくない[7,8]。いわゆる「ポケモンてんかん」の一部はこの型の可能性がある[19]。

- **両側後頭部石灰化を伴うてんかん症候群**：後頭葉てんかんのなかには両側石灰化を伴い次第に知的障害を併発し，後頭葉てんかんから非定型欠神発作や脱力発作を伴うレンノックス症候群様の発作形態へと展開して，難治に経過する特異型がある[5,6]。腸の疾患であるセリアック病を随伴し，両側後頭部石灰化も併発する近縁タイプもあるが，セ

事例 30

7色の糸巻きが右視野にみえる高校生

17歳男性。4～5歳頃から「みているものが突然遠くにみえる」という症状が月に1度の頻度で起こるようになった。12歳頃，明け方に「7色の糸巻き様のもの」がみえてから初めて大発作が出現。この7色の糸巻きは次第に右視野で大きくなり，時にそのままで終わることもあるが，大抵は大発作に移行した。15歳頃から，7色の糸巻きだけでなく赤い光の点滅が出現し始め，大発作も止まらないので，DZP 15 mg，PHT 150 mg，メフォバルビタール 150 mg，PB 150 mg が処方されたが，症状は改善しなかったため本院入院となる。

脳波上は突発波を認めない。入院時 PB 濃度は 41.7 μg/ml で DZP の影響もあり，いくら起こしても目が覚めないほどひどい眠気があった。PB と PHT に処方を切れんさせ，PB の減量を行った。その結果，PHT 300 mg，PB 120 mg で，血中濃度がそれぞれ 22 μg/ml，21.5 μg/ml で発作は抑制され眠気もとれたため退院とした。現在は高校を卒業し5年間板前をして元気に働いている。

（後頭葉てんかん）

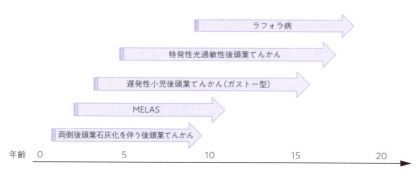

図 45　特異な原因の後頭葉てんかんの発症年齢

Taylor I, Scheffer IE, Berkovic SF : Occipital lobe epilepsies : identification of specific and newly recognized syndromes. Brain 126 : 753-769, 2003 を参照

リアック病のみを併発し，石灰化は合併しない場合もある[2]。図 45 に特異な原因の後頭葉てんかん別発症年齢を示した。

【鑑別診断】（☞ 第4章 E-5, p. 116）

- **眼性片頭痛**：眼性片頭痛の場合の要素性幻視は持続が長く，幻視の内容が星型など直線的であるという点が後頭葉てんかんとは異なる。
- **遅発性小児後頭葉てんかん**：本章 1.2.C（☞p. 136）参照。

- **MELAS**：要素性幻視と激しい片頭痛があり，当初は眼性片頭痛に似ているが，早晩，EPC がさまざまな部位に出現するようになる（☞本章 4.2.E' p. 213）。
- **ラフォラ病**：当初要素性幻視の前兆が出現することもある（☞本章 6.1.D p. 222）。

文献

1) Allen IM : A clinical study of tumours involving the occipital lobe. Brain 53 : 194-243, 1930
2) Ambrosetto G, Antonini L, Tassinari CA : Occipital lobe seizure related to clinically asymptomatic celiac disease in adulthood. Epilepsia 33 : 476-478, 1992
3) Barry E, Sussman NM, Bosley TM, et al : Ictal blindness and status epilepticus amauroticus. Epilepsia 26 : 577-584, 1985
4) Beun AM, Beintema DJ, Binnie CD, et al : Epileptic nystagmus. Epilepsia 25 : 609-614, 1984
5) DeMarco P, Marsilli E : Growing bilateral occipital calcifications ; Metabolic damage or new syndrome. Epilepsia 32(Suppl 1) : S5, 1991
6) Gobbi G, Sorrenti G, Santucci M, et al : Epilepsy with bilateral occipital calcifications ; A benign onset with progressive severity. Neurology 38 : 913-920, 1988
7) Guerrini R, Dravet C, Genton P, et al : Idiopathic photosensitive occipital lobe epilepsy. Epilepsia 36 : 883-891, 1995
8) Guerrini R, Ferrari AR, Battaglia A, et al : Occipitotemporal seizures with ictus emeticus induced by intermittent photic stimulation. Neurology 44 : 253-259, 1994
9) 井上有史，鈴木節夫，三原忠紘，他：要素性視覚発作を有する後頭葉てんかん．てんかん研究 5 : 1-10, 1987
10) Palmini A, Gloor P : The localizing value of auras in partial seizures ; A prospective and retrospective study. Neurology 42 : 801-808, 1992
11) Palmini A, Andermann F, Dubeau F, et al : Occipitotemporal epilepsies ; Evaluation of selected patients requiring depth electrodes studies and rationale for surgical approach. Epilepsia 34 : 84-96, 1993
12) Pandya DN, Vignolo LA : Intra-and interhemispheric projections of the precentral, premotor and arcuate areas in the rhesus monkey. Brain Res 26 : 217-233, 1971
13) Penfield W, Jasper H : Epilepsy and the functional anatomy of the human brain. Little Brown, Boston, 1954
14) Penfield W, Perot P : The brain's record of auditory and visual experience ; A final summary and discussion. Brain 86 : 595-596, 1963
15) Salanova V, Andermann F, Olivier A, et al : Occipital lobe epilepsy ; Electroclinical manifestations, electrocorticography, cortical stimulation and outcome in 42 patients treated between 1930 and 1991. Surgery of occipital lobe epilepsy. Brain 115 : 1655-1680, 1992
16) 下山田洋三，森川建基，福島克之，他：発作性盲（ictal blindness）を呈した小児の後頭葉てんかんの 2 例．てんかん研究 12 : 182-188, 1994
17) Sveinbjornsdottir S, Duncan JS : Parietal and occipital lobe epilepsy ; A review. Epilepsia 34 : 493-521, 1993
18) Takeda A, Bancaud J, Talairach J, et al : Concerning epileptic attacks of occipital origin. Electroencephalogr Clin Neurophysiol 28 : 644-649, 1970
19) Takeda H, Aso K, Watanabe K, et al : Epileptic seizures induced by animated cartoon, "Pocket Monster". Epilepsia 40 : 997-1002, 1999

20) Terasaki T, Yamatogi Y, Ohtahara S : Electroclinical delineation of occipital lobe epilepsy in childhood. In : Andermann F (ed) : Migraine and Epilepsy. pp 125-137, Butterworth, Boston, 1987
21) Williamson PD, Spencer S : Clinical and EEG features of complex partial seizures of extratemporal origin. Epilepsia 27(Suppl 2) : S46-53, 1986
22) Williamson PD, Thadani VM, Darcy TM, et al : Occipital lobe epilepsy ; Clinical characteristics, seizure spread patterns, and results of surgery. Ann Neurol 31 : 3-13, 1992

4.2.D 頭頂葉てんかん[10]

　頭頂葉由来の固有の発作症状で最も頻度が高いのは頭頂部前部の一次感覚野に由来する感覚性ジャクソン発作であるが[9]，感覚性ジャクソン発作はしばしば運動性ジャクソン発作と同一発作のなかで結びついて出現し，解剖学的にも一次運動野を含む中心溝近傍の病巣が原因となることが多いとされているので[7]，ジャクソン発作関連てんかんに含めた（←次項 4.2.E）。他方で頭頂葉てんかんには，視覚症状を中心とする後頭葉てんかんとの関わりが深い一群があり，そうした症例はむしろ頭頂・後頭葉てんかんとして考えたほうが機能的にはわかりやすい[6]。したがって，ここでは頭頂葉後部由来で頭頂葉に特有の症状のみを挙げる。

- **身体図式の障害**：劣位側の症状である場合が多い。身体の一部の運動感[3]，身体の一部の無視[5]，多肢幻覚[4,8]などがこれに当たる。側頭葉てんかんにおけるのとは異なった体性感覚的な二重身体験（ドッペルゲンガー）に結びつくこともある。一部の体外離脱体験もこの範疇で理解できる[1]。
- **錯視**：劣位側の症状である場合が多い。遠近感の変容や角度の感覚などがこれに当たるが，後頭葉との関連が深い。
- **めまい**：てんかん性のめまい感は，側頭葉と頭頂葉の2つの異なった責任病巣をもつとされるが，幻視その他の視覚症状を随伴する症例では頭頂葉起源のものが多い。持続の短さ，自律神経症状や眼振を伴わないなどの点から三半規管由来の耳鼻科的めまいと区別される。責任病巣は，上頭頂小葉（ブロードマン5野と7野）とされている[2]。

　以上の症状はいずれも頻度は低く，さらに身体図式の障害と錯視におい

ては個々の症状が極めて多彩で(例えば錯視のなかには対面他者の半側顔面が歪むといったものまである[11])，把握が困難であるものも多い。頭頂葉起源の発作は頭頂葉以外の伝播先の脳葉の症状を呈することのほうが多い(☞ 臨床メモ 14 p. 195)。

文献

1) Blanke O, Landis T, Spinelli L, et al : Out-of-body experience and autoscopy of neurological origin. Brain 127 : 243-258, 2004
2) Brandt T, Dieterich M : The vestibular cortex. Its locations, functions, and disorders. Ann NY Acad Sci 871 : 293-312, 1999
3) Epstein AW : Body image alterations during seizures and dreams of epileptics. Arch Neurol 16 : 613-619, 1967
4) Hécaen H, De Ajuriaguerra J : Mèconnaissances et hallucinations corporelles. pp 170-217, pp 310-343, Masson, Paris, 1952
5) Heilman KM, Howell GJ : Seizure-induced neglect. J Neurol Neurosurg Psychiatry 43 : 1035-1040, 1980
6) Laff R, Mesad S, Devinsky O : Epileptic kinetopsia : ictal illusory motion perception. Neurology 61 : 1262-1264, 2003
7) Manford M, Fish DR, Shorvon SD : An analysis of clinical seizure patters and their localizing value in frontal and temporal lobe epilepsies. Brain 119 : 17-40, 1996
8) Russel WR, Whitty CMW : Studies in traumatic epilepsy 2. Focal motor and somatic sensory fits ; a study of 85 cases. J Neurol Neurosurg Psychiatry 16 : 73-97, 1953
9) Salanova V, Andermann F, Rasmussen T, et al : Parietal lobe epilepsy. Clinical manifestations and outcome in 82 patients treated surgically between 1929 and 1988. Brain 118 : 607-627, 1995
10) Sveinbjornsdottir S, Duncan JS : Parietal and occipital lobe epilepsy ; A review. Epilepsia 34 : 493-521, 1993
11) 竹内伸行, 加藤悦史, 兼本浩祐：頭部外傷後に半側相貌変形視発作を呈したてんかんの一例．精神科治療学 31 : 1223-1226, 2016

4.2.E ジャクソン発作関連てんかん(☞ 事例 31)

身体の一側性のピクつきや異常感覚が全身を順番にマーチ
発作後一過性麻痺

【頻度】年齢非依存性焦点性てんかん群の1割程度。
【発作症状】ジャクソン発作においては，意識が保持されたまま，ピクつきが身体の一部から同側の他の身体部位へと広がっていく。顔面・上肢か

事例 31

暴漢に襲われた後ジャクソン発作を起こした1例

20歳男性。18歳時，暴漢に襲われて脳挫傷。左前頭部に大きな損傷を受け，失語と右片麻痺が後遺症として残る。事故後1年目から右手の先端から始まり次第に広がって行くピクつきが出現。2か月に1度は大発作へと展開。発作後一過性の麻痺と失語の悪化をみた。脳波上は左前頭部に棘波が散発。執拗な頭痛を頻繁に訴え夜間何度もナースコールを押し，逆に日中はほとんど寝ているため前医では大きな病棟管理上の問題となっていた。

6～7種類の頭痛薬を常習的に服用しており特定の頭痛薬へのこだわりも強かったが，観察の結果頭痛の発現には心因が大きく関与していると推測されたので頭痛薬をすべて中止。病棟を外科病棟からてんかん病棟に移して訴えのあったときに短時間でよいから看護スタッフに足を止めて話をしてもらうこととした。結果としてそれまで夜間何度もあったナースコールはいつでも話ができるとわかると次第に減少し，日中は常に起こして眠らせないようにしたところ昼夜逆転も次第に改善した。

入院時には，PHT 200 mg（15 μg/ml），VPA 800 mg（50 μg/ml）であったが PHT 単剤とし，血中濃度を 250 mg（24 μg/ml）まで増加させたところそれ以降2年間発作は抑制されている。現在は大学へ復学し元気に通学中である。

（ジャクソン発作）

ら始まることが圧倒的に多いが，時には下肢，稀に軀幹から始まることもある[2,8]。上肢から顔面へと移動するものが最も頻度が高いが，次いで上肢から下肢へ向かうものが多い。時に身体のある部位をスキップして別の部位に広がることもある[9]。身体半側に一挙に間代けいれんが出現する半側間代けいれんは，ジャクソン発作と比べると左右交代性に出現する率が高く，より広範な病巣に対応していると考えられる[1]。感覚異常を伴わない純粋な運動性ジャクソン発作が6割あるのに対して，純粋な感覚性ジャクソン発作は5%程度しかない[3]。発作後には当該部位に一過性の麻痺（トッド麻痺）がしばしば出現する。一次感覚野に病変がある場合にはトッド麻痺のみが出現する事例もある[6]。運動性ジャクソン発作では臀部や大腿が発作起始となることもあるが珍しい[5]。感覚性ジャクソン発作では，蟻走感やチカチカ感などの異常感覚が最も多いが，マーチの途中に冷感や熱感，拍動感などが組み合わさることも稀ではない[7]。一側身体部位の痛みが主訴となることもあるが，これは稀である[10]。体の一部が縮ん

り膨らんだりといった身体変容感や，体が動いていないのに動く感じ，あるいは身体の一部の無視といった身体図式の障害も感覚・運動ジャクソン発作の部分症状として認められることがある。中心溝に沿った大脳皮質異形成では，マーチを伴わない一側身体に限局した難治性の部分運動発作が好発する[4]。

【脳波所見】中心・頭頂部の棘波・鋭波。ただし突発波が出現しない例のほうが多い。またこの部位のてんかんに特異的な脳波異常は読み間違えも多発するので要注意。

【責任病巣】前・後中心回。

【予後・治療】治療はほかの焦点性てんかんに準ずる。脳腫瘍その他で脳浮腫が著しい症例では，抗てんかん薬よりもステロイドのほうが優先される。

文献

1) Gastaut H, Roger J, Faidherbe J, et al : Non-Jacksonian hemiconvulsive seizures one-sided generalized epilepsy. Epilepsia 3 : 56-68, 1962
2) Holowach J, Thurston DL, O'Leary J : Jacksonian seizures in infancy and childhood. J Pediatr 52 : 670-686, 1958
3) Janz D : Die epilepsien. Thieme, Stuttgart, 1969
4) Kuzniecky R, Berkovic S, Andermann F, et al : Focal cortical myoclonus and rolandic dysplasia ; Clarification by magnetic resonance imaging. Ann Neurol 23 : 317-325, 1988
5) Lende RA, Popp AJ : Sensory Jacksonian seizures. J Neurosurg 44 : 706-711, 1976
6) Matsumoto R Ikeda A, Hitomi T, et al : Ictal monoparesis associated with lesions in the primary somatosensory area. Neurology 65 : 1476-1478, 2005
7) Mauguiere F, Courjon J : Somatosensory epilepsy. Brain 101 : 307-332, 1978
8) Russel WR, Whitty CMW : Studies in traumatic epilepsy 2. Focal motor and somatic sensory fits ; A study of 85 cases. J Neurol Neurosurg Psychiatry 16 : 73-97, 1953
9) 芝田純也，松本理器：Jackson 発作関連てんかん．In：兼本浩祐，丸 栄一，小国弘量，他（編）：臨床てんかん学．pp 376-378，医学書院，東京，2015
10) Young GB, Blume W : Painful epileptic seizures. Brain 106 : 537-554, 1983

4.2.E′ Epilepsia partialis continua (EPC)[2]
（ラスムッセン症候群，MELAS を含む）

身体の一部に限局した不規則なピクつきが数時間～数日，場合によっては数か月もの間続く部分運動発作の重積状態。

1）通常型（非ラスムッセン型）[1, 12]

　脳血管障害，脳炎，脳腫瘍，糖尿病などの代謝性疾患，多発性硬化症，SLE[8]などさまざまな疾患を背景として出現する。最も頻度が高く3～4割。脳波異常は中心・頭頂部の棘波・鋭波を示すことがあるが，背景波は基礎疾患によって変化が生じていない限り正常範囲であることが多い。DZPを静注してもその効果は一過性であり，他の抗てんかん薬も無効であることが多い。幼児から高齢者まであらゆる年齢層で出現しうる。ピクつきは一側性で脳波対応がある（← 事例15 p. 91）。

2）ラスムッセン症候群[1, 6, 7]

　10歳以下で発症するものがほとんど。発症後，緩徐ではあるが知的機能低下と片麻痺・半盲などの当該部位の神経学的巣症状が進行する。背景波はほとんどの症例で高振幅徐波と独立多発焦点からなる顕著な多形性の脳波異常を示す。EPCは最終的には6割程度で出現するが，初回発作であることはむしろ少ない。手術をしても予後は改善されない。発作時脳波対応がある場合もない場合もある。ピクつきは両側に独立して出現。

3）MELAS[3, 9, 10]

　片頭痛様の症状と視覚発作，画像上増悪・消退を繰り返す梗塞様病変と乳酸値の高値を伴い，高い頻度でEPCを続発する。頑固な片頭痛をもつ小児から青年期の患者にEPCが出現し，消長を繰り返す脳梗塞様の病巣がさまざまな脳の部位に現れる場合，本病態を疑う必要がある。当初は神経学的所見は残存せず回復するが，次第に麻痺，失語といった巣症状が永続的に残存するようになる。乳酸の異常高値を検出するために運動負荷を必要とすることもある。細胞質遺伝（母親側からしか遺伝しない）であるが散発例も少なくない。睡眠時にも持続。他の先天性代謝異常でも出現する。肝機能の障害と合併するアルパーズ症候群[11]，認知症と合併するクフス病[5]などミトコンドリアの病態が問題の場合，VPAは基本的に禁忌[4]。

文献

1) Bancaud J : Kojewnikow's syndrome (epilepsia partialis continua) in children. In : Roger J(ed) : Epileptic syndromes in infancy, childhood and adolescence, 2nd ed. pp 363-379, John-Libbey, London, 1992
2) Bien CG, Elger CE : Epilepsia partialis continua : semiology and differential diagnoses. Epileptic Disord 10 : 3-7, 2008
3) Dvorkin GS, Andermann F, Carpenter S, et al : Classical migraine, intractable epilepsy, and multiple strokes ; A syndrome related to mitochondrial encephalopathy. In : Andermann F, Lugaresi E al(eds) : Migraine and Epilepsy. pp 203-231, Butterworths, Boston, 1987
4) Finsterer J, Zarrouk Mahjoub S : Mitochondrial toxicity of antiepileptic drugs and their tolerability in mitochondrial disorders. Expert Opin Drug Metab Toxicol 8 : 71-79, 2012
5) Gambardella A, Pasquinelli G, Cittadella R, et al : Kufs' disease presenting as late-onset epilepsia partialis continua. Neurology 51 : 1180-1182, 1998
6) Oguni H, Andermann F, Rassmussen TB : The natural history of the syndrome of chronic encephalitis and epilepsy ; A study of the MNI series of forty-eight cases. In : Andermann F (ed) : Chronic Encephalitis and Epilepsy ; Rasmussen's Syndrome. pp 7-30, Butterworth-Heinemann, Boston, 1991
7) 大谷和正, 森川建基, 福島克之, 他 : Epilepsia Partialis Continua の臨床と予後. てんかん研究 5 : 11-18, 1987
8) Mackworth-Young CG, Hughes GR : Epilepsy ; an early symptom of systemic lupus erythematosus. J Neurol Neurosurg Psychiatry 48 : 185, 1985
9) Montagna P, Gallassi R, Medori R, et al : MELAS syndrome ; Characteristic migrainous and epileptic features and maternal transmission. Neurology 38 : 751-754, 1988
10) Pavlakis SG, Philipps PC, DiMauro S, et al : Mitochondrial myopathy, encephalopathy, lactic acidosis and stroke like episodes ; A distinctive clinical syndrome. Ann Neurol 16 : 481-488, 1984
11) Saneto RP, Cohen BH, Copeland WC, et al : Alpers-Huttenlocher syndrome. Pediatr Neurol 48 : 167-178, 2013
12) Thomas JE, Reagan TJ, Klass DW : Epilepsia partialis continua ; A review of 32 cases. Arch Neurol 34 : 266-275, 1977

4.2.7 その他の新皮質系てんかん
〔聴覚症状を伴う常染色体優性部分てんかん(ADPEAF)を含む〕

耳鳴り発作と失語発作はいずれも新皮質系てんかんであり,相互の関係が深い.メンデル型の遺伝を示す珍しい家系の例でも,両者には移行関係を示しているものがある.

1) 耳鳴り発作[1, 3]

【頻度】年齢非依存性焦点性てんかん群のほぼ2%(自験例では1,123人の年齢非依存性焦点性てんかん群中22人).要素性幻視の1/3〜1/4程度.

【発作症状】耳鳴り,列車様の轟音などと訴えられる.てんかんの前兆と

して人の声が聞こえる幻聴は稀。意味のある音が聞こえる場合は音楽が主だが，音楽は既知感などと同じ辺縁系の前兆であり，要素性幻聴とは対応する脳の部位が異なる。

【随伴する他の発作】焦点性意識減損発作ではなく強直間代発作へと展開する傾向があり，新皮質系てんかんの性格を備えている。

【責任病巣】ヘッシェル回が音刺激に対する一次感覚野と考えられているが，実際の刺激実験では上側頭回のシルヴィウス溝に隠れている部分で最も誘発される[3]。

【亜型】聴覚症状を伴う常染色体優性部分てんかん(autosomal dominant partial epilepsy with auditory feature：ADPEAF)に関しては，第7章「遺伝」C(→p.343)参照。

2）失語発作[2]

【頻度】年齢非依存性焦点性てんかん群のほぼ5%(自験例では1,123人中57人)。

【発作症状】「人の言っていることが雑音のように聞こえる」といった言語理解障害がほぼ6割，「言いたいことが言いたいように言えない」といった言語表出障害もほぼ6割で，言語理解と言語の表出がともに障害されていたのはこのうち3割程度。「こんにちわ」の代わりに「こちゃ」，「お母さん」の代わりに「オカアイン」といった錯語の表出が確認されたのは1割弱であった。

【随伴する他の発作症状】強直間代発作は焦点性意識減損発作のほぼ2倍の頻度で出現し，運動・感覚性ジャクソン発作では4割近く随伴している。病側は左側が右側の5倍程度。要素性幻視と比べ，「耳鳴り」「列車様の轟音」などと訴えられた要素性幻聴が3倍以上併存し，一般的には要素性幻視の頻度が圧倒的に高いことを考えると，失語発作と要素性幻聴の密接な関係を示唆している。

【脳波所見】側頭部焦点が6割弱，前頭部焦点が2割弱。側性は左焦点が右焦点のほぼ5倍。

【亜型】家族性失語発作に関しては，第7章「遺伝」C(→p.343)を参照。

文献

1) Hurst RW, Lee SI : Ictal Tinnitus. Epilepsia 27 : 769-772, 1986
2) 兼本浩祐，馬屋原健：失語発作を呈した42例のてんかん患者の臨床的検討―随伴する他の発作症状の考察を中心として．失語症研究 13 : 230-236, 1993
3) Penfield W, Jasper H : Epilepsy and the Functional Anatomy of the Human Brain. pp 406-407, Little-Brown, Boston, 1954

5 状況依存性機会性けいれん

5.1.A 熱性けいれん

【頻度】一般人口の2～8％(欧米では頻度が低く，ポリネシアでは高く，日本はほぼその中間)。

【家族歴】家族内に熱性けいれんの病歴がある場合が多い。

【発症年齢】生後6か月～満6歳未満。

【発作症状】[2,4,5] 持続時間は数秒～10数秒と短時間であることが多い。発作は全般性で，強直，強直間代，間代のいずれの場合もありうる。ただし一点凝視や脱力が先行することもそれほど稀ではない。発熱は38℃以上あるのが普通。年に4回までの頻度であることが多い。

【HHE(hemiconvulsion, hemiplegia, epilepsy)症候群】[3] 熱性けいれんのなかには，半側間代ないしは発作後の一過性の片麻痺を随伴する症例があり，後にしばしば側頭葉てんかんが続発する。これは熱性けいれんのなかでも特異型として認識しておく必要がある。

【脳波異常】[4] 脳波異常は一過性で多くの場合8～10日で消失する。

【予後・治療】「単純型」熱性けいれん(表23)で，てんかんに移行する割合は2％，単純型でない場合は4～12％とされている。症例に応じて，熱発時にダイアップ®坐剤(DZP)を挿入すると予防になる。0.5 mg/kg/回が目安。初回投与後8時間経過しても発熱が持続するときは追加してよい。

【鑑別診断】
- ドラベ症候群[1]：乳児期での熱性けいれんを初回発作とすることが多いので鑑別の対象となる。頻繁で持続の長い熱性けいれん，病側が交

表23 「単純型」熱性けいれん

① 発病年齢が生後6か月～満5歳以内
② 発作の持続時間が15分を超えない
③ けいれんがほぼ左右対称で巣症状を示さない
④ 発作終了後持続的な意識障害や片麻痺などの神経学的所見を残さない
⑤ 明らかな神経学的所見，知的障害を有さない
⑥ 発作が短期間に頻発しない（24時間以内の反復）
⑦ てんかんの家族歴がない
⑧ 脳障害の原因となる疾患の既往歴がない

代する半側間代けいれんという形をとる熱性けいれんにおいては本疾患を疑う必要がある（☞ 本章 3.1'.F p.183）。

- **熱性けいれんプラス**：6歳を超えて熱性けいれんが繰り返し起こって初めて鑑別診断が可能となる。

文献

1) Dravet C, Bureau M, Roger J : Severe myoclonic epilepsy in infants. In : Roger J, Dravet C, Bureau M, et al (eds) : Epileptic Syndromes in Infancy, Childhood and Adolescence. pp 58-67, John Libbey, London, 1985
2) 福山幸夫：小児のてんかん境界領域—とくに熱性けいれんおよびいわゆる乳児けいれんについて．精神医学 5：211-233, 1963
3) 兼本浩祐, 扇谷　明, 金澤　治, 他：HHE症候群—その病態形成的側面と前兆の組成を中心として．てんかん研究 8：39-45, 1990
4) Lennox-Buchthal MA : Febrile convulsions ; A reappraisal. Electroencephalogr Clin Neurophysiol (Suppl 32) : 1-132, 1973
5) 髙橋　泉, 渡辺一功, 山本直樹, 他：熱性痙攣における発作症状の分析．小児科臨床 40：27-30, 1987

5.2.B 機会性けいれん[1,3]（非誘発性発作）

【定義】脳炎や頭部外傷といった特段の誘因なく発症したてんかん発作で，1回のみで終わるものを言う。新しいてんかんの定義では，てんかんに特異的な脳波異常がある場合，脳炎など中枢神経系の疾患が既往にある場合は，2回目が起こる可能性が6割を超えるという理由でてんかんに含めることになっている。

【頻度】てんかん発作を初めて起こす人の頻度は，毎年，ほぼ2,000人に1人程度である。そのなかで1回のみの発作で終わる機会性けいれんと2回目が起こるてんかんとの比率はおおよそ2：3程度である。てんかん全体とほぼ匹敵する高い頻度であると言える。

【好発年齢】生後1年までと65歳以上が発症頻度としては最も高い。

【治療】急性症候性発作と比べると致死率はほぼ1/9である。再発率は急性症候性発作よりはるかに高いため，機会性てんかんと急性症候性発作とを区別しておくことは重要である[2]。第9章「診療アラカルト」のA（→p.376）を参照。

文献

1) Adelow C, Andell E, Amark P, et al : Newly diagnosed single unprovoked seizures and epilepsy in Stockholm, Sweden : First report from the Stockholm Incidence Registry of Epilepsy(SIRE). Epilepsia 50 : 1094–1101, 2009
2) Hesdorffer DC, Benn EK, Cascino GD, et al : Is a first acute symptomatic seizure epilepsy? Mortality and risk for recurrent seizure. Epilepsia 50 : 1102–1108, 2009
3) Olafsson E, Ludvigsson P, Gudmundsson G, et al : Incidence of unprovoked seizures and epilepsy in Iceland and assessment of the epilepsy syndrome classification : a prospective study. Lancet Neurol 4 : 627–634, 2005

6 進行性ミオクローヌスてんかん
(progressive myoclonic epilepsy：PME)

本書では内藤ら[14]に従ってPMEを「ミオクローヌスとてんかん大発作を主症状とする進行性疾患」と定義する[1]。頻度はてんかん患者100人につき1人とされるが[18]，類型別の分布は地域によって大きく異なる。稀なものは表24に鑑別診断の要点のみ挙げてある。表25に確定診断のための検査項目，該当する遺伝子異常をまとめてある。遺伝形式は特に断らない場合には常染色体劣性遺伝である。てんかん大発作とミオクロニー発作に加え，動作性ミオクローヌス，小脳性運動失調，知的障害が進行性に悪化する神経変性疾患であることが共通した臨床像であり，光過敏性，巨大SEP（体性感覚誘発電位）の出現も多くに共通する。

表24 外来診察で聴取・検査可能な進行性ミオクローヌスてんかん諸型の特徴的所見

	A	B	D	G	MR	MW	N	P	S1	S3	U
肝脾腫				G							
汎血球減少				G							
血清酸性ホスファターゼ高値				G							
知的機能低下軽度	A			G					S1		U
網膜・視神経萎縮・網膜色素変性							N				
空胞化リンパ球							N		S1	S3	
チェリーレッド斑									S1	S3	
分厚い唇・幅広い鼻翼										S3	
アンギオケラトーマ*										S3	
低身長					MR					S3	
難聴		B			MR	MW				S3	
脱毛・皮疹		B									
親戚に舞踏病アテトーシス			D								
多発性脂肪腫								P			

* 陰部および陰部周辺に出現する赤色小丘疹。皮疹上に鱗屑化がみられる
A：action myoclonus-renal failure syndrome, B：ビオチン反応性脳症, D：DRPLA, G：ゴーシェ病, MR：MERRF, MW：メイ・ホワイト症候群, N：neuronal ceroid lipofuscinosis, P：PME & lipoma, S1：シアリドーシスⅠ型, S3：シアリドーシスⅢ型, U：ウンフェルリヒト・ルントボルク病

6.1.A シアリドーシス

PME＋視力障害（進行緩徐）

　シアリドーシスは，視力障害を生ずることに臨床的特徴がある。シアリドーシスⅡ型はシアリドーシスⅠ型の重症型で，Ⅰ型の臨床像[17]プラス相貌や骨格の異常および肝脾腫を伴う。Ⅲ型は重症度はⅠ型と似ているが，相貌や骨格の異常を伴う点がⅠ型と異なり，Ⅱ型に似る。動作性ミオクローヌスと運動失調による転倒が致死的な事故につながる場合がある。

　Ⅲ型はほぼ日本人のみ[12]。平均10歳前後で，動作性ミオクローヌスで初発し，小脳症状，てんかん大発作が加わる。厚い唇と広い鼻翼の独特の相貌，腰椎のくちばし状変化。進行は遅い。さくらんぼ赤色斑を伴う視力障害は遅発性に出現。知的障害がごく軽いか認められない症例もある。

表 25　確定診断のための検査と遺伝子異常

診断	検査	原因遺伝子, 遺伝子異常
ガラクトシアリドーシス	結合型シアリルオリゴ糖増加（尿） カテプシン A，ライソゾーム性シアリダーゼ，同ガラクトシダーゼの低下	カテプシン A 遺伝子（20q13.1）
ゴーシェ病	グリコセレブロシダーゼの低下	*GBA* 遺伝子（1q21）
MERRF	血中尿酸，ピルビン酸上昇 筋生検で「ragged red fiber」	mtDNA 8344 番塩基の点変異によるリジン tRNA の合成障害
ラフォラ病	皮膚生検でラフォラ体	*EPM2A* 遺伝子（6q24），*EPM2B* 遺伝子
セロイドリポフスチン症[7]	ドリコール高値（尿沈渣） 筋生検で彎曲線状小体	酵素 *PTT/CLN1* 遺伝子 酵素 *TPP1/CLN2* 遺伝子
ウンフェリヒト・ルンドボルク病[25]	遺伝子診断	シスタチン B 遺伝子のプロモーター領域（21q23）
DRPLA	遺伝子診断	トリプレットリピート病（12q13.31）
BAFME	臨床診断	8q23.3-q24.1

MERRF : myoclonus epilepsy associated with ragged-red fibers, DRPLA : dentato-rubro-pallido-luysian atrophy, BAFME : benign adult familial myoclonus epilepsy

6.1.B　ゴーシェ病[26]

PME ＋眼球運動障害（進行緩徐）

　PME の病像を呈するのは III 型。発症年齢は不定。斜視や核上性眼筋麻痺（下方へ視線を向けることができず反り返るような姿勢になる）が先行し，次いで PME の症状が出現する。時に肝脾腫。脳波は典型的には後頭部優位の多棘徐波を示す[15]。進行は遅く平均余命は 10 年以上である。

6.1.C MERRF (mitochondrial encephalopathy with "ragged red fibers")[5]

PME＋筋萎縮

　本邦では DRPLA に次いで 2 番目に頻度が高い。細胞質遺伝（母親側からしか遺伝しない）。10 歳以降の発症が多い。ミオクローヌスが初発症状であることが多く，企図性，動作性に誘発される。てんかん大発作がこれに加わり PME の病像が完成する。知的機能は発症後低下するか元来知的障害があってそれがさらに低下するか半々である。筋萎縮，筋力低下はほぼ必発。難聴，視力障害，低身長もかなりの比率で存在する。脳波は多くの症例で背景波の徐波化と多棘徐波が認められる[24]。画像で大脳基底核の石灰化がみられることあり。

6.1.D ラフォラ病

PME＋要素性幻視

　6〜19 歳に発症。てんかん大発作で発症する場合が最も多い。半数の症例で要素性幻視からなる視覚発作が出現する[19,21]。次いで，動作性ミオクローヌスと静止時のミオクローヌスが続発してくる。その後，急速に知的機能低下が続発。発症当初には臨床・脳波所見は若年ミオクロニーてんかん（ヤンツ症候群）に似る。数年で寝たきりになり 10 年以内に死亡。発達性読字障害が先行する特異なタイプもある[6]。6q24 上の *EPM2A*[11] あるいは 6p22.3 上の *EPM2B*[3] が原因遺伝子。

6.1.E セロイドリポフスチン症

幼児型：PME＋ミオクロニー脱力てんかん
若年型：PME＋視力障害
成人型：PME＋アテトーシス

- **乳児型/Santavuori-Haltia病**：1歳半～2歳前半で発症。両側全身性ミオクローヌスとてんかん大発作を主徴とし，急速に自閉傾向の強い精神運動発達の遅延をきたす。3～4歳までには脳波は完全に平坦化する(vanishing EEG)。
- **幼児型/Jansky-Bielschowsky病**：2～4歳発症。ミオクロニー脱力てんかんの臨床像を示す。脳波上遅棘徐波は出現しない。多焦点性の棘波・鋭波が基礎律動の徐波化を背景として出現。
- **若年型/Spielmeyer-Vogt-Sjöflgren病**[27]：スカンジナビア半島に多い。6～10歳の発症。色素性網膜症による視力低下が初発症状。次いで緩徐な知的機能低下の進行とともに運動失調症状が2～3年の経過で出現してくる。それと同時にないしは1～2年遅れて，てんかん大発作と顔面に強い不規則なミオクローヌスが続発しPMEの病像が完成する。光過敏性は示さない。背景波の徐波化と棘徐波が認められる。20歳前後に死亡に至る。末梢血中に空胞リンパ球が認められる。
- **成人型/クフス病**[2]：思春期以降の発症。知的機能低下，運動失調，舞踏病アテトーシスなどの不随意運動が先行。病期が進むとPMEの病像をとる。10年で死亡に至る。Epilepsia partialis continuaを示す症例もある。

若年型，成人型では，視力障害や知的機能低下，その他の神経学的所見が先行するために，てんかんとの鑑別が問題になることは少ないが，特に幼児型においては，ミオクロニー脱力てんかん様の脳波・病像を初期には示すので鑑別診断を要する[20]。

6.1.F　ウンフェルリヒト・ルンドボルク病[8]

- **地中海型ミオクローヌスてんかん**：10歳前後の発症。覚醒時・運動時のピクつきの自覚が初発症状であることが多いが，夜間の大発作を初発症状とする場合も少なくない。起立，方向転換のほか，重篤な場合には飲食もミオクローヌスにより困難になる。ミオクローヌスはてんかん大発作に移行することがある。運動失調も併存する。知的障害はあっても軽度。症状の動揺が顕著でほとんど障害の認められない時

期と悪い時期が数日〜数週間の周期で交代しながら次第に悪化していく。40代になると症状は安定する。光過敏性あり。全身性棘徐波は初期のほうが目立つ。巨大SEPが誘発される。背景波は徐波化を示さないことが多い。フランス南部に多い。*CSTB*遺伝子に変異がみられる[16]。

- **バルト海型ミオクローヌスてんかん**：地中海型よりも症状が若干重い点を除いて大きな差異はない。ウンフェルリヒト・ルンドボルグ病は元来はこちらのほうを指す。フィンランドに多い[4]。

6.1.G DRPLA (dentato-rubral-pallido-luysian-atrophy)[13]

舞踏アテトーシス＋PME
世代が下るごとに重篤化

常染色体優性遺伝。本邦では有病率が100万人に5人と最も多い[23]。日本人に多い。ミオクローヌス，てんかん大発作，小脳性運動失調，舞踏アテトーシス，知的機能低下が同一家系のなかでさまざまな組み合わせで出現する。20歳以下で発症した症例ではPME型の臨床像を呈すが，50歳以降に発症する症例ではこれとは逆に小脳性運動失調と舞踏アテトーシスが主要徴候となる。このため，祖父はハンチントン舞踏病，孫はPMEなどと診断されている世代間促進現象はCAGリピートの異常伸長に起因する本病の1つの特徴である[10,22]。例外的に誘発電位で巨大SEPを認めない[9]。発症後10年で杖などの補助具を用いずに歩行可能な人は3割ほどである[22]。

文献

1) Berkovic SF, Andermann F : The progressive myoclonus epilepsies. In : Pedley TA, Meldrum BS (eds) : Recent Advances in Epilepsy, Vol 3. pp 157-187, Churchill Livingston, Edinburgh, 1986
2) Berkovic SF, Andermann F, Carpenter S, et al : Kufs' disease ; A critical reappraisal. Brain 111 : 27-62, 1988
3) Chao EM, Young EJ, Ianzano L, et al : Mutations in NHLRC1 cause progressive myoclonus epilepsy. Nat Genet 35 : 125-127, 2003
4) Eltridge R, Iivanainen M, Stern R, et al : "Baltic" myoclonus epilepsy : hereditary disorder of childhood made worse by phenytoin. Lancet 2 : 838-842, 1983

5) Fukuhara N, Tokiguchi S, Shirakawa K, et al : Myoclonus epilepsy associated with ragged-red fibers (mitochondrial abnormalities) : disease entity or a syndrome? J Neurol Sci 47 : 117-133, 1980
6) Ganesh S, Delgado-Escueta AV, Suzuki T, et al : Genotype-phenotype correlations for EPM2A mutations in Lafora's progressive myoclonus epilepsy : exon 1 mutations associate with an early-onset cognitive deficit subphenotype. Hum Mol Genet 11 : 1263-1271, 2002
7) Gardiner RM : The molecular genetic basis of the neuronal ceroid lipofuscinoses. Neurol Sci 21 (Suppl 3) : S16-S19, 2000
8) Genton P, Michelucci R, Tassinari CA, et al : The Ramsay Hunt Syndrome revisited ; Mediterranean myoclonus versus mitochondrial encephalomyopathy with ragged red fibers and Baltic myoclonus. Acta Neurol Scand 81 : 8-15, 1990
9) Kasai K, Onuma T, Kato M, et al : Differences in evoked potential characteristics between DRPLA patients and patients with progressive myoclonus epilepsy : preliminary findings indicating usefulness for differential diagnosis. Epilepsy Res 37 : 3-11, 1999
10) Koide R, Ikeuchi T, Tanaka H, et al : Unstable expansion of CAG repeat in hereditary dentatorubral-pallidoluysian atrophy (DRPLA). Nat Gent 6 : 9-13, 1994
11) Minassian BA, Lee JR, Herbrick JA, et al : Mutations in a gene encoding a novel protein tyrosine phosphate cause progressive myoclonus epilepsy. Nat Genet 2 : 171-174, 1998
12) Miyatake T, Atsumi T, Obayashi T, et al : Adult type neuronal storage disease with neuraminidase deficiency. Ann Neurol 6 : 232-244, 1979
13) Naito H, Oyanagi S : Familial myoclonus epilepsy and choreoathetosis ; Hereditary dentatorubral-pallidoluysian atrophy. Neurology 32 : 789-817, 1982
14) 内藤明彦, 小柳新策：進行性ミオクローヌスてんかん. 医学書院, 東京, 1989
15) Nishimura R, Omos-Lau N, Ajmone-Marson C, et al : Electroencephalographic findings in Gaucher's disease. Neurology 30 : 152-159, 1980
16) Pennacchio LA, Lehesjoki AE, Stone NE, et al : Mutations in the gene encoding cystatin B in progressive myoclonus epilepsy (EPM1). Science 271 : 1731-1734, 1996
17) Rapin I, Goldfischer S, Katzman R, et al : The cherry-red spot myoclonus syndrome. Ann Neurol 3 : 234-242, 1978
18) Roger J, Genton P, Bureau M, et al : Progressive myoclonus epilepsies in childhood and adolescence. In : Roger J, Bureau M, Dravet C, et al (eds) : Epileptic Syndromes in Infancy, Childhood and Adolescence, 2nd ed. pp 381-400, John Libbey, London, 1992
19) Roger J, Pellissier JF, Bureau M, et al : Le diagnostique précoce de la maladie de Lafora. Importance des manifestations paroxystiques visuelles et interet de la biopsie cutané. Rev Neurol 139 : 115-124, 1983
20) 田辺卓也, 七里元督, 鈴木周平, 他：Neuronal ceroid-lipofuscinosis の一女児例. 大阪てんかん研究会誌 13 : 35-39, 2002
21) Tinuper P, Aguglia U, Pellissier JF, et al : Visual ictal phenomenon in a case of Lafora disease proven by skin biopsy. Epilepsia 24 : 214-218, 1983
22) Tsuji S : Dentatorubral-pallidoluysian atrophy. Handb Clin Neurol 103 : 587-594, 2012
23) Tsuji S, Onodera O, Goto J, et al : Sporadic ataxias in Japan : a population-based epidemiological study. Cerebellum 7 : 189-197, 2008
24) Yoneda M, Tanno Y, Horai S, et al : A common mitochondrial DNA mutation in the t-RNA (Lys) of patients with myoclonus epilepsy associated with ragged-red fibers. Biochem Int 21 : 789-796, 1990
25) 和知 学, 笹川睦男, 長谷川精一, 他：シスタチン B 遺伝子の変異が確認された Unverricht-Lundborg 病の 2 症例. てんかん研究 16 : 100-108, 1998
26) Winkelman MD, Banker BQ, Victor M, et al : Non-infantile neuronopathic Gaucher's disease ; A clinicopathologic study. Neurology 33 : 994-1008, 1983
27) Zeman W, Donahue S, Dyken P, et al : The neuronal ceroid-lipofuscinoses (Batten-Vogt syndrome). In : Vinken PJ, Bruyn GW (eds) : Handbook of Clinical Neurology, Vol 10. pp 588-679, Elsevier, Amsterdam, 1970

6.2.H 良性成人型家族性ミオクローヌスてんかん
(benign adult familial myoclonus epilepsy：BAFME)[4,6]

　常染色体優性遺伝。本邦では有病率は 35,000 人に 1 人とされ，比較的多い[5]。染色体 8q23.3-q24.1 に遺伝子座があることが想定されている。家族性に皮質性振戦と呼ばれる微細なミオクローヌスを主に手指に認める[3]。回数の少ないてんかん大発作がこれに伴う。巨大 SEP を認める点は，他の PME と共通するが，全く進行しないかあるいはきわめて緩徐にしか進行しない。独特の性格傾向が家族に集積する場合があることも指摘されている[1]。VPA，LEV は皮質性振戦，てんかんの両方に有効である。ナトリウムチャンネル遮断薬は避けるのが望ましい。高齢になると皮質ミオクローヌスは悪化するとの報告もある[2]。

文献
1) 足立直人，大沼悌一，明石俊雄，他：幻覚妄想状態を呈した優性遺伝型ミオクローヌスてんかんの 4 例．精神医学 34：745-750, 1992
2) Hitomi T, Ikeda A, Kondo T, et al：Increased cortical hyperexcitability and exaggerated myoclonus with aging in benign adult familial myoclonus epilepsy. Mov Disord 26：1509-1514, 2011
3) Ikeda A, Kakigi R, Funai N, et al：Cortical tremor：a variant of cortical reflex myoclonus. Neurology 40：1561-1565, 1990
4) 加藤昌明，大沼悌一：良性成人型ミオクローヌスてんかんの臨床的研究．てんかん治療研究財団研究年報 11：99-108, 1999
5) Uyama E, Fu YH, Ptácek LJ：Familial adult myoclonic epilepsy (FAME). Adv Neurol 95：281-288, 2005
6) Yasuda T：Benign adult familial myoclonic epilepsy (BAFME). Kawasaki Med J 17：1-13, 1991

7 反射てんかん

　特定の感覚刺激によって誘発されるてんかん発作が臨床像の大部分を占めるてんかんのことを言う。したがって，疲労したときあるいはリラックスしたときに発作がよく起こるといった漠然とした状況が誘因となる場合や，膵臓のインスリン産生腫瘍のため空腹時に低血糖が起こり，それがてんかん発作の直接的な原因となる場合などは反射てんかんとは言わない。熱性けいれんを含め急性症候性発作は反射てんかんではない。

　図46に示したように，反射てんかんにおいては，感覚刺激と発作型との間に一定の対応関係がある。例えば，驚愕では強直・脱力発作が，体性感覚刺激では部分感覚・運動発作がそれぞれ誘発される傾向がある。光刺激や非言語性高次大脳機能刺激は全般性ミオクロニー発作，欠神発作と，音楽は側頭葉てんかんとの結びつきが強い。一見，錯綜して理解しにくい反射てんかんを理解するには，中核的な誘発因-臨床発作型(あるいは誘発因-臨床症候群)の結びつきを対にして覚えておくとよい。表26に主要な例を提示した。

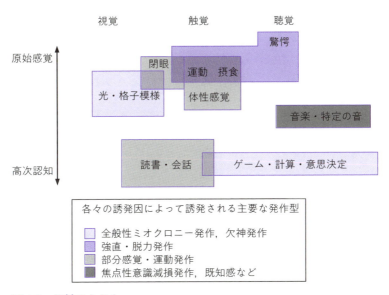

図46　反射てんかん

表26 反射てんかんの誘発因子と臨床発作型

光刺激	両側上肢のミオクロニー発作
	後頭葉てんかん(特発性光過敏性後頭葉てんかん)
閉眼行為(eye-closure)	欠神発作を伴う眼瞼ミオクロニー(ジーボンス症候群)
閉眼状態(fixation-off)	良性小児後頭葉てんかん
	眼瞼ミオクローヌスを伴う欠神発作重積状態
暗闇	後頭葉てんかん
驚愕	強直・脱力発作(片麻痺・知的障害を伴うことが多い)
音楽	側頭葉てんかん
読書(言語性高次大脳機能)	顎,舌,喉などに限局した間代発作・違和感(欧米に多い),原発性読書てんかん
書字(言語性高次大脳機能)	書字に使用した手指の間代発作・違和感
そろばん・書字(非言語性高次大脳機能)	上肢のミオクロニー発作(ヤンツ症候群)
意思決定	定型欠神発作
体性感覚刺激(驚愕の要素を伴わない)	当該部位の違和感から一側硬直へ
湯あみ	側頭葉てんかん(南インドに多い)
摂食	側頭葉てんかん
摂食(咀嚼,熱いあるいは冷たい食べ物)	多様(片麻痺,知的障害を伴うことが多い)

　誘発因子の性質から,反射てんかんは,原始感覚 vs. 高次認知,聴覚 vs. 視覚 vs. 触覚の2つの軸から整理することができる。図46にはこの2つの軸に従って9つの主要な反射てんかんを整理してある。

7.1.A 光刺激[3,4]

【頻度】反射てんかんのなかで最も頻度が高く,てんかんの2〜5%を占める[5]。

【誘発因子】15〜18 c/sの断続的な光刺激を両眼で注視する際に最も誘発されやすい。木漏れ日,ディスコのミラーボール,テレビなどが誘発素材となる。光過敏性を示す症例では,格子模様などに対するパターン過敏性を示す場合も多い。光過敏性とてんかんをもつ患者の4割程度が,もっ

ぱら光刺激によって発作が起こる厳密な意味での反射てんかんである。通常の閃光刺激では光突発反応は5%程度であるのに対して，赤点滅，図形点滅では18%誘発される[7]。1997年12月のいわゆる「ポケモンてんかん」は，4秒続いた青/赤の12 Hz点滅映像だったとの報告がある[7]。

【光突発反応】光刺激に応答して出現する全般性棘徐波，多棘徐波を指す[2]。後頭部に限局して出現する棘波や棘徐波は眼瞼・額などにミオクローヌスを生じることもあるが，臨床的てんかんとの関連は薄い[2]。光刺激が終了しても突発波がそれを超えて出現し続ける場合，臨床的なてんかんとの相関は9割近くになる[4,6]。

【誘発方法】開眼から閉眼する際に光過敏反応は最も誘発されやすく（9割程度），閉眼したまま（8割），開眼したまま（7割）の順に誘発されにくくなる。10～30 Hzの刺激帯が最も発作を誘発しやすい。

【性差】女性に多い。

【家族歴】強い家族負荷あり。

【発症年齢】思春期に最も活発。25歳以降は減少。

【発作症状】後頭葉てんかんの場合は，視覚性前兆と並んで上腹部不快感など側頭葉の症状が惹起される。他方で全般てんかんでは，全般性強直間代発作，ミオクロニー発作，欠神発作が誘発される主要な発作型である。

【対象患者】特発性全般てんかん群のなかでも若年ミオクロニーてんかん（ヤンツ症候群）では，光過敏性を高率に示す。ヤンツ症候群に近縁の覚醒時大発作てんかん，さらに若年欠神てんかんも光過敏性を示す。他には，PMEのなかのラフォラ病，ゴーシェ病，ウンフェルリヒト・ルンドボルク病，また，ミオクロニー脱力てんかん，ドラベ症候群が高い光過敏性を示す。これらはすべてミオクロニー発作を特徴とするてんかん症候群という共通項をもっている。

【自己誘発】知的障害を伴い，光過敏性を示す小児の一部で手を光に向けてかざして間欠的光刺激を自分で行う嗜癖が認められることがある[1]。

文献

1) Andermann K, Oaks G, Berman S, et al : Self-induced epilepsy. Arch Neurol 6 : 49-79, 1962
2) Bickford RG, Sem-Jacobsen CW, White PT, et al : Some observations on the mechanism of

photic and photometrazol activation. Electroencephalogr Clin Neurophysiol 4 : 275-282, 1952
3) Binnie C, Jeavons PM : Photosensitive epilepsies. In : Roger J, et al (eds) : Epileptic Syndromes in Infancy, Childhood and Adolescence, 2nd ed. pp 103-114, pp 299-305, John Libbey, London, 1992
4) Kasteleijn-Nolst Trenite DGA : Reflex epilepsy induced by intermittent light stimulation. In : Zifkin BG, Andermann F, Beaumanoir A, et al (eds) : Reflex Epilepsies and Reflex Seizures. Advances in Neurology, Vol. 75. pp 99-121, Lippincott-Raven, Philadelphia, 1998
5) 大熊輝雄：臨床脳波学，第5版．医学書院，東京，1999
6) Reilly E, Peters JF : Relationship of some varieties of electroencephalographic photosensitivity to clinical convulsive disorders. Neurology 23 : 1050-1057, 1973
7) 髙橋剛夫：開業医の光感受性てんかん研究　国際研究協力の先端に立って．東北大学出版会，宮城，2012

7.2　開閉眼・注視関連

7.2.B　閉眼

　閉眼による発作の誘発は，摂食による発作の誘発と似ていて，いくつかの異なったグループが錯綜している複雑な反射てんかんであり，中心視の遮断(fixation-off sensitivity : FOS)，scotosensitivity(暗闇過敏)，ジーボンス症候群(☜p. 156)，眼球運動の4つの異なった病態を含んでいる。FOSと暗闇過敏は，光過敏とは基本的に対照的な状態であるのに対して，閉眼直後に発作が誘発されるジーボンス症候群は，光過敏てんかんの一種であると考えるべきであろう。

7.2.B′　閉眼直後[1,2,5]
（ジーボンス症候群を含む）

【頻度】閉眼によって発作が誘発される症例のほぼ半数。
【誘発因子】光過敏性を示す患者で，閉眼直後数秒間に発作が誘発され，閉眼し続けると速やかに脳波と臨床症状が正常化する場合は，閉眼直後α波の周波数と振幅が，一過性に増大するαきしみと呼ばれる現象と関連している場合がある[5]。閉眼直後数秒以内に脳波異常および眼瞼ミオクローヌスを伴う欠神発作が出現し，数秒で消失し，さらに光過敏性を示す

臨床メモ⑮

閉眼と発作誘発

誘発手技/誘発因	FOS	暗闇	ジーボンス症候群	閉眼運動
A）閉眼状態	＋	＋	－	－
B）暗闇での眼球運動	－	－	±	＋
C）Ganzfeld 刺激	＋	－	－	－
D）光刺激	±	±	±	－

　閉眼によって発作が誘発された場合，まずは eye closure（閉眼行為）と eye closed（閉眼状態）が区別される必要がある．これは遮光が発作を誘発しているのか，閉眼という運動が発作を誘発しているのかの区別である．A＋B の手技で閉眼状態が発作を誘発していることが確認された場合には，遮光しない状態で固視ができないような状態を人工的に作り（Ganzfeld 刺激），中心視の遮断（FOS）と scotosensitivity（暗闇過敏）を弁別する．A＋B の手技で閉眼行為が発作を誘発していると考えられた場合には，ジーボンス症候群が代表的な病態であるが，その場合には，閉眼運動と光過敏性が対になって発作を誘発する傾向があり，光過敏性の程度には症例によってばらつきがある．典型的なジーボンス症候群，閉眼運動によって発作が誘発されるが光過敏性を示さない症例群，眼球共同偏倚など閉眼以外の眼球運動によって発作が誘発される症例群の 3 者の間には，中間的な症例があり，現在のところは症例数も十分でなく，きちんとした線引きは困難である．

場合は，典型的なジーボンス症候群である（☞p. 156）．しかし，光過敏性を示さない場合もジーボンス症候群に引き寄せて考えたほうが整理はしやすい．光過敏性を示さない場合，知的障害を伴う例が多い傾向がある[3~5]．
【発作症状と対象患者】ジーボンス症候群が最も代表的．ジーボンス症候群では，閉眼を継続すると発作および発作波が消失するのが典型である．

文献

1) Jeavons PM：Nosological problems of myoclonic epilepsies of childhood and adolescence. Dev Med Child Neurol 19：3-8, 1977
2) Gobbi G, Bruno L, Mainetti A, et al：Eye-closure seizures. In：Beaumanoir A（ed）：Reflex Seizures and Reflex Epilepsies. pp 181-191, Medicine & Hygiene, Geneva, 1989
3) 池野知康，森川新人：閉眼で誘発される眼瞼ミオクローヌス発作の 2 症例．臨床脳波 44：810-814, 2002
4) Lewis JA：Eye closure as a motor trigger for seizures. Neurology 22：1145-1150, 1972

5) Panayiotopoulos CP : Fixation-off, scotosensitive, and other visual-related epilepsies. In : Zifkin BG, Andermann F, Beaumanoir A, et al (eds) : Reflex Epilepsies and Reflex Seizures. Advances in Neurology, Vol. 75. pp 139-157, Lippincott-Raven, Philadelphia, 1998

7.2.C Fixation-off sensitivity (FOS)（中心視の遮断）

【誘発因子】閉眼した状態，完全に光が遮断された状態で誘発されるが，厳密には光は通すが中心視ができないようにする Ganzfeld 刺激を用いて誘発されることを証明しておく必要がある[4]。

【発作症状・対象患者】遅発性小児後頭葉てんかん（ガストー型）での後頭部の発作波は，多くが FOS で誘発される（☞p. 136)[3]。パナエトポラス症候群も若干そうした傾向を示す（☞p. 134)。

　遅発性小児後頭葉てんかん（ガストー型）以外では，FOS は，閉眼状態で持続的に眼瞼ミオクローヌスを伴う欠神発作重積状態を起こすことがある。これは閉眼時に短時間の欠神発作と眼瞼ミオクローヌスが惹起されるジーボンス症候群（☞本章 2.2.A p. 156)とは別個のものである。この場合，軽度知的障害から境界知能の症例が目立つ[1,2]。

文献

1) Gumnit RJ, Niedermeyer E, Spreen O : Seizure activity uniquely inhibited by pattern vision. Arch Neurol 13 : 363-368, 1965
2) Panayiotopoulos CP : Fixation-off sensitive epilepsy in eyelid myoclonia with absence seizures. Ann Neurol 22 : 87-89, 1987
3) Panayiotopoulos CP : Fixation-off, scotosensitive, and other visual-related epilepsies. In : Zifkin BG, Andermann F, Beaumanoir A, et al (eds) : Reflex Epilepsies and Reflex Seizures : Advances in Neurology Vol. 75, pp139-157, Lippincott-Raven, Philadelphia, 1998
4) 高橋剛夫：脳波に及ぼす固視点と全体野の影響．脳神経 28 : 95-103, 1976

7.2.D Scotosensitivity（暗闇過敏）[1,2]

【誘発因子】前節の FOS ほど完全な光の遮断が必要なわけではなく，日差しの入る明るい屋外から日が直接差さない屋内へと入る程度の明るさの変化でも発作が誘発されることがある。厳密に言えば FOS でないことを証

明する必要はあるが，対象を普通に固視できる状態，すなわち，普通に部屋のスイッチを切った程度の照度の変化で発作が誘発されれば暗闇過敏である可能性は高い。

【発作症状】 要素性幻視から二次的に側頭葉へと発作が伝播したと考えられる症状（焦点性意識減損発作や漠然とした不快感，既知感など）を呈することが多い。遅発性小児後頭葉てんかん（ガストー型）もその一部は暗闇過敏であるとされる。

文献
1) Beaumanoir A, Capizzi G, Nahori A, et al : Scotogenic seizures. In : Beaumanoir A(ed) : Reflex Seizures and Reflex Epilepsies. pp 219-223, Medicine & Hygiene, Geneva, 1989
2) Lugaresi E, Cirignotta F, Montagna P : Occipital lobe epilepsy with scotosensitive seizures ; The role of central vision. Epilepsia 25 : 115-120, 1984

7.2.E 眼球運動

【誘発因子】 暗闇での開閉眼，瞼を外力で開けたままでの閉眼努力（ベル現象），あるいは眼球共同偏倚など純粋な眼球運動によって発作が誘発される場合がある[2,3]。これは同じく閉眼運動に関連して発作誘発される 2.2.A のジーボンス症候群を除いた例と考える必要がある。

【発作症状】 ジーボンス症候群に近縁で，光過敏性はないが，閉眼直後に眼瞼ミオクローヌスが誘発され，速やかに減衰するタイプのものを除くと，半側けいれんなど部分発作が誘発される傾向がある[1]。ジーボンス症候群およびその近縁の病態を除いて，眼球運動自体で発作が誘発されたことがきちんと確認されている症例はきわめて稀である。

文献
1) Green JB : Seizures on closing the eyes. Electroencephalographic studies. Neurology 18 : 391-396, 1968
2) Shanzer S, April R, Atkin A : Seizures induced by eye deviation. Arch Neurol 13 : 621-626, 1965
3) Takahashi T, Tsukahara Y : Generalized paroxysmal discharges induced by visual stimuli and eye movements. Tohoku J Exp Med 115 : 1-10, 1975

7.3.F 驚愕(びっくりてんかん)[1,8]

【誘発因子】電話のベルなどの非特異的な音刺激による驚愕が最も効果的に発作を引き起こすが,触覚刺激もびっくり反応を起こす.稀に視覚刺激による驚愕も発作を引き起こすことがある[3].刺激を繰り返すと反応しなくなる[12].

【発症症状】非対称的な強直発作が最も特徴的.ミオクロニー脱力発作・脱力発作を引き起こすこともあるが,その場合は発作のてんかん性を立証するのがしばしば困難である.

【脳波】発作時脳波では脳波の抑制"diffuse electrodecremental pattern"という形をとることが多い[10].

【対象患者】片麻痺を伴う重度の脳損傷をもつ症例が最も典型的.いずれにしても中等度以上の知的障害を伴う例が大半.

【治療】焦点性てんかんの治療に準ずる.脳梁離断が行われることもある[4].

【乳児ミオクロニーてんかんに伴う反射てんかん】触覚刺激・音刺激でびっくりさせると上肢に強い両側性ミオクロニー発作が誘発される.眼瞼ミオクロニーを伴う欠神発作が誘発されることもあるが,発達に問題のない児童に出現しVPAへの反応もよい良性反射てんかんである[11].

【その他の症候性びっくりてんかん】

- **ダウン症**:びっくりてんかんは幼少時ではなく,思春期以降に発症する.脱力発作の頻度が比較的高い[9].
- **アスパラギン酸グルコサミン尿をきたすライソゾーム蓄積症**:骨格異常,特異な相貌,進行性の知的障害を特徴とする.知的障害は幼少時から進行性に悪化する.びっくりてんかんをしばしば併発する[6].

【鑑別診断】

- **びっくり病**:非てんかん性.倒れるときに意識は保たれている(☛本章 9.10.X p.290).
- **スティッフ・パーソン(Stiff-person)症候群**:非てんかん性.全身,特に軀幹の筋肉が上手く弛緩できなくなり年単位で緩徐進行性に硬直が進む.大きな音や触覚刺激でびっくりすると硬直が誘発されることが

ある(☞第 8 章 p. 360)。
- **コフィン・ローリー症候群**：びっくりしたり興奮したりすると，体の力が抜けてくずおれたり体がつっぱってびっくり病のように倒れる疾患で，短軀，特異な相貌，知的障害からなる X 染色体優性遺伝の疾患である[5]。女性では症候が軽くしか発現しないことがある[5]。
- **GM2 ガングリオシドーシス(テイ・サックス病，サンドホッフ病)**：坐位をとるくらいまでは異常なく発達するがその後急速に退行し，多くは 3 歳までに死亡する。眼底にチェリーレッド斑あり。極端なびっくり反応が 6 割以上にみられる[2]。
- **メインの飛び跳ねフランス人，インドネシアの latah，シベリアの miryachit**(ロシア語で「てんかんになる」の意味)：いずれも一部の地域で観察される過剰な驚愕反応で，突然の音刺激や触覚刺激に反応して飛び跳ねたり倒れたりし，その後に反響言語や反響動作，さらには周囲の人の命令にそのまま従ってしまうといった現象が後続するもので，現時点では文化依存的な心因性の病態であるという説が有力である。非進行性で他の神経学的症状は伴わない[7]。

文献

1) Aguglia U, Tinuper P, Gastaut H : Startle-induced epileptic seizures. Epilepsia 25 : 712-720, 1985
2) Bley AE, Giannikopoulos OA, Hayden D, et al : Natural history of infantile G (M2) gangliosidosis. Pediatrics 128 : e1233-e1241, 2011
3) Forster FM : Reflex epilepsy, behavioral therapy and conditional reflexes. Charles C Thomas, Springfield, 1977
4) Gómez NG, Hamad AP, Marinho M, et al : Corpus callosotomy in a patient with startle epilepsy. Epileptic Disord 15 : 76-79, 2013
5) Hahn JS, Hanauer A : Stimulus-induced drop episodes in Coffin-Lowry syndrome. Eur J Med Genet 55 : 335-337, 2012.
6) Labate A, Barone R, Gambardella A, et al : Startle epilepsy complicating aspartylglucosaminuria. Brain Dev 26 : 130-133, 2004
7) Lanska DJ : Jumping Frenchmen, Miryachit, and Latah : culture-specific hyperstartle-plus syndromes. Front Neurol Neurosci 42 : 122-131, 2018
8) Meier-Ewert K, Hoffmann J : Epilepsie und sinnesreize. klinische und klinischneurophysiologische aspekte. Nervenarzt 44 : 225-233, 1973
9) Stafstorm G, Gilmore HE, Ehrenberg BL : Seizures in persons with Down's syndrome : cause and prognosis. Abstracts. Seventeenth Annual Meeting Child Neurology Society. Ann Neurol 24 : 308, 1988
10) Tibussek D, Wohlrab G, Boltshauser E, et al : Proven startle-provoked epileptic seizures in

childhood : semiologic and electrophysiologic variability. Brain 47 : 1050-1058, 2006
11) Zafeiriou D, Vargiami E, Kontopoulos E : Reflex myoclonic epilepsy in infancy : a benign age-dependent idiopathic startle epilepsy. Epileptic Disord 5 : 121-122, 2003
12) Zifkin BG, Guerrini R, Plouin P : Reflex seizures. In : Engel JJ, Pedley TA (eds) : Epilepsy. A Comprehensive Textbook. pp 2559-2572, Lippincott Williams & Wilkins, Philadelphia, 2008

7.4.G 音楽・特定の音[5,7,10]

【頻度】1000万人に1人[1]。平均発症年齢は28歳で多くは20代以降に発症[6]。

【誘発因子】特定の種類の音楽（ロックやジャズやウェスタンなど）に反応して発作が誘発される[2,4]。「琵琶湖周航の歌」といった特定の曲目に限られる場合もある[3]。ホイッスルの音[8]，ある音域の教会の鐘の音[7]など特定の音に反応して発作が起こる場合もある。

【誘発される発作】上腹部不快感や既知感などの前兆と焦点性意識減損発作。場合によっては大発作。音楽を聞いて発作が起きるまで数分間かかる[9]。

【対象患者】側頭葉てんかんの患者にほぼ限られる。

文献

1) Critchley M, Henson RA (eds) : Music and the Brain : Studies in the Neurology of Music. William Heinemann Medical, London, 1977
2) Forster FM : Reflex epilepsy, behavioral therapy and conditional reflexes. Charles C Thomas, Springfield, 1977
3) Fujinawa A, Kawai I, Ohashi H, et al : A case of musicogenic epilepsy. Folia Psychiatr Neurol Jpn 3 : 463-472, 1977
4) 中野美佐，高瀬　靖，巽　千賀夫，他：洋楽ポップスで誘発される音楽てんかんの1例．臨床神経 38 : 1067-1069, 1998
5) Pascher W, Rollin H : Akustische reflex epilepsien. Nervenarzt 41 : 68, 1970
6) Pittau F, Tinuper P, Bisulli F, et al : Videopolygraphic and functional MRI study of musicogenic epilepsy : a case report and literature review. Epilepsy Behav 13 : 685-692, 2008
7) Poskanzer C, Brown E, Miller H : Musicogenic epilepsy caused only by a discrete frequency band of church bells. Brain 85 : 77, 1962
8) Taylor S : A case of musicogenic epilepsy. J Roy Nav Med Serv 28 : 394, 1942
9) Vizioli R : Musicogenic epilepsy. Int J Neurosci 47 : 159-164, 1989
10) Weber R : Musikogene epilepsie. Nervenarzt 27 : 337, 1956

7.5 言語性高次大脳機能刺激(読書，会話)[7, 8]

7.5.H 原発性読書てんかん

【誘発因子】強い興味と集中力をもって読書するときに最も誘発されやすい。熱心に議論や口論するときにも発作が誘発されることがある。日本人男児では英語を読むほうが日本語より発作が起こりやすかったという報告がある[5]。一部の書字によっても発作が誘発される患者では，読書のときには顎が，書字のときには手がそれぞれけいれんするというように誘発されるてんかん発作の種類が異なることがある。読書，書字，会話など言語性高次大脳機能刺激で誘発される反射てんかんは[2]，書字によって上肢のミオクローヌスが誘発される行為誘発性(praxis-induced)反射てんかんと明確に区別される必要がある(← 本章 7.6.J の「非言語性高次大脳機能刺激」p. 239)。

　行為誘発性反射てんかんは，若年ミオクロニーてんかんの亜型であり，基本的に全く異なった誘発・臨床発作症候群を形成している。書字誘発てんかんという題名で報告されている古典的な症例の多くは[1]，言語としての書字ではなく，頭を使いながら手を動かすという実際には行為誘発性反射てんかんの側面をもつ若年ミオクロニーてんかん例である。言語性高次大脳機能のなかでは，誘発因としては読書が圧倒的で，書字，会話がそれに続く。

【性差】男性に多い。

【家族歴】強い家族負荷あり。日本人には少ない。

【発症年齢】読書による発作の誘発は思春期から青年期に顕在化することが多い。

【発作症状】舌，喉，顎，顔面など発語と密接に関連する身体部分の違和感ないしはピクつきが読書をし始めてしばらくしてから自覚され，さらに読書を続けると大発作となる。稀に，閃光，眼球運動，読字困難など後頭葉症状が引き起こされることもある[3, 4]。

【脳波所見】発作間欠期脳波は正常であることが多い。優位半球の側頭・頭頂部に最大振幅をもつ速波律動を発作時に示すのが最も典型的。自発発作は稀。

【予後・治療】ほとんどの症例では発作はもっぱら読書によって誘発されること，また，前兆の段階でいったん読書を中断すれば大発作を回避できることが多い。薬剤を投与する場合にはVPAが第一選択薬となる。

【亜型】
- **書字誘発てんかん**：日本人では書字によって誘発される症例の報告が比較的多いが[6]，誘発される発作が顎の間代ではなく，家族歴もないことが多いため，原発性読書てんかんとは異なる病態であると考えられる。行為誘発性に起こる若年ミオクロニーてんかんが書字によって誘発されるのと混同しないように注意を要する。

7.5.1 失読を伴う焦点性読書てんかん[5]

【発症年齢】思春期から青年期に発症することが多い。
【性差】男性優位。
【家族歴】基本的にはない。
【誘発因】原発性読書てんかんが会話や書字など他の言語刺激によっても誘発されるのに対して，もっぱら読書によってしか誘発されない。
【誘発される発作】顎や上肢のミオクロニー発作ではなく，失読。持続時間は数分で，原発性読書てんかんの顎の間代が数秒であるのと比べると長い。
【治療】原発性読書てんかんではVPAが第一選択薬であるのに対して，本病態はナトリウムチャンネル遮断薬が第一選択薬として推奨されている。

文献

1) Asbury AK, Prensky AL : Graphogenic epilepsy. Trans Amer Neurol Assoc 88 : 193-194, 1965
2) Geschwind N, Sherwin I : Language-induced epilepsy. Arch Neurol 16 : 25-31, 1967
3) Meyer JG, Wolf P : Uber primäre leseepilepsie. Mit einem kasuistischen beitrag. Nervenarzt 44 : 155-160, 1973
4) Nizzoli Y, Carreras N, Lechi A : Reading epilepsy ; Report of a case. Electroencephalogr Clin Neurophysiol 17 : 586-587, 1964
5) Osei-Lah AD, Casadei A, Richardson MP, et al : Focal reading epilepsy-a rare variant of reading epilepsy : A case report. Epilepsia 51 : 2352-2355, 2010
6) Oshima T, Hirose K, Murakami H, et al : Graphogenic epilepsy ; A variant of language-induced

epilepsy distinguished from reading and praxis-induced epilepsy. Seizure 12 : 56–59, 2003
7) Radhakrishnan K, Silbert PL, Klass DW : Reading epilepsy. Brain 118 : 75–89, 1995
8) Wolf P : Reading epilepsy. In : Roger J, Dravet C, Bureau M, et al (eds) : Epileptic Syndromes in Infancy, Childhood and Adolescence, 2nd ed. pp 281–298, John Libbey, London, 1992

7.6.J 非言語性高次大脳機能刺激
（意思決定，ゲーム，描画，計算，そろばん，書字）[2〜4]

【誘発因子】チェス，将棋，囲碁などの複雑なゲームや，そろばんや計算問題，意思決定（例えば主婦では今夜の献立を決めようとするとき）などで発作が誘発される（行為誘発性反射てんかん）。書字誘発てんかんとして報告されている反射てんかんのなかには，むしろ行為誘発性と考えたほうがよい症例が多く含まれる（← 本章 7.5.H p.237）。

【発作症状】上肢・顔面のミオクローヌス，欠神発作，大発作が誘発されることが多く，特発性全般てんかん群とのかかわりが深い[1]。行為によって誘発される若年ミオクロニーてんかんは非言語性高次大脳機能刺激によって誘発される反射てんかんの1つである。

【脳波所見】3 c/s ないしはそれより速い両側性棘徐波が誘発されることが多い。

【治療】VPA が第一選択薬。

文献
1) Cirignotta F, Cicogna P, Lugaresi E : Epileptic seizures during card games and draughts. Epilepsia 21 : 137–140, 1980
2) Forster FM : Reflex Epilepsy, Behavioral Therapy and Conditional Reflexes. Charles C Thomas, Springfield, 1977
3) 井上有史，八木和一，松村玲美，他：非言語性高次大脳機能によって誘発される反射てんかん．てんかん研究 5 : 106–114, 1987
4) 山本　忍，江川　功，山本順治，他：計算その他高次精神活動によって誘発される反射てんかんの1症例．てんかん研究 8 : 22–28, 1990

7.7.K 体性感覚[1,2]

【誘発因子】身体の特定の部位を反復してさすったり撫でたりすることによって発作が誘発される。発作が頻発している時期には摂食，温度差などによっても発作が誘発されることがある。右前頭部に貫通創を受け，数年して左下肢を受傷して以来，左下肢をさすると発作が誘発されるようになった症例も知られている[4]。こうした反射てんかんは，こすりてんかん（rub epilepsy）と呼ばれている。歯磨きをして歯茎を刺激すると発作が誘発される歯磨きてんかんは，歯磨きの後，焦点性意識減損発作が誘発されることもあり，補足運動野系の一側強直発作が誘発される通常の体性感覚刺激誘発性反射てんかん（こすりてんかん）とは，とりあえずは区別しておいたほうがよい[2]。

【発作症状】発作を誘発しうる身体部位を刺激すると，同部位に感覚過敏帯が前兆として出現し，一側上下肢の強直を伴う非対称的な部分運動発作を引き起こすのが典型。夜間睡眠時に発作が群発する症例も多い。ただし，欠神発作が誘発される場合もある。発作出現後，しばらくの間不応期があり，その期間は当該部位を刺激しても発作は起こらない。

【治療】ナトリウムチャンネル遮断薬は有効。

【異型】
- **歯磨きてんかん**：熱心な歯磨き中にしか誘発されず，歯磨き後，口腔内の異常感覚が始まり，その後意識下での頭部向反といった運動発作が後続する。こすりてんかんの類縁疾患と考えられるが，傍中心回下部型の摂食てんかんとの移行型とも考えられる[3]。

【鑑別診断】
- **びっくりてんかん**：ともに触覚刺激によって誘発されるという点では同じだが，こすりてんかんは自己誘発可能であり，驚愕の要素は必要ない。

文献
1) Forster FM : Reflex Epilepsy, Behavioral Therapy and Conditional Reflexes. Charles C Thomas,

2) Kanemoto K, Watanabe Y, Tsuji T, et al : Rub epilepsy-a somatosensory-evoked reflex epilepsy induced by prolonged cutaneous stimulation. J Neurol Neurosurg Psychiatry 70 : 541-543, 2001
3) Koutroumanidis M, Pearce R, Sadoh DR, et al : Tooth-brushing-induced seizures : a case report. Epilepsia 42 : 686-688, 2001
4) Rae JW : Case report. Reflex epilepsy and peripheral injury. J Neurol Neurosurg Psychiatry 15 : 134-136, 1952

7.7.L 湯あみ[1〜5]

【家族歴・人種間格差】南インドに圧倒的に多く，南インドでは全てんかんの3〜4％を占める。トルコや日本からの報告も比較的多い[2]。
【誘発因子】熱いお湯を繰り返し頭から何度もかぶる。
【性差】男性が2〜3倍多い。
【発作症状】通常，焦点性意識減損発作が誘発されることが多い。稀に二次性全般化することもある。1割程度で強い快感が前兆として伴い，焦点性意識減損発作が惹起されて気を失うまでお湯をかけ続ける患者もいるとされる。自己誘発が1〜3割あるとされる。湯あみ発作の発症から数年すると非誘発発作が2〜4割に出現する。
【治療】ナトリウムチャンネル遮断薬が有効。

文献

1) Bebek N, Gürses C, Gokyigit A, et al : Hot water epilepsy : clinical and electrophysiologic findings based on 21 cases. Epilepsia 42 : 1180-1184, 2001
2) 石黒信久，遠藤真理，間 峡介，他：入浴てんかんの1例．小児科臨床 43：1291-1296, 1990
3) Meghana A, Sinha S, Sathyaprabha TN, et al : Hot water epilepsy : clinical profile and treatment : a prospective study. Epilepsy Res 102 : 160-166, 2012
4) Satishchandra P, Ullal GR, Shankar SK : Hot water. epilepsy. In : Zifkin BG, Andermann F, Beaumanoir A, et al (eds) : Reflex Epilepsies and Reflex Seizures. Advances in Neurology, Vol. 75. pp 227-240, Lippincott-Raven, Philadelphia, 1998
5) Yalcin AD, Toydemir HE, Forta H : Hot water epilepsy : clinical and electroencephalographic features of 25 cases. Epilepsy Behav 9 : 89-94, 2006

7.8 摂食[1,5〜7]

【誘発因子】誘発される発作タイプと患者背景によって，側頭葉辺縁型と傍中心回下部型に分かれる。右手の指が交通事故でなくなった後に発作が誘発されなくなった例や[5]，アイスクリームを口で直接食べずにスプーンで食べるようにしたところ発作が誘発されなくなった例[6]など，単なる体性感覚刺激によるものとは異なる側面がある。てんかんをもつ人の1,000人に1人程度とされている[3,4]。

7.8.M 側頭葉辺縁型[3,4,9]

【発症年齢】10〜20代。
【誘発因子】特に冷たい食べ物や熱い食べ物，あるいは食事全般が発作の誘因となる。流動物，固形物を問わない。家で落ち着いて食事をする場合しか発作が誘発されないなど，食事の際の雰囲気も発作の誘発に関係することもある[1]。1度発作が誘発されると刺激に対する不応期が出現し，その回の食事ではもう発作が誘発されないことを利用して，発作が出ると特に困る場合には，前もって発作を出してから食事に臨む患者もいる[7]。
【発作症状】既知感や焦点性意識減損発作など側頭葉てんかんが誘発される傾向があるが，発作の数は比較的少ない。

7.8.N 傍中心回下部型[6]

【誘発因子】7.8.M 側頭葉辺縁型と同様に摂食のさまざまの要素が関与するが，7.8.Mに比べて，咀嚼運動や食物の熱さ・冷たさなどの直接的な固有感覚刺激や体性感覚刺激がより大きく関与する。時に摂食以外の口腔内への刺激が発作を誘発することがあり，体性感覚刺激による反射てんかんとの移行関係がある。
【患者背景】片麻痺，知的障害などを発作発現前からもっている例が多い。
【発作症状】発作の形態は多様だが，発作の回数は多く，発作の勢いが強

い期間は，実際に摂食が困難となり，体重減少が起こるほどである．誘発される発作型には，ジャクソン発作関連てんかんが含まれていることが比較的多い．

7.9.O てんかん性スパスム型[2, 8)]

【発作症状】周期性スパスム型をとり，幼児期から学童期にかけて，摂食後数分後から，てんかん性スパスムがシリーズ形成をして惹起される．熱いもの(ラーメンなど)や冷たいものなど物理的刺激の強い食物で誘発されやすく，また，時には食物以外の物理的刺激で誘発される場合もあり，7.8.N の傍中心回下部型との類縁性が大きい．

【責任病巣】弁蓋部との関連が示唆されている．

文献

1) Ahuja GK, Mohandas S, Narayanaswamy AS：Eating epilepsy. Epilepsia 21：85-89, 1980
2) 井上拓志，秋山倫之，小林勝弘，他：食事によって誘発されるシリーズ形成性 spasms を認めた小児例．臨床脳波 50：246-250, 2008
3) Kokes U, Baykan B, Bebek N, et al：Eating epilepsy is associated with initial precipitating events and therapy resistance. Clin EEG Neurosci 44：161-166, 2013
4) Nagaraja D, Chand RP：Eating epilepsy. Clin Neurol Neurosurg 86：95-99, 1984
5) Reder AT, Wright FS：Epilepsy evoked by eating ; The role of peripheral input. Neurology 32：1065-1069, 1982
6) Remillard GM, Zifkin BG, Andermann F：Seizures induced by eating. In：Zifkin BG, Andermann F, Beaumanoir A, et al（eds）：Reflex Epilepsies and Reflex Seizures：Advances in Neurology Vol. 75, pp 227-240, Lippincott-Raven, Philadelphia, 1998
7) Robertson WC, Fariello RG：Eating epilepsy with a deep forebrain glioma. Ann Neurol 6：271-273, 1979
8) 澤井康子，丸山信之，星田 徹：Periodic spasms を呈する食事誘発性発作が認められた 5p―症候群の 1 例．てんかん研究 30：511-516, 2013
9) Seneviratne U, Seetha T, Pathirana R, et al：High prevalence of eating epilepsy in Sri Lanka. Seizure 12：604-605, 2003

7.10.P 運動

【誘発因子】運動による固有感覚刺激によって誘発される発作は，本来の意味での反射てんかんと代謝疾患による症候性のものに分かれる。本来の意味での反射てんかんは，眼球運動であったり（☞ 本章 7.2.E p. 233），書字の際の利き手の動きであったり（☞ 本章 7.5.H p. 237），摂食の際の咀嚼運動であったりと（☞ 本章 7.8.N p. 242, 7.9.O p. 243），特定の運動が主にその当該部位の身体に限局したけいれんを起こすのが典型的であり，さらに閉眼は光刺激と，書字は言語性高次大脳機能刺激と組み合わさって初めて発作が誘発されるという具合に，固有感覚刺激だけが純粋に受動運動として入力された状態では，発作を誘発しにくい傾向がある。これに対して症候性の場合は，部位を問わず身体各部位の運動，主に受動的な運動によって発作は誘発される。発作性運動起因性ジスキネジアは，純粋に能動的で急な固有感覚刺激によって引き起こされるが，引き起こされる運動が大脳皮質由来のものではない可能性が高く，反射てんかんの範疇には入れないのが普通である[5]（☞ 本章 9.7.N p. 282）。こうした急性症候性発作では視線を横へ向けるだけで発作の誘因になることもある[3]。

【対象患者】びっくりてんかん（☞ 本章 7.3.F p. 234）に関連している一群と，高浸透圧高血糖症候群を背景とした一群がある[1,3]（☞ 事例 15 p. 91）。

【発作症状】一側性の強直発作が誘発されることが最も多い。これが大発作へと展開することもしばしばある。

【治療】30 歳以上の知的障害のない患者で受動・能動運動によって誘発される発作が急性に出現したときには，高浸透圧高血糖症候群を疑って検査をしなければならない。その場合には通常の抗てんかん薬は無効である[3]。

【歩行てんかん】ローランドてんかんのなかで，触覚刺激でてんかん波が誘発されるもののなかに，歩行すると転倒発作が誘発される事例が報告されている[2]。これとは別に歩行誘発性のてんかんの存在も報告されているがこれは固有感覚刺激ではなく，特定の運動プログラムの発動によって誘発されている事例だと考えられている[4]。

文献

1) Aquino A, Gabor AJ : Movement-induced seizures in nonketotic hyperglycemia. Neurology 30 : 600-604, 1980
2) Di Capua M, Vigevano F, Tassinari CA, et al : Drop seizures reflex to walking. In : Beaumanoir A, Gastaut H, Naquet R (eds) : Reflex Seizures and Reflex Epilepsies. pp 83-88, Edition Médicine et Hygiène, Geneva, 1989 :
3) Duncan MB, Jabbari B, Rosenberg ML : Gaze-evoked visual seizures in nonketotic hyperglycemia. Epilepsia 32 : 221-224, 1991
4) Iriarte J, Sánchez-Carpintero R, Schlumberger E, et al : Gait epilepsy. A case report of gait-induced seizures. Epilepsia 42 : 1087-1090, 2001
5) Perez-Borja C, Tassinari AC, Swanson AG : Paroxysmal choreoathetosis and seizures induced by movement (reflex epilepsy). Epilepsia 8 : 260-270, 1967

7.11.Z その他の誘発因

【内臓感覚】 固有感覚刺激で誘発される発作よりもさらに稀なのが内臓感覚によって誘発される発作であるが，排尿中に大発作や焦点性意識減損発作が誘発される症例があることが知られている。前部帯状回を含む前頭葉内側面の発作症状ではないかと推測されている[2]。排便によって誘発される発作も知られているが排便後に焦点性意識減損発作を経て大発作にいたるもので[3]，排便と排尿のいずれでも誘発される発作は補足運動野起源と推察される意識保持下での強直発作を示している[4]。新生児が排便時に自律神経症状や無呼吸をきたす疾患には，ごく稀だが非てんかん性の家族性直腸痛がある（← 本章 9.12.Z p.292）。

【臭い】 臭い刺激は動物では高い頻度で実際にてんかん発作を引き起こし，ヒトの側頭葉てんかんでも3割弱の患者でてんかんに特異的な脳波異常を惹起するとの報告もあるが[7]，実際に人で反射てんかんを起こすことは稀でわずかな症例報告しかない[5]。

【特定の形】 丸いものをみると発作が誘発される症例が報告されている[1]。

【特定の光景】 自分の実家の光景，特に父親とじっとみつめあう光景を思い出すと規則的に焦点性意識減損発作が誘発される症例が報告されている[6]。

文献

1) Brockmann K, Huppke P, Karenfort M, et al : Visually self-induced seizures sensitive to round objects. Epilepsia 46 : 786-789, 2005
2) Glass HC, Prieur B, Molnar C, et al : Micturition and emotion-induced reflex epilepsy : case report and review of the literature. Epilepsia 47 : 2180-2182, 2006
3) Harbord MG, Mitchell C : Reflex seizures induced by defecation, with an ictal EEG focus in the left frontotemporal region. Epilepsia 43 : 946-947, 2002
4) Higuchi T, Fukuyama T, Misawa Y, et al : Reflex seizures induced by micturition and defecation, successfully treated with clobazam and phenytoin. Epileptic Disord 13 : 166-171, 2011
5) Ilik F, Pazarli AC : Reflex epilepsy triggered by smell. Clin EEG Neurosci 46 : 263-265, 2015
6) Martinez O, Reisin R, Andermann F, et al : Evidence for reflex activation of experiential complex partial seizures. Neurology 56 : 121-123, 2001
7) Stevens JR : Central and peripheral factors in epileptic discharge. Clinical studies. Arch Neurol 7 : 330-338, 1962

8 発作重積状態

　発作重積状態は，持続の短い通常のてんかん発作の単なる延長ではなく，異なったメカニズムをもった特異な病態と考えたほうがよい。このため，重積状態だけを別に本節にまとめて論じることにする。重積状態の定義は特にどのくらい発作が続いた場合を重積とするかでまちまちであるが，本書では15分程度を目安とし，発作と発作の間に十分に正常な高次脳機能が回復していない場合も含むことにする。ただし種類によっては時間の定義を必要に応じて変更する。

8.1.A 強直間代発作重積状態[5]

【持続時間】5分以上持続した場合には，15分以上持続する場合と危険性が変わらないという理由から，5分間で線引きすることが提案されている[8]。
【頻度】1年で5千～1万人に1人の頻度。高齢者を対象とすると頻度は倍以上となる[4]。
【原因・背景】症候性に起こってくる症例のほうが圧倒的に多く，特発性のてんかんにおいては例外的である。前頭部の病変，脳腫瘍，頭部外傷，

脳炎は危険因子となる[7]。小児では比較的稀。肝・腎などの機能不全による代謝異常，重篤な感染，断薬など，けいれん準備性を高める何らかの要因が引き金になることも多い。4割の症例では重積状態を初発症状とし，3割の症例では発作は生涯でそれ1回のみである。

【発作症状】終了近くになるほど次第に強直相は短くなっていく。発熱，横紋筋融解などの合併あり。1時間に4〜5回程度の大発作が引き起こされることが多い。

【予後】6〜20%程度の致死率がある。

【治療】発作開始から最初の30分を過ぎるとDZPの静注の効果はほとんどなくなる[6]。PHT，PBの点滴も最初の45分を過ぎると次第に有効性が減る（← 第2章「治療」D p.49）。ケタミンの投与が遷延例について試験的に提案されている[2]。

8.1.B 間代発作(半側間代発作)重積状態[1,3]

【持続時間】8.1.A に準ずる。

【原因・背景】通常は5歳までの小児に起こる。2〜3割では，脳炎，脱水，代謝疾患などの初発症状である。約半数の症例は特に原因なく，正常な小児に起こる。そのうちのかなりの部分を熱性けいれんが占め，しばしばHH症候群の病像をとる。他にドラベ症候群，良性新生児てんかんはいずれも半側間代けいれんの重積状態が主要な発作型の一部となる。

【発作症状】左右非対称な両側性の間代が不規則に繰り返すのが典型。

【予後】原因疾患なしに起こるものに関しては，DZPの静注で頓挫することが多い。HH症候群の病像をとった例では後に少なからず側頭葉てんかんを続発する。

文献

1) Aicardi J, Chevrie J : Convulsive status epilepticus in infants and children. Epilepsia 11 : 187-197, 1970
2) Chen JW, Wasterlain CG : Status epilepticus : pathophysiology and management in adults. Lancet Neurol 5 : 246-256, 2006

3) Congdon P, Forsythe W : Intravenous clonazepam in treatment of status in children. Epilepsia 21 : 97-102, 1980
4) DeLorenzo RJ : Epidemiology and clinical presentation of status epilepticus. Adv Neurol 97 : 199-215, 2006
5) Gastaut H : Classification of status epilepticus. In : Delgado-Escueta AV (ed) : Advances in Neurology, Vol 34. pp 15-36, Raven Press, New York, 1983
6) Goodkin HP, Kapur J : Responsiveness of status epilepticus to treatment with diazepam decreases rapidly as seizure duration increases. Epilepsy Curr 3 : 11-12, 2003
7) Janz D : Etiology of convulsive status epilepticus. In : Delgado-Escueta AV (ed) : Advances in Neurology, Vol 34. pp 47-54, Raven Press, New York, 1983
8) Lowenstein DH, Bleck T, Macdonald RL : It's time to revise the definition of status epilepticus. Epilepsia 40 : 120-122, 1999

8.2.C 強直発作重積状態[1,2)]

【原因・背景】大部分は全般・焦点混合てんかん群のグループに出現する。ベンゾジアゼピンの過剰投与を背景とする場合もある。
【発作症状】重積の持続は長く数日～数週間に及ぶ。1時間に10回以上と頻度が非常に高いことが多い。
【予後】致死率は3%程度と低い。

文献

1) Gastaut H, Roger J, Poire R : Les états de mal généralisés toniques. In : Gastaut H (ed) : Les etats de mal épileptiques. pp 44-76, Masson, Paris, 1967
2) Ohtahara S, Oka E, Yamatogi Y, et al : Non-convulsive status epilepticus in childhood. Folia Psychiatr Neurol Jpn 33 : 345-351, 1979

8.3　欠神発作重積状態

　図47に模式的に示したが、けいれんが前景に立たず、意識の障害が主要な臨床徴候となる発作重積状態を表す表現は、その臨床症状の多様さに応じてきわめて錯綜している。非けいれん性発作重積状態(non-convulsive status epilepticus : NCSE)という名称が現在最も汎用されているが[2)]，脱力，硬直，ミオクローヌスなどの小運動発作が頻繁に混入する場合，重篤な脳症

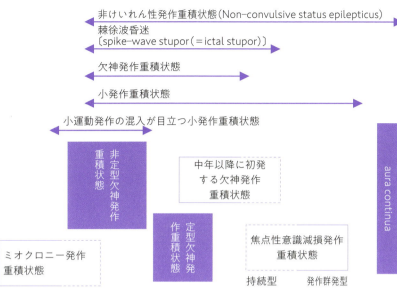

図47 けいれんを主症状としないてんかん発作重積状態を表す用語

を伴う症例に出現するミオクロニー発作重積状態との境界は必ずしも明瞭ではなく，こうした症例を「非けいれん性」と呼ぶことは基本的には不適切であろう。小発作重積状態と呼ぶのがより適切とも考えられるが，その場合には，全く病態が異なる焦点性意識減損発作群発（発作と発作の間に意識が回復しない）も，含まれることになる[4]。したがって，8.3.D～8.5.I（☞p.251～258）までの病態間の関係を図47に示したように意識した上で，異なった病態をできるだけ個別に論ずる形を本書はとった。

ただでさえこのように錯綜している欠神発作重積状態あるいはそれに関連する病態は，最近，全般性てんかん性放電を伴う昏睡（Coma-GED）あるいは焦点性てんかん性放電を伴う昏睡（Coma-LED）という新たな概念が強調され始めたことで，さらに大きなしかも危険を伴う混乱を臨床現場にもたらしている。この病態は，そのほとんどが集中治療室経由で発信され，その発信者にはしばしば従来の欠神発作重積状態についての経験や知識が欠けている。そのような発信者により蓄積されたデータが，欠神発作重積状態全体を代表するデータだと誤解され，本邦の論文でも，欠神発作重積状態が高い致死性を示す病態である，あるいは常に緊急の治療的介入を要する

表27 けいれんを主症状としないさまざまのてんかん発作重積状態の特徴

	行動特性	小運動発作	致死性	焦点性・全般性	てんかん否か	抗てんかん薬による介入の緊急性	背景疾患
定型欠神発作	発動性低下, 開眼	M+	なし	全般性	てんかん性	緊急性はない	特発性全般てんかん
非定型欠神発作	発動性低下, 開眼	M+ A+	なし	全般性	てんかん性	緊急性はない	レノックス・ガストー症候群 ミオクロニー脱力てんかん
中年以降に初発するAS	発動性低下, 開眼時に急性錯乱	M+	なし	多くは焦点性	急性症候性発作を含む	原因疾患による	陳旧性小脳梗塞, 薬物中毒など多彩な原因
環状20番染色体	発動性低下, 開眼逸脱行動	M+++ T+	なし	全般性	てんかん性	緊急性はない	環状20番染色体
焦点性意識減損発作重積状態	多くは焦点性意識減損発作群発, 開眼	LM+	あり	焦点性	てんかん性	速やかな緊急介入が必要	焦点性てんかん
Coma-LED	昏睡, 基本的に閉眼	M+ LM+	3~6割	焦点性	非てんかん性が多い	介入の臨床的有効性を示す症例は1割未満	脳血管障害, ヘルペス脳炎など
Coma-GED	昏睡, 基本的に閉眼	M+ LM+	極めて高い*	焦点性	非てんかん性が多い		無酸素脳症, 代謝性疾患, 感染性脳症, 薬物中毒など

M：ミオクローヌス, LM：一側顔面・上肢などに限局する間代, +：目立たないが混入, +++：極めて目立って混入, A：脱力, AS：absence status（欠神発作重積状態）, T：口すぼめなど, Coma-LED：Coma with lateralized epileptiform discharge（焦点性てんかん性放電を伴う昏睡）, Coma-GED：Coma with generalized epileptiform discharge（全般性てんかん性放電を伴う昏睡）
*薬物中毒は除く

状態であるといった論旨での議論が少なからず散見するようになった。表27に示したように、この誤解は不要な緊急介入を招く恐れがあり、同表に示した代表的な意識障害を伴う非けいれん性発作重積状態は、それぞれ

全く異なった病態であることを明確に意識しておくことは従来以上に重要となってきている。さらに実践的には Coma-GED および Coma-LED はいずれもその一部のみしか抗てんかん薬による介入が有効ではない上に，もっと根本的な問題としては，昏睡に伴うこうしたてんかん性の脳波活動が，実際にてんかん性の活動なのか，単に背景に存在する重篤な脳の機能障害を反映した非てんかん性の所見なのかを区別する方法が今のところ存在しないことである[1]。

細川が本邦ではその提唱者であった棘徐波昏迷(spike-wave stupor)もまたてんかんではなく急性症候性発作を含んでいるという意味で，てんかんと非てんかんを含む病態であるが，たとえ1回きりであったとしてもすべててんかん発作ではあるという点で，Coma-LED や Coma-GED とは異なっている[3]。以下の 8.3.D～F は，広義の棘徐波昏迷を示す3つの病態を扱う。

文献

1) Brenner RP : EEG in convulsive and nonconvulsive status epilepticus. J Clin Neurophysiol 21 : 319-331, 2004
2) Cascino GD : Nonconvulsive status epilepticus in adults and children. Epilepsia 34 (Suppl 1) : S21-28, 1993
3) 細川 清 : Spike-wave stupor (Ictal stupor) 脳波と臨床像．臨床脳波 16 : 143-150, 1974
4) Kudo T, Sato K, Yagi Y, et al : Can absence status epilepticus be of frontal lobe origin ? Acta Neurologica Scandinavica 92 : 472-477, 1995

8.3.D 定型欠神発作重積状態[1,9]

【頻度】欠神発作重積状態は定型欠神発作をもつ症例の約 5% で出現するとされる。

【経過】最初に通常の定型欠神発作が出現し，4～5 年遅れて欠神発作重積状態が続発するのが典型。ただし，定型欠神発作を伴わずに，欠神発作重積状態で初発する例もよくみられる。10 歳以前では定型欠神発作重積状態は稀である。

【発作症状】軽い場合には，自発性の低下と物事の処理能力の低下しか症状として現れないことも稀ではない。もう少し重くなると，まだら健忘や見当識の障害が出現し，体幹がゆらゆらと揺れ，非常に強い刺激を与えないと動けなくなる場合もある。数十分～数時間持続することが多いが，症状は動揺し比較的反応のよい時期と，非常に反応に乏しい時期が交錯する。激しい精神運動性の興奮は通常は認められない。時に欠神発作重積状態は大発作で終了する。稀に開始時に大発作があり，それに欠神発作重積状態が引き続くこともある。顔面・上肢のミオクローヌスが随伴することもあるが，ミオクロニー発作重積状態とは異なり，意識の減損が伴っている。

【脳波所見】3 c/s 前後の棘徐波が持続的ないしは断続的に出現する。断続的な場合でも，必ずしも脳波異常が小休止している時期に認知機能は完全には回復していないのでこれも重積状態に含める。時に棘波成分が 2 連，3 連になったり，2.5 c/s 位に周波数が落ちることはある。

【治療・予後】通常，DZP の静注で発作は頓挫することが多い。しかし，再発を防止するのは困難で，特に不眠や断薬といった誘因なしに出現した定型欠神発作重積状態は，成人後は頻回に繰り返すようになり抑制は困難であることが多いとされる。しかし，実際にそうした症例に出会うことはごく稀である。PHT は時に小発作重積を遷延させ，ESM は場合によっては精神症状を引き起こす。

8.3.E 非定型欠神発作重積状態[5, 10]

【背景疾患】レンノックス症候群，ミオクロニー脱力てんかんに高頻度に出現する。アンゲルマン症候群，環状 20 番染色体では，ミオクローヌスやしかめ面などのけいれん性の要素がより目立つ臨床像をとる。PME，亜急性硬化性全脳炎(SSPE)などの神経変性疾患に出現する場合もあるが，やはりけいれん性の要素が目立つ[3, 11]。しかしこうした病態は実際には Coma-LED, Coma-GED ととらえたほうがよいものも含む。

【経過】初発年齢は幼児期が圧倒的に多い。短発・短時間の非定型欠神発作，強直発作，ミオクロニー発作などとともに出現するのが一般的である。

【発作症状】顔面・上肢のミオクローヌス，一定の姿勢を保持すると次第にカクカクと前屈していく形の脱力などの運動症状が，意識レベルの全般的な低下とともに観察されることが多い。食事をしない，動かない，喋らないといった発動性の低下が数日〜十数日にわたって持続することもある。知的障害が大部分の症例で合併していることもあって，発作の開始と発作の終了が明瞭でなく，随伴運動症状に気をつけないと単なる怠けと見誤ってしまうことも稀ではない。
【脳波所見】遅棘徐波が持続的，半持続的に出現する。
【晩発性レンノックス症候群】[2] 成人になってから発症する晩発性レンノックス症候群でも非定型欠神発作重積状態は出現する。脳波上では棘波・鋭波が目立たず，高振幅徐波の群発が前景に立つ点を除いては，小児例の病像と同じ。
【治療・予後】DZP は静注してもあまり効果がない。

8.3.F 中年以降に初発する欠神発作重積状態[4, 12]
（狭義の棘徐波昏迷）

【頻度】比較的稀。
【経過】中年以降（女性では閉経後）に，それ以前にてんかん発作の既往歴のない人に突然出現する錯乱・昏迷状態として発症する。持続的な抗てんかん薬による治療をそれ以降再発防止のために必要とする症例もあるが，投薬をしなくても再発しない症例も多い。
【発作症状】突然裸になって走り回る，せん妄状態に陥るなど多彩な精神運動性の興奮を示し，急性精神病と診断されることがある。原因によって昏迷や奇妙な行動異常の様相を呈することもある。
【脳波所見】2 c/s 以下のゆっくりとした比較的不規則な棘徐波ないしは多棘徐波が持続的に出現する。
【治療・予後】DZP の静注によって発作は鎮静化するが，しばらくして再燃することも多い。予防投薬の必要がない1回限りの症例も少なくない。
【薬剤性】[7] 長年にわたるベンゾジアゼピンの服用が，入院や事故など何らかのきっかけで急に中断された場合の例外的な反応として，棘徐波昏迷が急性，亜急性に出現することがある[8]。錯乱様の症状を呈する場合もあ

表28 棘徐波昏迷を引き起こした主な薬剤[7]

抗うつ薬	薬剤の離脱
マプロチリン	ベンゾジアゼピン離脱
アモキサピン	アルコール離脱
クロミプラミン	バクロフェンの急速な断薬
パロキセチン	
セルトラリン	喘息治療薬
	テオフィリン*
その他の抗精神病薬	
炭酸リチウム	鎮痛薬
	トラマドール
抗生物質	
セファロスポリン系	免疫抑制薬
フルオロキノロン系	シクロスポリン
ペニシリン系	
ヤーリッシュ・ヘルクスハイマー反応に伴う「ictal stupor」	抗てんかん薬
	tiagabine
イソニアジド	
メトロニダゾール*	

* 大発作後,棘徐波昏迷が出現

るが,一定の見当識が保たれたまま奇妙な行動をしたり,昏迷様となったりと,数時間の単位で症状が変動することも多い。この場合,少量のベンゾジアゼピンの再開で症状は1〜2日で速やかに消失する。抗うつ薬(特にアモキサピン,マプロチリン,クロミプラミン)(← 第4章「鑑別診断」D p.107)が,棘徐波昏迷を引き起こすことは有名であるが[6],ミルタザピン,パロキセチン,セルトラリンについても報告がある。この場合にはうつ病自体の悪化によるうつ病性昏迷と鑑別しておく必要がある。数時間の単位での症状の大幅な変動や奇怪な行動が挿間性に観察された場合には,強く促して簡単な神経心理検査を施すと鑑別に役立つことがある。

上記のものも含め報告のある主立った薬剤を表28に挙げたが,基本的に薬剤によって誘発される棘徐波昏迷は,急性症候性発作がほとんどで,てんかんに発展することはない。

文献

1) Andermann F, Robb JP : Absence status ; A reappraisal following review of thirty-eight patients. Epilepsia 13 : 177-187, 1972
2) Bauer G, Aichner F, Mayr U : Status atypischer absencen im jugend-und erwachsenenalter. Nervenarzt 54 : 100-105, 1983
3) Brett EM : Minor epileptic status. J Neurol Sci 3 : 52-75, 1966
4) Ellis JM, Lee SI : Acute prolonged confusion in later life as an ictal state. Epilepsia 19 : 119-128, 1978
5) Gastaut H, Roger J, Soulayrol R, et al : Childhood epileptic encephalopathy with diffuse slow spike-wave (otherwise known as "Petit Mal Variant") or Lennox syndrome. Epilepsia 7 : 139-179, 1966
6) 稲田英利子, 大島智弘, 木村 仁, 他：うつ病性昏迷として治療が開始された非けいれん性てんかん発作重積状態の1例. 精神科治療学 19 : 219-224, 2004
7) 兼本浩祐：昏迷と非いれん性てんかん発作重積状態"non-convulsive status epilepticus". 精神科治療学 31 : 289-295, 2016
8) Kanemoto K, Miyamoto T, Abe R : Ictal catatonia as a manifestation of *de novo* absence status epilepticus following benzodiazepine withdrawal. Seizure 8 : 364-366, 1999
9) Kruse R : Absenzen-status (typische formen). Akt Neurol 3 : 155-170, 1976
10) Kruse R : Das myoklonisch-astatische petit mal. Springer-Verlag, Berlin, 1968
11) 大塚頌子, 須貝聖一, 寺崎智行, 他：Minor epileptic status を反復した SSPE の1例. てんかん研究 1 : 146-152, 1983
12) Schwartz MS, Scott DF : Isolated petit mal status presenting *de novo* in middle age. Lancet ii : 1399-1402, 1971

8.4 小運動発作の混入が目立つ小発作重積状態

以下の2つの病態は, 小発作重積状態が臨床症状の中核であり, かつ, 発作重積中に小運動発作が目立ち, ミオクロニー発作重積状態との境界が不鮮明であるという共通の性質をもっている.

8.4.G 環状20番染色体（← 本章 3.1′.C p.180 を参照）

【頻度】稀.
【原因】第20番染色体が環状になってしまうことで, 末端領域の遺伝子が発現しなくなることと関連して出現するとされる. モザイク状に環状染色体が出現するため, 環状染色体の占める割合は人によって異なる. 割合が高いほど臨床症状は重篤になり, てんかん以外の付随的な精神症状や認知障害などが併発しやすくなる.

【経過】幼児期から学童期にかけて小発作重積状態で発症し，発作と関連して比較的病初期より突発的で脈絡のない暴力行為や精神病状態をきたすこともある。環状染色体の割合が一定を超えると，知的障害はほぼ全例で併存するようになる。

【発作症状】連日1～3回程度，数時間の持続で小発作重積状態が出現する。小発作重積状態の途中でミオクローヌスや小刻みな脱力，しかめ面を伴う強直など多彩な小運動発作を随伴することが多い。発作の途中では無動無言に近い状態となることが多いが，発作がとぎれたときに激しい暴力行為がみられることも稀にある[1,2]。終夜脳波をとると，しかめ面を伴う強直発作が単独で出現している症例も報告されている[2]。ミオクロニー発作重積状態(←本章8.5.I)に近い様相を呈する場合もある。

【脳波】θ～δ域に周波数を不規則に変えて持続する棘徐波が特徴的。多棘徐波となる場合もあるが棘波成分は比較的目立たないことも多い[3]。

【予後・治療法】薬剤は無効であることが多い。通常，小発作重積状態の頻度は薬剤を増量しても中止してもあまり変わらないことが多いので，大発作の出現を予防するのに十分な程度の薬剤の投与を心がける。

文献

1) Augustijn PB, Parra J, Wouters CH, et al : Ring chromosome 20 epilepsy syndrome in children : Electroclinical features. Neurology 57 : 1108-1111, 2001
2) Inoue Y, Fujiwara T, Matsuda K, et al : Ring chromosome 20 and nonconvulsive status epilepticus ; A new epileptic syndrome. Brain 120 : 939-953, 1997
3) Kobayashi K, Inagaki M, Sasaki M, et al : Characteristic EEG findings in ring 20 syndrome as a diagnostic clue. Electroencephalogr Clin Neurophysiol 107 : 258-262, 1998

8.4.H アンゲルマン症候群

ミオクローヌスの要素が目立つ非定型欠神発作が主要な発作型となる。病側・部位を変える易変性ミオクローヌスが，非定型欠神発作が始まると両側性・同期性となる傾向がある。本章 3.1'.B 非進行性疾患のミオクロニー脳症(←p.178)および第7章「遺伝」(←p.348)を参照。

8.5.1 ミオクロニー発作重積状態[2, 4, 5, 7, 8]

ミオクロニー発作重積状態は4つの異なったグループに分けて考えると整理しやすい。

- **8.5.1.1 若年ミオクロニーてんかんグループ**：若年ミオクロニーてんかんが夜更かしや断薬などで症状が悪化した場合，またナトリウムチャンネル遮断薬やGBPで誘発された場合[6]に出現。0.5～7%で出現するとされる[3]。発作中意識は保たれている。不規則に全身のさまざまな部位にミオクローヌスが起こる。このため，体を投げ出すような，片側バリスムや舞踏運動のような印象を与える運動が延々と何時間も続き，しかも意識は保持されたままで失われないため，不随意運動や心因性と誤診されやすい。時に精神病状態を惹起することあり。脳波は，多棘徐波が連続的に出現する。

- **8.5.1.2 体の一部にミオクローヌスが限定する欠神発作重積状態**：ジーボンス症候群（← 本章 2.2.A p.156）には眼瞼の，欠神発作を伴う口部周囲のミオクロニー症候群には口唇の連続的ミオクローヌスが伴う。欠神発作を伴う口部周囲のミオクロニー症候群[1]は，平均10歳発症で女児に多く，口をすぼめて繰り返し突き出すようにしたり，口角を引くようなミオクロニーを伴う数秒間の短い欠神発作が日に何度も出るもので，強直間代発作は必発であり，ミオクロニーが目立つ欠神発作重積状態も6割もの症例に伴う。

- **8.5.1.3 小運動発作の混入が目立つ欠神発作重積状態**：微細なミオクローヌスが伴うドラベ症候群におけるobtunded state（← p.184），環状20番染色体，アンゲルマン症候群，レンノックス症候群やミオクロニー脱力てんかんにおける非定型欠神発作も，この観点からは，ここに属することになる。ミオクローヌスは体の特定の部位に限定せず不規則に出現するのが典型である。概念的にはこのグループを欠神発作重積状態と区別するのは困難である。PMEやSSPEの一部などはこのグループに入れるべきか，次の8.5.1.4のグループに入れるべきかの判断は難しい。

- **8.5.1.4 重篤な脳障害に伴う反応性の病態**：ランス・アダムス症候

群,急性薬物中毒,重篤な代謝性・感染性疾患において,易変性ミオクローヌスが連続して出現し,一定のてんかんに特異的な脳波異常の対応がみられる場合がある。この病態ではてんかんで通常出現する皮質ミオクローヌスとは異なった機序で出現するミオクローヌスも多くは混在しており,厳密にはてんかん発作重積状態とは言えない病態も含まれていると考えられる。脳波は徐波,群発・抑制交代,周期性一側てんかん型放電(periodic lateralized epileptiform discharges:PLEDs)などが対応する場合もある[3]。8.5.I.4 は Coma-LED ないしは Coma-GED と考えてよい。

狭義の意味でのミオクロニー重積状態は 8.5.I.1 のみである。8.5.I.1 と 8.5.I.2 は,発作が終了するのにいったん強直間代発作を起こすことが必要な場合がある。

文献

1) Baykan B, Noachtar S : Perioral myoclonia with absences : an overlooked and misdiagnosed generalized seizure type. Epilepsy Behav 6 : 460-462, 2005
2) Christian W : Statusformen kleiner epileptischer anfälle. Nervenarzt 51 : 591-606, 1980
3) Drislane FW, Herman ST, Kaplan PW : Myoclonic status epilepticus. In : Schomer DL, Lopes da Silva FH(eds): Niedermeyer's Electroencephalography : Basic Principles, Clinical Applications, and Related Fields. 6th ed. pp 581-588, Wolters Kluwer, Philadelphia, 2011
4) Grüneberg F, Helmchen H : Impulsiv-Petit mal ; Status und paranoide psychose. Nervenarzt 40 : 381-385, 1969
5) Janz D, Christian W : Impulsiv-petit mal. Dtsch Z Nervenheilkd 176 : 346-386, 1957
6) Larch J, Unterberger I, Bauer G, et al : Myoclonic status epilepticus in juvenile myoclonic epilepsy. Epileptic Disord 11 : 309-314, 2009
7) Roger J, Lob H, Regis H, et al : Les états de mal généralisés myocloniques. In : Gastaut H(ed) : Les États de Mal Épileptiques, pp 77-84, Masson, Paris, 1967
8) Schneemann N, Brune F, Busch H : Impulsive petit mal und dammerzustand. Schweiz Arch Neurol Neurochir Psychiatr 105 : 281-292, 1969

8.6.J 焦点性意識減損発作重積状態[1~3]

群発型の(あるいは非連続タイプの)焦点性意識減損発作重積状態は,頻度も高く概念的にも明瞭であるが,連続型の場合は,欠神発作重積状態との

境界が実際には明瞭ではない。成人発症の欠神発作重積状態のなかには，陳旧性の小梗塞巣などの局在病変に明らかに由来しているが棘徐波昏迷の形を臨床的にはとるものがあり，これを焦点性意識減損発作重積状態と考える人たちも少なからず存在する。発作時に両側性の棘徐波を示す症例を除外すると，特に脳障害が背景疾患にあらかじめある場合には，不規則な徐波に鋭波が混在する脳波所見では背景波との線引きが曖昧で発作時脳波として評価してよいのかの判断が困難なことがある。

【頻度】棘徐波昏迷と比較すると圧倒的に少ない。ただし焦点性意識減損発作が群発し，その間に意識障害が回復しないタイプのものは棘徐波昏迷よりも多い。

【経過】発現年齢は思春期以降であることが多い。焦点性意識減損発作重積状態が初発症状である場合には，脳炎など何らかの急性疾患を強く疑う必要がある。それ以外の場合には，重積状態に何年か先行して焦点性意識減損発作が出現している。かなりの頻度で発作後一過性の精神的変調をきたす。

【発作症状】発作間欠期に完全に意識が回復しない焦点性意識減損発作の群発状態の形をとる場合には，凝視 → 強直や自動症などの運動症状 → 発作後もうろう状態といった諸相が順繰りに出現するのをよく観察するとみてとることができる。これに対して，連続型の焦点性意識減損発作においては，精神運動性の興奮，幻覚・妄想状態，せん妄様の状態などが急性に出現し，精神病との鑑別が問題となる[1,4]。

【脳波所見】連続型では，不規則な鋭波，鋭徐波結合，徐波が半持続的に出現する。一側性の場合も両側性の場合もある。

【治療・予後】1つ1つの焦点性意識減損発作がみてとれる場合，発作と発作の間の間隔が次第に狭まるときには，二次性全般化が切迫しており，強直間代発作重積状態に準ずる緊急事態と考えてよい。これに対して前頭葉起源の持続の短い発作が数分ごとに群発するものは，数時間以上持続しても，寛解後すぐに健常な状態に回復することが多く，両者には大きな違いがある。DZPの静注は重積状態をとりあえずは中断させるが，相当数の症例で数時間で再発する。発作を終結させるのにPHTやPBの点滴を必要とすることが多い[5]。

文献

1) Adebimpe VR : Complex partial seizures simulating schizophrenia. JAMA 237 : 1339-1341, 1977
2) Ballenger CE, King DW, Gallagher BB : Partial complex status epilepticus. Neurology 33 : 1545-1552, 1983
3) Karbowski K : Status psychomotricus und seine differentialdiagnose. Hans Huber, Bern, 1980
4) 小穴康功, 平林直次, 平沼 健, 他：連続型および不連続型を示した複雑部分発作重積症の1症例. てんかん研究 9 : 67-72, 1991
5) Thomson T, Svanborg E, Wedlund JE : Nonconvulsive status epilepticus ; High incidence of complex partial status. Epilepsia 27 : 276-285, 1986

8.6.K 全般性あるいは焦点性てんかん性放電を伴う昏睡[1]
(coma with generalized or localized epileptiform discharge : Coma-GED or Coma-LED)

【対象】集中治療室に運び込まれて昏睡状態にあり，かつてんかん性が疑われる脳波異常が持続的に出現する人が対象．

【罹患率】報告により昏睡状態の5〜48%と大きな違いがある[1]．

【脳波所見】全般性てんかん性放電の代表的な所見は，持続性棘徐波，平坦脳波を挟む周期性棘波，群発・抑制交代，棘波を伴うあるいは伴わない三相波などである．形態的には，大田原症候群などで出現する本来のてんかん性群発・抑制交代，レンノックス症候群の非定型欠神発作時の脳波と区別するのは容易ではない．

焦点性てんかん性放電はPLEDsの形をとる．PLEDsは左右独立に交代性に出現するなど両側性となることも少なくない．昏睡に伴うPLEDsは両側性で，背景波は徐波化していることが多い[7]．

【原因】全般性てんかん性放電を伴うものでは，無酸素脳症，薬物中毒，代謝性・感染性脳症，クロイツフェルト・ヤコブ病やアルツハイマー病などの神経変性疾患などが代表的．PLEDsを伴うものでは，脳血管障害，ヘルペス脳炎，脳腫瘍その他の脳占拠性病変などの局在病変が代表的であるが，くも膜下出血，アミノフィリン中毒，高浸透圧高血糖症候群などでも観察されることがある．

【予後・治療】全般性てんかん性放電を伴うものでは薬物中毒例を除いて予後はきわめて不良．PLEDsでは予後はそれよりもよく，一側に局在したPLEDsでは致死率は3割程度，両側性では5〜6割とされる[4]．抗てんか

ん薬によって症状が改善するのは1割以下であり[2]，抗てんかん薬による負担を慎重に考慮し，たとえ抗てんかん薬による介入をするとしても臨床的効果がなければ治療を早期に切り上げる必要がある。てんかんに特異的な脳波異常，特に三相波は抗てんかん薬の投与で消失する可能性があるが，臨床症状の改善は伴わないことも多く，その場合も抗てんかん薬による治療を自動的に継続することは許されない[5]。脳波異常の種類は予後とは関連しないことが知られている[8]。

【異型】
- Subtle SE[10]：背景に急性脳症をもたない患者において，大発作重積状態が抑制できない状態が継続した最終段階で，上記の脳波異常が出現する場合を言う。予後は，全般性てんかん性異常波を伴う昏睡に準ずる。

【鑑別診断】
- **特発性全般てんかんにおける大発作後欠神発作重積状態**：てんかんをそもそも背景としてもつ人で大発作が終了後，欠神発作重積状態が持続する場合がある。Subtle SEとは生命予後は全く異なり全く別の病態である（← 本章 8.3.D p.251）[3]
- **EPC**[9]（← 本章 4.2.E' p.213）・**麻痺性てんかん発作重積**[6]：いずれもPLEDsの形をとるが，意識清明下で発作症状が出現する純粋な焦点性てんかん発作重積状態である。言語障害発作重積状態も時にPLEDsを背景として出現することがある。

文献

1) Bauer G, Trinka E : Non-convulsive status epilepticus and coma. Epilepsia 51 : 177-190, 2010
2) Drislane FW, Schomer DL : Anticonvulsant medication effect in patients with continuous epileptiform discharges. Clin Neuropharmacol 17 : 165-174, 1994
3) Fagan KJ, Lee SI : Prolonged confusion following convulsions due to generalized nonconvulsive status epilepticus. Neurology 40 : 1689-1694, 1990
4) Fitzpatrick W, Lowry N : PLEDS : clinical correlates. Can J Neuro Sci 34 : 443-450, 2007
5) Fountain NB, Waldman WA : Effects of benzodiazepines on triphasic waves : implications for nonconvulsive status epilepticus. J Clin Neurophysiol 18 : 345-352, 2001
6) Iriarte J, Urrestarazu E, Artieda J, et al : Ictal paralysis mimicking Todd's phenomenon. Neurology 59 : 464-465, 2002
7) Nicolai J, van Putten MJ, Tavy DL : BIPLEDs in akinetic mutism caused by bilateral anterior cerebral artery infarction. Clin Neurophysiol 112 : 1726-1728, 2001

8) Shneker BF, Fountain NB : Assessment of acute morbidity and mortality in nonconvulsive status epilepticus. Neurology 61 : 1066-1073, 2003
9) Striano P, Tortora F, Evoli A, et al : Periodic myoclonus due to cytomegalovirus encephalitis in a patient with Good syndrome. Arch Neurol 64 : 277-279, 2007
10) Treiman DM, DeGiorgio CMA, Salisbury SM, et al : Subtle generalized convulsive status epilepticus. Epilepsia 25 : 653, 1984
11) Trinka E, Leitinger M : Which EEG patterns in coma are nonconvulsive status epilepticus? Epilepsy Behav 49 : 203-222, 2015

8.7 意識障害を伴わない焦点性発作重積状態

8.7.L Aura continua

　大脳辺縁系と関連する前兆のなかでも，情動発作と精神発作の持続性前兆は散見するが，自律神経性前兆の持続性前兆はより稀である。自律神経性前兆と関連すると考えられる持続性前兆としては，てんかん性嘔吐の重積例[5]，腹痛発作が電気刺激によって誘発された例が報告されている[2]。てんかん発作性の持続性不安感は，実体的意識性（「人形の目が私を睨んでいる」，「私の背後にありありと人の気配を感じる」）をしばしば伴うため，精神運動性の不穏を生じる傾向がある[4,11]。既知感，未知感に刻印された夢様状態（dreamy state）が持続的に出現する場合には，これとは逆に患者は軽躁・多弁気味になる傾向がある[11]。粘着性・敵意が，扁桃核・海馬の放電と一致して増強されることもある[10]。音楽の幻聴が重積した症例の報告[8]はあるが，要素性幻聴の持続性発作は確認されていない。てんかん性が明確に確認された持続性の要素性幻視も比較的稀である[1,3,6〜9]。てんかん性眼振の重積については「後頭葉てんかん」の項（☞本章 4.2.C p.206）を参照。

文献

1) Gastaut H : Classification of status epilepticus. In : Delgado-Escueta AV (ed) : Advances in Neurology, Vol 34. pp 15-36, Raven Press, New York, 1983
2) Gastaut H, Poirier F : Experimental induction of abdominal seizures. Epilepsia 5 : 256-270, 1964
3) Helmchen H, Hoffmann I, Kanowski S : Dammerzustand oder status fokaler sensorischer anfälle. Nervenarzt 40 : 389-392, 1969

臨床メモ⑯

前兆としての不安・恐怖と扁桃核

てんかんの前兆としての不安・恐怖（ictal fear）が aura continua の状態になると，精神病的な症状が出現することがあるのは，古くから指摘されてきた。こうした不安・恐怖は，扁桃核由来と考えられている。扁桃核は，未知の対象を既知の対象から弁別し，警戒という強い情動でそれを刻印することで，動物が未知のものから身を守ってきた発達的に古い機能をつかさどっている。扁桃核が「aura continua」という形で過剰に機能すると，周りの世界のあらゆるものがこれまでみたことがないような未知のものとして目に映り，親しい友人や家族もいつもの慣れ親しんだ雰囲気とは全く異なった恐ろしい雰囲気をかもし出し，敵意に満ちた対象として立ち現れてくることがある。

その結果，友人や家族すら姿形はそっくりだが見知らぬ別人になってしまったように感じられ，極端な場合にはカプグラ症候群様の訴えとなる場合もある*。これに対して，扁桃核の機能が極端に低下すると，初対面の人に対しても警戒心がなくなってしまい，まるで古くから知っている知己のように人懐っこく近づく傾向が現れる。扁桃核の機能亢進は，一番親しい人もよそよそしい他人に思えるカプグラ症候群の世界を，機能低下は，世界のみんなを友だちのように扱うポリアンナ症候群の世界を現出させるのではないかという観察が報告されている。

文献

兼本浩祐，大島智弘，田所ゆかり：パニック発作との鑑別診断としての"ictal fear"——脳病理と精神病理の架け橋としてのその意義．精神科治療学 19：991-996, 2004

* 扁桃核の「aura continua」として出現してくるカプグラ症候群様の訴えが，世界がいつものような親しさを失う特異な離人感の延長線上にあるのに対して，統合失調症などで出現するカプグラ症候群は，些細な徴候や無に近いほどの差異を決定的な意味として解釈して確信してしまう妄想知覚に基づいており，両者は実際には異なった訴えである。

---

4) Henriksen GF : Status epilepticus partialis with fear as clinical expression. Report of a case and ictal EEG findings. Epilepsia 14：39-46, 1973
5) Jacome DE, FitzGerald R : Ictus emeticus. Neurology 32：209-212, 1982
6) 三宅 等，増田邦夫，望月保則，他：後頭に限局せる発作波とその臨床症状．脳/神経 26：67-78, 1974
7) 中川四郎，湯浅修一，菱山珠夫：視覚性発作の1例．脳/神経 10：729-735, 1958
8) Schiffter R, Straschill M : Aura continua musicalis ; Bericht über einen krankheitsfall mit sensorischem status epilepticus. Nervenarzt 48：321-325, 1977
9) Scott JS, Masland RL : Occurrence of "Continuous Symptoms" in epilepsy patients. Neurology 3：297-301, 1953
10) Wieser HG, Hailemariam S, Regard M, et al : Unilateral limbic status activity ; A stereo EEG, behavioral, and cognitive data. Epilepsia 26：19-29, 1985
11) Wolf P : Systematik von status kleiner anfälle in psychopathologischer hinsicht. In : Wolf P (ed) : Psychopathologische und Pathogenetische Probleme Psychotischer Syndrome bei Epilepsie. pp 32-52, Hans Huber, Bern, 1980

8.7.M 言語障害発作重積状態[2]

【頻度】稀。

【経過】中年以降，生涯に1度だけ出現する場合も少なからずある。糖尿病，脳血管障害，脳炎など，原因疾患の初発症状である症例も多い。

【発作症状】言語新作を伴い，既知感その他の大脳辺縁系由来を示唆する多彩な前兆とともに失語発作が出現する例外的な症例[3,4]を除いて，言語的な発動性の低下を特徴とする超皮質性運動失語様の症状を呈することのほうが多い。重積状態の途中で時にマーチを伴わない部分運動発作（顎，顔面，上肢）が散発する。数時間から長ければ2～3日続く。軽い例では，言語性の高次大脳機能が微妙に障害され，起承転結をもって話をすることだけができなくなるといった症例もある[1]（☞ 事例23 p.107）。

【脳波所見】優位側頭部が巻き込まれることが圧倒的に多いが，波形はまちまち。時に優位側頭部に低振幅のθ波が出現するだけのこともある。

【治療・予後】DZPの静注は有効な場合も無効な場合もある。

文献

1) 兼本浩祐：物語の再生の障害を主徴とした言語障害発作重積状態の1例．神経心理学 10：160-164, 1994
2) 兼本浩祐，扇谷 明，河合逸雄：成人における言語障害発作重積状態．精神医学 33：299-305, 1991
3) Kisker KP：Sprachliche stereotypien bei temporallappen-Epilepsie (ein beitrag zur konstitution verbaler sprachteile). Nervenarzt 28：366, 1957
4) Wilson A, Petty R, Perry A, et al：Paroxysmal language disturbance in an epileptic treated with clobazam. Neurology 33：652, 1983

8.7.N Epilepsia partialis continua (EPC)

本章 4.2.E'（p.213）を参照。

8.7.O 弁蓋発作重積状態
(opercular status epilepticus)

【頻度】 稀。
【発作症状】 何か月も持続することがある。構音障害，発語停止，嚥下困難といった偽性球麻痺症状，口部・顔面失行などを伴うこともある。顔面のさまざまの部位の EPC を伴う。
【背景疾患】 CBZ，LTG で誘発されることがある[1]。

文献
1) Colamaria V, Sgrò V, Caraballo R, et al : Status epilepticus in benign rolandic epilepsy manifesting as anterior operculum syndrome. Epilepsia 32 : 329-334, 1991

9 てんかんと時に混同される可能性のある疾患

　てんかんではないかと受診する人たちのほぼ 1〜3 割はてんかん以外の疾患による。したがって，てんかん類縁疾患は，てんかん診療の重要な一部であると言える。

9.1.A 心因性非てんかん性発作

【頻度】 てんかん専門外来に来院するてんかん症例のほぼ 1 割。そのうち，てんかんが併存するものは 2〜4 割。発作重積で救急搬送される症例に限ると心因性非てんかん性発作の比率はさらに高くなり，3 割近くになるとの統計もある[8〜10, 13]。
【臨床症状と鑑別点】 それだけで心因性非てんかん性発作と診断できる単独の徴候ないしは病歴は存在しない。表 29 にいくつかの代表的な臨床的ヒントを挙げたが，一定期間の治療的経過観察や発作脳波同時記録を通し

表29　非てんかん性を示唆する臨床症状

- ■ 頭部の左右への規則的な横振り（いやいや様）[1, 5~7, 12]
- ■ 30分以上持続する発作
- ■ 両手ないしは片手をブルブル規則的に上下・左右に震わす（屈曲・伸展が交互に起こる）[1, 5~7, 12]
- ■ 目的性をもった複雑な行為を一定期間継続して行う（窃盗をした後，警察とカーチェイスをするなど）
- ■ 意識減損発作中に閉眼する[3]
- ■ 発作出現に先行して1分以上の閉眼・動作停止を伴う疑似睡眠状態が出現する[15]
- ■ 発作中に泣きだす[2]**
- ● 血中プロラクチンの上昇*
- ● 舌縁の咬舌
- ● 顔や首に発作後点状出血が残る

■ は非てんかん性を，● はてんかん性を示唆する
* 発作重積状態の場合は，上がらないことも多く，上昇しないからといっててんかんをただちに否定する根拠にならない
** 泣くことが単一症候的に推移する場合は dacrystic seizure の可能性はあるので注意

ての裏づけなしに単独の臨床所見だけで診断に結びつけることは厳に慎むべきである。出現している症状の全体が，てんかんとして辻褄が合うかどうかが最も重要なポイントである（成人が突然転倒し，意識は戻っているのに長時間体が動かないなど）。

【発作脳波同時記録】てんかんか非てんかんかの診断の決め手となるが例外もある。意識障害を伴わない焦点性発作の場合，頭皮上の発作脳波同時記録でてんかんに特異的な脳波異常が検出されなくてもてんかんの可能性を除外することはできない[14]。また，補足運動野起源ないしは前頭眼窩野・帯状回の起源が想定されるような発作についても，頭皮上の発作脳波同時記録では，脳波の平坦化のみしか記録されない場合が少なくない[11]。発作脳波同時記録に関しては，診断確定後の治療開始のための信頼関係を重視し，まずはプラセボの薬剤（生食）などの投与を避け，治療者による暗示などを採用するほうが望ましい。治療者が発作脳波同時記録の場に付き添ってインタビューするだけで発作の出現率が十分に高まるとの報告もある[4]。発作脳波同時記録はしばしば現実的には困難であるので，家庭で携帯電話やビデオカメラで動画を撮影してもらうと診断に有用である。

【治療】心因性非てんかん性発作は，3つの場合に分けて対応すると対処

事例 32

発作重積状態の診断で運ばれて来た洗濯工場で働く女性

22歳，女性。中学校までは普通学級に通っていたが，高校からは特別支援学校に通学。その後，洗濯工場に就労して働いている。中学校在学中から，年に数回の頻度で「てんかん発作」の重積状態を起こすようになり，近くの医大にその都度搬送されていた。2週間ほど前から，「てんかん発作」が止まらなくなり，連日DZPを20～200 mgに至るまで大量に投与され呼吸抑制も出現し，PHTの点滴静注も同時に行われたが発作がいっこうに止まらないため本院に転送されてきた。発作脳波同時記録で，「右の頭頂部を焦点とするてんかん波」を指摘する紹介状とともに転送されてきた当日より，数十秒全身が硬直した後に右向反し，その後パタパタと両手を激しく動かし，再び身体全体を硬直させるという繰り返しからなる発作の群発が観察された。発作はほぼ10秒～1分ごとに出現し，発作と発作の間には開眼しているものの全く応答がない状態が持続した。発作脳波同時記録では，棘徐波様の波が左の頭頂部および中側頭部に連続して出現しているが，それ以外の部位には通常のα波が出現しており，頭の位置を変えてみるとこの波は右の頭頂部に移動し，枕と電極の間の摩擦のアーチファクトであることが判明した。付き添いの母親および本人にこれはてんかん発作ではなく心因性の発作であることを説明し，いくら続いても脳には損傷が生じないことを保証したところ，発作の状態は次第に変化し，不穏状態となって急に走り出したり，泣き続けたりするような発作となった。洗濯工場で自分をかわいがって面倒をみてくれていた同僚のおばさんが退職し孤立しがちになっていたことがわかり，職場の女性上司が目をかけるようにしてくれたところ，発作は消失した。その後，抗てんかん薬を中止したが発作は再燃していない。　　　　　　（心因性非てんかん性発作）

文献
兼本浩祐, 宮本敏雄：てんかん発作重積として治療されたヒステリー発作重積状態の1例. 精神医学 42：307-309, 2000

しやすい。いずれの場合も抑うつ，強迫といった他の精神疾患が伴っていない場合には向精神薬は表層的な効果が期待できるだけであり，特に安易なベンゾジアゼピンの投与は避けるべきである。

- **てんかん発作および知的障害を伴わない場合（フロイト型）**：生育歴における近親者との無意識的な葛藤を聴取できることが少なくなく，本格的・内省的な心理面接が優れた効果を発揮する。ことに小児の場合には母子並行面接にもちこむことができれば効果は大きい。精神科医ないしは臨床心理士との連携が必要（← 事例17 p. 96参照）。

- **知的障害を伴う場合(クレッチマー型)**：直近に環境面での変化が病歴聴取されることが多く，周囲の人たちと本人にてんかん発作でないことを保証して安心してもらうことと，変化した環境要因への環境整備を目指したケースワークが奏効する．環境に対する不適応の結果生ずる原始的な運動暴発と考えるクレッチマーの見方が有用である(← 事例32)．
- **てんかん発作が併発する場合**：実際のてんかんが並存する場合には，心因性発作をできうる限り鑑別して安心感を与え，環境整備を行うクレッチマー型の対応に準ずるが，てんかん発作の正確な診断と治療が重要である．

文献

1) Benbadis SR, O'Neill E, Tatum WO, et al：Outcome of prolonged video-EEG monitoring at a typical referral epilepsy center. Epilepsia 45：1150-1153, 2004
2) Bergen D, Ristanovic R：Weeping as a common element of pseudoseizures. Arch Neurol 50：1059-1060, 1993
3) Chung SS, Gerber P, Kirlin KA：Ictal eye closure is a reliable indicator for nonepileptic psychogenic seizures. Neurology 66：1730-1731, 2006
4) Cohen LM, Howard GF 3rd, Bongar B：Provocation of pseudoseizures by psychiatric interview during EEG and video monitoring. Int J Psychiatry Med 22：131-140, 1992
5) Desai BT, Porter RJ, Penry JK：Psychogenic seizures. A study of 42 attacks in six patients, with intensive monitoring. Arch Intern Med 155：2346-2349, 1995
6) Gates JR, Ramani V, Whalen S, et al：Ictal characteristics of pseudoseizures. Arch Neurol 42：1183-1187, 1985
7) Gulick TA, Spinks IP, King DW：Pseudoseizures：ictal phenomena. Neurology 32：24-30, 1982
8) 伊藤ますみ, 加藤昌明, 足立直人, 他：成人てんかん治療における pseudoseizure の特徴と診断．厚生労働省精神・神経疾患研究委託費(13 指-1)，てんかんの診断・治療ガイドライン作成とその実証的研究，平成 15 年度研究報告書, pp 61-66
9) 兼本浩祐, 川崎 淳, 河合逸雄：てんかん各症候群の寛解率―国際分類による症候群分けに基づいて．精神医学 37：615-620, 1995
10) Krumholz A, Niedermeyer E：Psychogenic seizures：a clinical study with follow-up data. Neurology 33：498-502, 1983
11) Meierkord H, Will B, Fish D, et al：The clinical features and prognosis of pseudoseizures diagnosed using video-EEG telemetry. Neurology 41：1643-1646, 1991
12) Reuber M, Mitchell AJ, Howlett S, et al：Measuring outcome in psychogenic nonepileptic seizures：how relevant is seizure remission？Epilepsia 46：1788-1795, 2005
13) Shorvon S：Status epilepticus. Its Clinical Features and Treatment in Children and Adults. Cambridge University Press, Cambridge, 2006
14) Sperling MR, O'Connor MJ：Auras and subclinical seizures：characteristics and prognostic significance. Ann Neurol 28：320-328, 1990
15) Thacker K, Devinsky O, Perrine K, et al：Nonepileptic seizures during apparent sleep. Ann Neurol 33：414-418, 1993

9.2.B 失神発作[1,2,4]

【定義】大脳の血液循環が，循環器系の問題が原因で一過性に低下することによって引き起こされる意識喪失と脱力。

【頻度】救急外来受診者の3〜5%。てんかん外来受診者の1割前後。

【てんかん発作との臨床的鑑別点】失神発作が起こる前にはなまあくび，冷汗，目の前が暗くなるなどの前駆症状があることが多い。倒れたときの脈拍は徐脈で，立位で起こることが多い。意識は倒れた後すぐに回復し，失禁は神経調節性，起立性低血圧では稀である。転倒後，応答ができるのに応答の内容がちぐはぐで見当識障害が一過性に出現することは，失神発作としては定型的ではない。

【けいれん性失神】失神発作の4割に認められる。倒れてしばらくしてから数回のピクつきや数秒の四肢の硬直が出現する。てんかんと誤診される大きな要因となる。

【予後】心原性の場合2〜3割の高い死亡率があるので，速やかな専門医の治療を必要とする。65歳以下で神経系にも心臓にも異常のない症例では特に一般人口と生命予後に差はない[2]。

【分類】てんかんとの鑑別が問題となる失神発作は，起立性低血圧(〜2割)，神経調節性(4〜6割)，心原性(1〜3割)の3つに大別される(図48)。

- **起立性低血圧性失神**：比較的若い女性に多く，長時間の立位，風呂あがりなどに起こる特発性の場合と，糖尿病，シャイ・ドレーガー病，レヴィー小体病などの神経変性疾患，アルコール，カルシウム拮抗薬，三環系抗うつ薬，フェノチアジン系薬剤などに起因する症候性の場合に大別される。立位，あるいは急激な体位変換で起こる。特発性の場合は治療の必要はないが，症候性の場合は基礎疾患に対する手当を要する。

- **神経調節性失神**：受診する失神発作のなかでは最も頻度が高い。排便，排尿，咳，採血，オーガスムなどで副交感神経が刺激されて起こる。痛み，精神的ショック，恐怖映画などで交感神経が優位になった後，相対的に副交感神経優位となり起こる場合もある。こうした状況依存性失神は，基本的に治療の必要はない。60歳以上の男性で，失

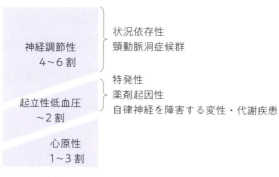

図48 失神発作の分類

神発作を何度も繰り返す場合，金門橋症候群とも呼ばれる頸動脈洞症候群を考える必要がある．上を見上げる，カラーで首を強く締めるなど首を過伸展させると頸動脈洞の副交感神経節を刺激することになり失神をきたす．

- **心原性失神**：前駆症状なく立位以外で5秒以内の失神発作が起こった場合には，不整脈などが原因の心原性の失神を疑う．65歳以上，失神前に胸痛や動悸が前駆していた場合はさらに可能性が高まる．①前駆症状なし，②65歳以上，③心疾患の既往歴，④心電図異常のうち，3つ以上あれば3割強，4つすべてが揃えば6割弱で1年以内に治療をしないと死亡するとされる．転倒後しばしば受傷する．家族に突然死の既往歴があればブルガダ症候群やQT延長症候群を疑い，特に夜間睡眠中に安静にしているときにエピソードが起こる場合はブルガダ症候群を除外する必要がある[3]．

文献

1) Brignole M, Alboni P, Benditt DG, et al : Guidelines on management (diagnosis and treatment) of syncope-update 2004. Executive Summary. Eur Heart J 25 : 2054-2072, 2004
2) 千葉健一，東儀英夫：失神とは．日内会誌 84 : 512-515, 1995
3) 栗田隆志：循環器疾患に伴う意識障害（失神）．In：兼本浩祐，丸 栄一，小国弘量，他（編）：臨床てんかん学．pp 415-420，医学書院，東京，2015
4) Savitz SI, Caplan LR : "Vertebrobasilar disease". N Engl J Med 352 : 2618-2626, 2005

9.3.C 一過性脳虚血発作[1,3]
(transient ischemic attack:TIA)

【定義】典型的な TIA の持続時間は 2〜15 分。

【臨床症状】内頸動脈系，椎骨脳底動脈系の 2 つに大別される。内頸動脈系の TIA の主な症状は，一過性の対側上肢・顔面の麻痺と一過性の失語症状などである。しびれ感だけが単独で内頸動脈由来の TIA として出現することはほとんどない。数分程度，一過性に片眼が急にみえなくなる一過性黒内障(amaurosis fugax)は，内頸動脈系の TIA の特殊型である。椎骨脳底動脈系の TIA は，その支配領域である脳幹部・後頭部領域に対応してめまい，歩行障害，複視，構音障害，片麻痺，四肢麻痺，半盲などの多彩な症状を出現させる。TIA による転倒発作では，下肢の脱力はせいぜい数分，時には即座に回復し他人の手を借りずに患者は立ち上がることができる[2]。

鎖骨下動脈盗血症候群(subclavian steal syndrome)は，運動によって椎骨脳底動脈系の TIA が誘発される特異な症候群で，閉塞している側の鎖骨下動脈(左側が多い)の血圧と健側の血圧が 20 mmHg 以上の差を示すことがある[2]。

【Limb-shaking TIA】[1] 臥位・坐位から立ち上がる，美容室で髪を洗ってもらう・高所を見上げるなど首を過伸展させるといった姿勢の変化が，一側上下肢に振戦様の震えあるいはけいれんを誘発し，さらに姿勢を元に戻すとこうした運動症状が消失する場合，内頸動脈の高度狭窄による TIA を除外する必要がある。Limb-shaking TIA はしばしば焦点性てんかんと誤診されるが，頸動脈内膜剥離術や，頭蓋内外バイパス術など血行再建術が脳梗塞の防止のために検討される必要がある。

【予後】TIA では，5% が冠動脈疾患で死亡するので，高血圧，脂質代謝の制御が必要となる。TIA は 1 度起こると 1 か月以内に 8% 再発し，その後 3 年間は毎年 5% の確率で再発する[3]。治療しなかった場合には 2/3 の症例で脳梗塞を起こす。TIA の間隔が次第に短くなりつつある場合，1 回の TIA の持続が次第に長くなりつつある場合は脳梗塞が切迫していると考えて緊急の処置を要する。内頸動脈系の TIA は椎骨脳底動脈系の TIA より脳梗塞に発展しやすく，また，椎骨脳底動脈系の TIA のなかではめまい，

転倒，複視などよりも，片麻痺や四肢麻痺をきたした症例のほうが予後が悪い[1]。

文献

1) Dorndorf W : Schlaganfalle. pp 95-113, Thieme, Stuttgart, 1983
2) Patel A, Toole JF : Subclavian steal syndrome ; Reversal of cephalic blood flow. Medicine 44 : 289-303, 1965
3) Scheinberg P : Transient ischemic attacks ; An update. J Neurol Sci 101 : 133-140, 1991

9.4.D 一過性全健忘[6]
(transient global amnesia : TGA)

【定義】失語，失行，失認といった他の認知障害を伴わない純粋な前向性健忘が，頭部外傷その他の特記すべき原因なく突然出現し，24時間以内に消失する場合を言う。

【原因】TIA，片頭痛などとの近縁性が指摘されているが必ずしも臨床像のすべての側面がそれで説明しうるわけではない。

【頻度】大多数が50～80歳に発症する。平均年齢は61～62歳[7]。10万人に3～8人の発症率[1]。時間帯は午前から日中に，季節は春・夏に好発し，平均持続時間は4～5時間[7]。

【臨床症状】突然見当識が混乱し，何度も同じことを尋ねながら自分が尋ねたことを忘れてしまうといった奇妙な状態が出現する。運転や音楽の演奏[2]といった記銘力を要しない課題は無難にこなすことができる。典型的には数時間前後持続するこの症状が続いている間は，完全な前向性健忘が残り，新たな情報を記憶することは全くできない。この症状が終了したあとで尋ねると，臨床症状が出現する前の数時間の逆向性健忘が確認されることが多い[4]。水浴，性交，抜歯，情動的ストレスがTGAの誘因となることがある[3]。

【予後・治療】8割の症例は生涯に1回しかTGAを経験せず予後はよい[5]。治療は通常不要である。ただし非定型的な症例については背景に腫瘍や脳血管障害が考えられる場合があるので精査を要する。

文献

1) Barth T, Deuschl G : Transient global amnesia : functional anatomy and clinical implications. Lancet Neurol 9 : 205-214, 2010
2) Byer JA, Crowley WJ : Musical performance during transient global amnesia. Neurology 30 : 80-82, 1980
3) Fisher CM : Transient global amnesia. Precipitating activities and other observations. Arch Neurol 39 : 605-608, 1982
4) Kritchevsky M, Squire LR : Transient global amnesia ; evidence for extensive, temporally graded retrograde amnesia. Neurology 39 : 213-218, 1989
5) Miller JW, Yanagihara T, Petersen RC, et al : Transient global amnesia and epilepsy ; Electroencephalographic distinction. Arch Neurol 44 : 629-633, 1987
6) 三宅芳子, 兼本浩祐：一過性全健忘. 中安信夫（編）：稀で特異な精神症候群ないし状態像. pp180-194, 星和書店, 2004
7) Quinette P, Guillery-Girard B, Dayan J, et al : What does transient global amnesia really mean? Review of the literature and thorough study of 142 cases. Brain 129 : 1640-1658, 2006

9.5.E 片頭痛

【頻度】 有病率は6～8％。女性は男性の3倍の罹患率で30～40代の女性では6人に1人。前兆のあるものは1割程度[5]。

【臨床症状】 小児期から思春期にかけて発症する拍動性の頭痛で，吐き気・嘔吐・顔面蒼白などの自律神経症状を随伴することが多い。頭痛の始まる数時間前から予兆として光や音への神経過敏やいらいらなどが自覚され，引き続いて眼性片頭痛では，ジグザグ型が数十分かけて次第に視野の辺縁に向けて広がっていくのが特徴的で，広がる速度の遅さと鋭角的な幻視の形状によって後頭葉てんかんの要素性幻視と区別される[5]。複合片頭痛（migraine accompagnée）では，身体の一部から感覚麻痺や違和感が次第に広がっていくのが経験されることがあり，感覚性ジャクソン発作との鑑別が問題となるが，眼性片頭痛と同様に広がる速度が数十分と遅いことと両側性の広がりをみせる点で感覚性ジャクソン発作とは異なっている[5]。脳底動脈性片頭痛では，意識障害や錯乱，みている物が大きくなったり小さくなったりする不思議の国のアリス症候群などがみられることがある。思春期までの女児に多い[1,6]。小児では片頭痛は頭痛ではなく腹痛の形をとることも多いので注意を要する（腹性片頭痛）。

【周期性嘔吐症】[4] 平均発症年齢は3～7歳。激しい嘔吐が平均して2～3

日持続し[3]，数日〜数か月周期で繰り返す。個人内では嘔吐の周期および持続は一定であることが多い。前駆症状として光過敏・音過敏などが先行する。風呂に入ると若干症状が緩和されることがある。TPMなど抗てんかん薬を含め片頭痛の予防薬が有効な場合がある。母系遺伝が認められることがある。多くは自然軽快するが片頭痛に移行する場合もある。大麻嘔吐症は周期性嘔吐症と極めて似た症状を呈するので成人発症例では念頭においておく必要がある[2]。

文献

1) Bickerstaff ER : Basilar artery migraine. Lancet i : 15-17, 1961
2) Douglas A, Oxentenko AS, Herman ML, et al : Cannabinoid Hyperemesis : a case series of 98 patients. Mayo Clin Proc 87 : 114-119, 2012
3) Li BU, Fleisher DR : Cyclic vomiting syndrome : features to be explained by a pathophysiologic model. Dig Dis Sci 44 (8 Suppl) : 13S-18S, 1999
4) Lindley KJ, Andrews PL : Pathogenesis and treatment of cyclical vomiting. J Pediatr Gastroenterol Nutr 41 (Suppl 1) : S38-S40, 2005
5) Sacks O : Migraine ; understanding the common disorder. Pan Books, London, 1985〔後藤眞，石館宇夫（訳）：偏頭痛百科．晶文社，東京，1990〕
6) Swanson JW, Vick N : Basilar artery migraine : 12 patients, with an attack recorded electroencephalographically. Neurology 28 : 782-786, 1978

9.6 睡眠に関連する病態

　睡眠時にのみ発作が限定されて起こるてんかん発作（特に焦点性てんかん）は少なからず存在し睡眠中のさまざまの逸脱行動との鑑別が問題になる。表30は表面的にはかなり似通ってみえるレム睡眠行動障害，夜驚・夢中遊行，てんかん性の病態の違いを比較してある。

9.6.F ナルコレプシー[1,3]

【頻度】日本人の有病率は1,000人に1人程度で多い。
【発症年齢】10代に発症し（14〜16歳がピーク），20代に受診することが多い。
【基本的な臨床症状】普通ならば眠気を催すことはないような，歩行中や

表30 レム睡眠行動障害と夜驚のてんかんとの鑑別ポイント

	レム睡眠行動障害	夜驚・夢中遊行	てんかん発作（焦点性意識障害発作）
刺激による覚醒	容易	困難	不可能
障害物の認識	不可能	可能	可能なことが多い
尿失禁	なし	なし	ありうる
外傷	多い	少ない	少ない
暴力行為	しばしば	少ない	少ない
異常行動中の体験を想起できるか	夢として想起	通常は覚えていない	通常は覚えていない
悪夢	常に	あっても極めて断片的	なし
瞳孔の変化	なし	散瞳	散瞳
好発年齢	高齢に多い	小児に多い	小児・高齢に多い
性差	男性優位	なし	なし
家族集積	なし	あり	稀にあり

田ケ谷浩邦：睡眠中の異常行動が主訴の場合．In：内山 真（編）：睡眠障害の対応と治療ガイドライン第2版．pp 91-102，じほう，東京，2012 を改変

商談中などにも耐えられない眠気が襲ってきて眠りこんでしまうなど，異様な眠気がナルコレプシーの最も特徴的で一般的な症状である．慢性的な眠気のため本人は眠気を自覚せず，周囲の人に聞いて初めて傾眠傾向に気づかれるときもある．この過剰な眠気がナルコレプシーの必須症状であるが，ナルコレプシーの症状には他に，情動脱力発作（カタプレクシー），入眠時幻覚，睡眠麻痺があり，ナルコレプシーの四徴を形成している．大笑いしたり怒ったりといった激しい感情とともに全身の力が抜けて床に倒れたり，会話中に口がもつれたりする情動脱力発作は，3/4の症例で認められる．入眠時幻覚は，強盗が侵入してきて襲われるといったありありとした現実感を伴った幻覚を入眠時に体験するものであるが，その際，体が金縛りにあって動かないと感じる睡眠麻痺の併存が，ほぼ半数近くの症例で認められる．

【脳波所見】入眠後10分以内にレム睡眠期が出現する入眠開始時レム睡眠期が特徴的．

事例 33

毎夜「夜の霊」に噛みつかれる主婦

40代女性。5年前から急に脱力して足ががくんとなることがあったが，転びもせず意識もなくならないので，人には気づかれたことがなかった。最初は数秒程度であったが，4年前くらいから症状は次第に悪化し，持続時間も十数秒くらいになり，顔にも力が入らず無理に笑って誤魔化そうとするが変な顔になってしまい夫の気付くところとなった。同時に，眠る前後に「お化け」が出てくるようになり，しまいにはそれが自分に噛みつくようになった。本人はこれを「夜の霊」と呼んで恐れていた。噛みつかれるとありありと痛みを伴うが，電気を点けて寝ると出てきにくいため，精神的なものだと本人も家人も思っていた。

今年になって，テレビでお笑い番組をみていて大笑いをした後，全身の力が抜けて喋れなくなり，「助けて」と言おうとしたが唸り声しか出なくなった。夫はまた「夜の霊」かと思い放置していたが，30分経っても言葉も喋れず体はぐにゃぐにゃで全く立てない状態から回復しないため，救急病院を受診。1時間程度で回復したためそのまま帰宅した。以降，同様の発作が度々起こるため，側頭葉てんかんではないかという疑いで紹介受診となった。

本人は若いときから霊感が強く，心霊写真もたくさんもっており，「夜の霊」は実際に霊だと思っていた。問診で20歳くらいから，突然，耐えがたい眠気が襲ってきて，寝てしまうエピソードも聴取でき，入眠潜時平均が1分15秒，入眠時レム睡眠が睡眠ポリグラフ検査で4回中4回確認され，ナルコレプシーの診断が確定された。

(ナルコレプシー)

【情動脱力発作（カタプレクシー）】 突然可笑しくて笑い転げてしまうと全身の力が抜けるという独特の情動脱力発作は特異性の高い症状であるが[6]，てんかんと間違われることがある。笑い発作と脱力発作が結びついている特殊なてんかん症例や[4]，情動脱力発作に垂直方向の眼球運動障害が併発する幼児期発症のニーマン・ピック病[5]などが稀に鑑別診断の対象となる。

【異型】 情動脱力発作を伴うナルコレプシーの7〜9割で髄液中のオレキシンの欠乏ないしは著しい低下が認められ，自己免疫疾患の可能性が示唆されているのに対して，情動脱力発作を伴わないナルコレプシーにはオレキシン欠乏が検出されないことが多く，両者は異なった病態である可能性が示唆されている[2]。

文献

1) Aldrich MS : Narcolepsy. Neurology 42 (Suppl. 2) : S34-43, 1992
2) Heier MS, Skinningsrud A, Paus E, et al : Increased cerebrospinal fluid levels of nerve cell biomarkers in narcolepsy with cataplexy. Sleep Med 15 : 614-618, 2014
3) 本多 裕：ナルコレプシーとその近縁傾眠疾患．In：上田英雄，他（編）：臨床症状シリーズ 16 睡眠障害．pp 119-224, 南江堂，東京，1982
4) Jacome DE, Risko M : Pseudocataplexy : gelastic-atonic seizures. Neurology 34 : 1381-1383, 1984
5) Sévin. M, Lesca G, Baumann N, et al : The adult onset form of Niemann Pick disease type C. Brain 130 : 120-133, 2007
6) Thorpy MJ : Cataplexy associated with narcolepsy : epidemiology, pathophysiology and management. CNS drug 20 : 43-50, 2006

9.6.G レム睡眠行動障害[1,2,4,8]

【頻度】中年以降の男性に多い。

【原因】レム睡眠期に筋肉が弛緩せず，実際に行動を起こしてしまうことによる。5年間で2割弱の人にパーキンソン病，レヴィー小体型認知症が続発する。

【睡眠ポリグラフ検査】筋活動抑制を伴わないレム睡眠を確認できる。

【臨床症状】睡眠後半，レム睡眠の増える朝方に起こることが多く，時には隣に寝ている家族を殴ったり，家具を蹴って自分を傷つけたりする。また，転倒し骨折などで医療機関にかかることも多い[3]。起こすと夢の内容に沿った行動をしていることを想起でき，比較的容易に覚醒させることができる。目はつむっていることが多い。

【予後・治療】CZP の眠前投与が奏効する場合が多い。一部で後にレヴィー小体型認知症を併発する。

9.6.H 夜驚[4~7]

【頻度】2~6歳の児童の15%。成人では稀だが起こると大きな臨床的問題となりうる。

【原因】遺伝的な負荷があると言われている。心理的ストレスも誘因となる。

【睡眠ポリグラフ検査】深睡眠期脳波と覚醒時脳波の混在，すなわち，α波とδ波が混在して脳波上に出現する。

【臨床症状】寝入って数時間後，睡眠の前半に起こる。叫び声とともに起きだして，歩き回ったり，周囲を叩いたりする。揺り起こしても容易に覚醒させることができず，夜驚中の行為に関しては後から覚えていないことが多い。恐怖に満ちた状態で発汗や動悸などを伴う。目は開けていることが多い。動きが少なく応答が鈍い状態を錯乱性覚醒，急に起き上がって歩き回るなどのさまざまな行為を無意識で行うことが前景に立つ場合を夢中遊行と呼ぶが，夜驚，夢中遊行，錯乱性覚醒はいずれもノンレム睡眠からの覚醒障害として総括される。

文献

1) Britton TC, Chaudhuri KR : REM sleep behavior disorder and the risk of developing Parkinson disease or dementia. Neurology 72 : 1294-1295, 2009
2) Fantini ML, Ferini-Strambi L, Montplaisir J : Idiopathic REM sleep behavior disorder. Toward a better nosologic definition. Neurology 64 : 780-786, 2005
3) 金野倫子, 内山 真：レム睡眠行動障害. 日本臨床 71（増刊号 5）：438-447, 2013
4) 北島剛司：睡眠時遊行症と睡眠時驚愕症. In：松下正明（編）：精神医学キーワード事典. p 330-331, 中山書店, 東京, 2011
5) Mahowald M, Schenck C : Insights from studying human sleep disorders. Nature 437 : 1279-1285, 2005
6) Ohayone MM, Caulet M, Priest RG : Violent behavior during sleep. J Clin Psychiatry 58 : 369-376, 1997
7) 田ケ谷浩邦：睡眠中の異常行動が主訴の場合. In：内山 真（編）：睡眠障害の対応と治療ガイドライン, 第 2 版. pp 91-102, じほう, 東京, 2012
8) 内山 真, 金野倫子：レム睡眠行動異常. In：兼本浩祐, 丸 栄一, 小国弘量, 他（編）：臨床てんかん学. pp 425-427, 医学書院, 東京, 2015

9.6.1　入眠時ミオクローヌス[1,2]

【頻度・発症年齢】経験者は一般人口の 7 割と高い。小児でより頻度が高く，入眠時だけでなく睡眠全体で出現する。

【臨床症状】典型的には入眠時に 1，2 回手足が震え，墜落感，閃光感，夢

などを主観的には伴う。外的・内的刺激に対する反応である場合もある。一種の覚醒反応と考える説もある。
【脳波】 軽睡眠の脳波で，しばしば K-コンプレックスに対応している。
【治療】 大多数は無害な生理的現象であるので，治療を要さない。

文献
1) Oswald I : Sudden bodily jerks on falling asleep. Brain 82 : 92-103, 1959
2) Walters AS : Clinical Identification of the Simple Sleep-Related Movement Disorders. Chest 131 : 1260-1266, 2007

9.6.J 睡眠時ミオクローヌス（周期性四肢運動障害）[2,3]
（英語表記の直訳は夜間ミオクローヌス）

【頻度・発症年齢】 有病率は 1～4%。30 歳以下ではほとんど認められないが，50 歳以上では 3 割程度の人に認められる。
【臨床症状】 軽い場合には母趾背屈のみが認められるが，強くなると足関節，さらには膝関節，股関節の屈曲も認められるようになる。1回の持続は平均 1～2 秒で 20～30 秒間隔で一晩に何度も反復する。多くはノンレム睡眠期に伴うため睡眠前半に出現し，加齢に伴う生理的現象である。睡眠中に下肢の何とも言えない居心地の悪さを感じ，足を動かすと一時的に軽快する。何度も目が覚めては眠れなくなるむずむず脚症候群とは主観的な不快感を主訴としない点で異なるが，むずむず脚症候群の 8～9 割に睡眠時ミオクローヌスを伴う。睡眠ポリグラフ上の周期性四肢運動障害の自覚的側面をむずむず脚症候群とする見方もある[1]。中途覚醒が起こらなければ症状としては訴えられない。夜間前期から中期に頻発し，明け方には消失・軽減する。
【脳波】 軽睡眠期に出現し，深睡眠期には少なくなり，レム睡眠期には出現しない。覚醒時にも出現する。
【原因】 視床下部のドパミン神経系の機能低下[1]。
【症候性むずむず脚症候群】 下肢のむずむずとした痛痒い感覚が，動かすと消失するという訴えは，透析患者，貧血患者，妊婦にもみられ，また末

梢神経障害に伴っても出現する。寝ようとすると足がむずむずして寝られないという訴えが多い。

文献

1) 稲見康司，堀口 淳：むずむず脚症候群，周期性四肢運動障害．日本臨床 71（増刊号 5）：485-490, 2013
2) Lugaresi E, Cirignotta F, Coccagna G, et al : Nocturnal myoclonus and restless leg syndrome. Adv Neurol 43 : 295-307, 1986
3) 内山 真：睡眠障害の対応と治療ガイドライン．じほう，東京，2002

9.6.K クライネ・レヴィン症候群[1]
(Kleine-Levin syndrome)

【頻度】男性に多い。稀。
【発症年齢】15 歳が発症のピーク。8 割が 20 歳までに発症する。
【臨床症状】3～4 か月の周期で 1～2 週間続く傾眠，過食，性的逸脱行為が特徴。エピソード中は認知機能の低下や易刺激性などが加わる。
【予後・治療】平均して 10 年，性的脱抑制が加わる場合には 20 年程度持続し自然軽快する。成人発症例，女性例では継続期間はさらに長くなる傾向がある。炭酸リチウムでの治療が奏効することあり。

文献

1) Arnulf I, Zeitzer JM, File J, et al : Kleine-Levin syndrome : a systematic review of 186 cases in the literature. Brain 128 : 2763-2776, 2005

9.6.L 頭内爆発音症候群

【頻度】おおよそ 10 人に 1 人が体験するが大部分の人は受診しない。金縛りがあるとさらに頻度は増すとされている[2]。

【症状】寝入りばなや起きがけに大きな爆発音がごく短時間，聞こえる。稀に閃光を伴ったり，体躯や頭部の違和感が爆発音に先行したりすることもある[1]。2～3晩聞こえて終わる人もいれば定期的に聞こえ続ける人もいる。起きがけに発汗などとともに体のピクつきが自覚されることもある。受診した場合には，頻度も高く無害な状況であることを説明する必要がある。

文献

1) Sharpless BA : Exploding head syndrome. Sleep Med Rev 18 : 489–493, 2014
2) Sharpless BA : Exploding head syndrome is common in college students. J Sleep Res 24 : 447–449, 2015

9.6.M 睡眠時律動性運動障害

【発症年齢】2～3歳に起こり年齢とともに減弱していくことが多いが，成人発症例も少なくない。
【臨床症状】律動的な運動が睡眠中に起こる。頭部を前後に揺すって床に叩きつける，仰向けになって頭を左右に揺らす，四つん這いになって体を揺するなどが代表的[1]。運動の反復周期は1秒間に2回～2秒間に1回程度が多く，持続時間は典型的には2分以内。歯ぎしり，指しゃぶり，入眠時の足揺すりなどさまざまな亜型がある[4]。当人には苦痛がないことが多いため，典型例では当人はこの状態に気づいておらず，両親や一緒に寝ている人に指摘されるか，体をどこかに打ち付けて受傷するかして事例化することが多い。稀ではあるが運動中に呻いたりハミングしたりすることもある。寝ている姿勢によって誘発される運動が変化する傾向がある[1]。睡眠は障害されることもされないこともある。
【脳波】ノンレム睡眠中のK-コンプレックスに強く相関している[3]。
【鑑別診断】睡眠時無呼吸あるいはむずむず脚症候群と誤診されている例が多い[2]。睡眠時無呼吸症候群が合併する例では睡眠時無呼吸症候群の治療が奏効するがその他の例では定型的な治療法は確立されていない。

文献

1) Anderson K, Smith IE, Shneerson JM : Rhythmic movement disorder (head banging) in an adult during rapid eye movement sleep. Mov Dis 21 : 866-877, 2006
2) Chirakalwasan N, Hassan F, Kaplish N, et al : Near resolution of sleep related rhythmic movement disorder after CPAP for OSA. Sleep Med 10 : 497-500, 2009
3) Dyken M, Lin-Dyken DC, Yamada T : Diagnosing rhythmic movement disorder with video-polysomnography. Pediatr Neurol 16 : 37-41, 1997
4) Khan A, Auger RR, Kushida CA, et al : Rhythmic movement disorder. Sleep Med 9 : 329-330, 2008

9.7 発作性運動障害

9.7.N 発作性運動起因性ジスキネジア[6,8]

　発作性非てんかん性で運動によって誘発される運動障害としては，①発作性運動起因性ジスキネジア，②発作性非運動起因性ジスキネジア，③発作性労作誘発性ジスキネジア，④発作性失調症Ⅰ型の4つがある。表31では前者3つの特徴を比較してある。

【頻度】10万人に1人程度。

【発症年齢】小児期〜思春期の発症が典型的。

【発作症状】急な運動の開始によって誘発される不随意運動。踊るような恰好になって転倒したり，上下肢が硬直する。2/3で片側性（左右交代する場合もあり）。発作は数秒〜十数秒の持続。9割は30秒以内。日に何度でも起こる。8割が発作開始前に前兆として罹患体肢に違和感を覚える。

【家族歴・性別】*PRRT2*（遺伝子座16p11.2へ連鎖）が一部の家系では原因遺伝子[5]。男性に多い。常染色体優性遺伝。ただし4割は散発例。

【脳波所見】発作時脳波でも異常が認められないのが普通。

【中間型】[9] 長時間の運動によって数分〜数十分の持続の発作が誘発され，頻度は週に何度かという運動起因性タイプと非運動起因性タイプの中間型も報告されている。

【異型】
- 発作性労作誘発性ジスキネジアと書痙を伴う常染色体劣性ローランドてんかん：（→ 本章1.2.A ローランドてんかん p.131）

表31 発作性ジスキネジアの鑑別ポイント[12, 16]

	発作性運動起因性ジスキネジア	発作性非運動起因性ジスキネジア	発作性労作誘発性ジスキネジア
誘発因	急激な動作の開始	アルコールやカフェイン摂取下での労作*	労作（歩行などの持続的運動）
運動が起こる部位	片側上肢ないしは下肢および体軀	片側上下肢ないしは非対称的に両側上下肢	両側下肢，時に頸部などを含む上半身
持続・頻度	通常1分以内・日単位	10分～数時間・週単位	運動をやめれば30分以内に回復
前兆	罹患部位の違和感	体全体の違和感，罹患部位の違和感	なし
疫学	発作性ジスキネジアの8割を占める男性が4倍	運動起因性に次いで多い男性がやや多い	3者の中では最も稀
治療	少量のナトリウムチャンネル遮断薬	クロナゼパム	ケトン食

労作とは10～15分の歩行や運動を言う。
* MR1遺伝子変異のない場合，労作によって時に誘発される一方，遺伝子変異のある場合はアルコールやカフェインで誘発される。

● **家族性良性幼児けいれん・発作性舞踏アテトーシス症候群**(infantile convulsions and choreoathetosis syndrome : ICCS)[4, 14]：生後3～12か月で発症し，その後自然寛解する常染色体優性遺伝疾患である良性家族性乳児けいれんに発作性ジスキネジアが併発する特異な病型で，16p12-q12への連鎖が想定されている(← 本章1.1.C p.129)。

【症候型】多発性硬化症の初発症状[1]として能動的・受動的運動によって誘発される一側性ないしは両側性の有痛性の硬直を主徴とする発作が数秒～数十秒出現することがある(← 第4章「鑑別診断」p.101)。また高浸透圧高血糖症候群の警告症状として，能動的受動的運動によって誘発される一側性の強直発作および強直・間代発作が出現することがある(← 本章7.10.P p.244)。症候型の場合には舞踏運動やアテトーシスの形をとることはなく硬直が主体となること，能動的運動だけでなく受動的運動によっても発作が同様に誘発されることが，本来の発作性運動起因性ジスキネジアと異なっている。

【治療】CBZが少量でもきわめて有効。1/4が20歳までに寛解。特発性

の女性は最も予後が悪い。

9.7.O 発作性非運動起因性ジスキネジア[2,7,10]

【頻度】発作性運動起因性ジスキネジアよりさらに稀。
【発症年齢】幼児期〜小児期に発症することが比較的多い。
【発作症状】冷感，しびれなどの体全体あるいは一部分の違和感が数十分〜数時間先行した後，片側あるいは両側上下肢に数分〜数時間に及ぶ左右非対称の硬直が出現する。週に数度の頻度。MR1遺伝子変異のある群ではアルコールやココアなどの摂取が誘発因となる。
【家族歴・性別】若干男性が多い。常染色体優性遺伝。MR1遺伝子（遺伝子座2q35）が一部の患者で原因遺伝子として同定されている[3]。MR1遺伝子異常をもつ人では発症が平均4歳と早いが，もたない場合は平均12歳と遅くなる。
【脳波所見】発作時脳波も異常が認められないのが普通。
【治療】MR1遺伝子変異群ではCZPが，MR1遺伝子非変異群では抗てんかん薬が劇的ではないが一部有効。

9.7.P 発作性労作誘発性ジスキネジア

【症状】10〜15分の歩行その他の運動によって両側の下肢（ほぼ3/4）に前兆を伴わず硬直が起こり，多くの場合は歩行ができなくなる。運動をやめれば30分以内には回復。月に1，2回の単位で起こることが多いが頻度はまちまち。上肢，頸部，顔面，軀幹にも及ぶことがある。前駆症状はない[15]。炭水化物を多量に含んだ食事をとることでその場の症状は緩和されることがある[16]。欠神発作や大発作を幼少時から合併することがある。稀ではあるがパーキンソン病が続発することもある。
【発症年齢】[11] 児童期に発症することが多いが成人期にも発症しうる。
【髄液検査】ホモバニリン酸および5ハイドロキシインドール酢酸の濃度が運動負荷後，健常者の2倍になる[13]。

【遺伝】常染色体優性遺伝。糖の血液脳関門への通過をつかさどるグルコーストランスポーター（Glut-1）をコードする *SLC2A1* 遺伝子の変異が家族例ではみつかることがある[13]。糖の髄液/血清比が 0.6 を下回るのは特徴であるが，病的状態のカットオフ値となる 0.5 は下回らないことも少なくない。

【異型】頭部外傷あるいはインスリノーマが本疾患を引き起こした事例の報告がある[15]

【治療】[12] ケトン食療法が適応。少量の L-dopa 製剤およびアセタゾラミドが有効なことがある。理論的には ZNS が有効な可能性もある。

文献

1) Berger JR, Sheremata WA, Melamed E：Paroxysmal dystonia as the initial manifestation of multiple sclerosis. Arch Neurol 41：747-750, 1984
2) Buruma OJS, Roos RAC：Paroxysmal choreoathetosis. In：Vinken PJ (ed)：Handbook of Clinical Neurology, Vol 5(46). pp 349-358, Elsevier, Amsterdam, 1986
3) Bruno MK, Lee HY, Auburger GW, et al：Genotype-phenotype correlation of paroxysmal nonkinesiogenic dyskinesia. Neurology 68：1782-1789, 2007
4) Caraballo R, Pavek S, Lemainque A, et al：Linkage to benign familial infantile convulsions to chromosome 16p12-q12 suggests allelism to the infantile convulsions and choreoathetosis syndrome. Am J Hum Genet 68：788-794, 2001
5) Groffen AJ, Klapwijk T, van Rootselaar AF, et al：Genetic and phenotypic heterogeneity in sporadic and familial forms of paroxysmal dyskinesia. J Neurol 260：93-99, 2013
6) 伊藤　康：発作性運動誘発性ジスキネジア．In：兼本浩祐，丸　栄一，小国弘量，他（編）：臨床てんかん学．pp 430-431，医学書院，東京，2015
7) 伊藤　康：発作性非運動誘発性ジスキネジア．In：兼本浩祐，丸　栄一，小国弘量，他（編）：臨床てんかん学．pp 431-432，医学書院，東京，2015
8) Kertesz A：Paroxysmal kinesigenic choreoathetosis, an entity within the paroxysmal choreoathetosis；Description of 10 cases including 1 autopsied. Neurology 17：680-690, 1967
9) Lance KW：Familial paroxysmal dystonic choreoathetosis and its differentiation from related syndromes. Ann Neurol 2：285-293, 1977
10) Mount LA, Reback S：Familial paroxysmal choreoathetosis；Preliminary report on a hitherto undescribed clinical syndrome. Arch Neurol 44：841-846, 1940
11) Münchau A, Valente EM, Shahidi GA, et al：A new family with paroxysmal exercise induced dystonia and migraine：a clinical and genetic study. J Neurol Neurosurg Psychiatry 68：609-614, 2000.
12) Strzelczyk A, Bürk K, Oertel WH：Treatment of paroxysmal dyskinesias. Expert Opin Pharmacother 12：63-72, 2011
13) Suls A, Dedeken P, Goffin K, et al：Paroxysmal exercise-induced dyskinesia and epilepsy is due to mutations in SLC2A1, encoding the glucose transporter GLUT1. Brain 131：1831-1844, 2008
14) Szepetowski P, Rochette J, Bequin P, et al：Familial infantile convulsions and paroxysmal choreoathetosis：A new neurological syndrome linked to the pericentromeric region of human

chromosome 16. Am J Hum Genet 61 : 889-898, 1997
15) Tan NC, Tan AK, Sitoh YY, et al : Paroxysmal exercise-induced dystonia associated with hypoglycaemia induced by an insulinoma. J Neurol 249 : 1615-1616, 2002
16) Unterberger I, Trinka E : Diagnosis and treatment of paroxysmal dyskinesias revisited. Ther Adv Neurol Disord 1 : 4-11, 2008

9.7.Q 発作性失調症 I 型[1,2]

【頻度】50万人に1人。
【発症年齢】幼児期〜思春期まで。
【発作症状】1か月に数回，驚愕，情動的な負荷，運動，体を急に動かすなどを誘因として，全身の硬直とともに数秒〜数分の運動失調症状が出現する。発作には，構音障害，複視，めまい，吐き気，過度の発汗，呼吸困難が伴うことがある。
【他の随伴症状】筋肉が関節運動を伴わずにさざ波のようにピクピクけいれんするミオキミアやこむら返りが顔面や四肢に発作時以外にも観察される。
【遺伝】常染色体優性遺伝。電位依存性カリウムチャンネルの *KCNA1* 遺伝子の異常。
【治療】アセタゾラミドが奏効する場合がある。

文献

1) Imbrici P, Gualandi F, D'Adamo MC, et al : A Novel KCNA1 mutation identified in an Italian family affected by episodic ataxia type 1. Neuroscience 157 : 577-587, 2008
2) Van Dyke DH, Griggs RC, Murphy MJ, et al : Hereditary myokymia and periodic ataxia. J Neurol Sci 25 : 109-118, 1975

9.8.R アルコール離脱[1,2]

【原因】アルコールの依存状態にある人が，手術のため入院など何らかの

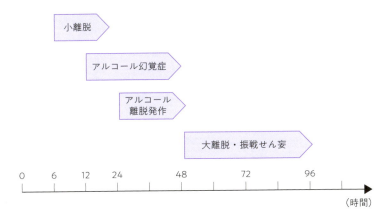

図 49　各アルコール離脱症状の出現時間

理由で急にアルコールの飲酒を中止した際に起こる。

【臨床症状】図 49 に示したように，症状の出現はアルコールを中断してからどのくらい時間が経っているかによって異なる。後から出てくる症状ほど重篤となる傾向がある。小離脱は，アルコールの中断から 24 時間以内に出現し，不安感を伴う落ち着きのなさ，発汗，動悸，手の震えといった症状からなる。アルコール幻覚症の出現はそれより遅れ，アルコールを中止して丸 1 日経った頃が発症のピークであり，小動物幻視を代表とする視覚性の幻覚や触覚性幻覚がその主な内容である。みえ始めの頃は幻覚だという自覚があるが，次第に病識が失われ，実際に手を伸ばして幻覚でみえる虫をとろうとしたりなど恐慌状態に陥る場合もある。アルコール離脱発作は，前兆を伴わない全般性強直間代発作であり，やはりアルコール中断後丸 1 日くらいが発症のピークとなる。重積状態になることはきわめて例外的であり，頭部外傷などの合併症を考えるべきである。大離脱（振戦せん妄）は，アルコール中止後，丸 2〜4 日経ってから出現してくる。基本的な症状は小離脱と共通するが，遥かに激越で，発汗，頻脈に加え 37〜38℃の発熱，見当識障害を伴う意識障害をきたす。活発な視覚性・触覚性の幻視体験がみられ，情動の不穏が強く精神運動性の興奮も著しい。緊急の手当てをしなければ致死的である。

【予後・治療】小離脱は，DZP の投与と水分補給，安静で速やかに回復するが，大離脱の場合は集中治療室での入院治療を要する。

文献

1) Bayard M, McIntyre J, Hill KR, et al : Alcohol withdrawal syndrome. Am Fam Physician 69 : 1443-1450, 2004
2) Mayo-Smith MF, Beecher LH, Fischer TL, et al : Management of alcohol withdrawal delirium. An evidence-based practice guideline. Arch Intern Med 164 : 1405-1412, 2004 (http://www.medscape.com/medline/abstract/15249349)

9.9 代謝・内分泌疾患

9.9.S インスリン産生腫瘍[1,4)]

【頻度】おおよそ100万人当たり1年の発生率は1～5人[1)]。女性，50歳以上に多い。

【症状】冷汗，かすみ目などの自律神経症状とともに，意識変容，逸脱行為などが間欠的に出現する。5人に1人が側頭葉てんかんなどの焦点性意識減損発作と誤診される[2,3)]。発作の持続時間は焦点性意識減損発作よりも長い傾向があり，焦点性意識減損発作では，始まりが明瞭でそれから次第に意識状態は改善していくのに対して，インスリン産生腫瘍においては発作の開始時点が明瞭ではなく発作中に話しかけに応じることができたりできなかったりと意識状態の動揺が目立つのが特徴である。平均して短くとも数十分は持続し，自然に回復することが多い。実際にてんかん性のけいれんが後続することもある。飢餓状態（早朝や食前）で症状は出現しやすく，糖分を取ることで発作期間は短縮する。発作性労作誘発性ジスキネジアが誘発されることもある（←p.284）

【治療】インスリン産生腫瘍の外科的切除。

【脳波】てんかんに特異的な脳波異常が時に散見する[2)]。

文献

1) Bliss RD, Carter PB, Lennard TW : Insulinoma : a review of current management. Surg Oncol 6 : 49-59, 1997
2) Graves TD, Gandhi S, Smith SJ, et al : Misdiagnosis of seizures : insulinoma presenting as adult-onset seizure disorder. J Neurol Neurosurg Psychiatry 75 : 1091-1092, 2004

3) 松倉素子, 浅谷麻実子, 村田慎一, 他：長期間にわたりうつ病, てんかん, ヒステリーとして治療されたインスリノーマの1症例. 臨床精神医学 24：75-79, 1995
4) Park SH, Kim DW：Insulinoma presenting as medically intractable temporal lobe epilepsy. J Epilepsy Res 4：21-23, 2014

9.9.T 低血糖発作[1]

【検査所見】血糖値が 45 mg/dl 以下となると症状が出現することが多い。症状については 9.9.S を参照。

文献
1) Brunner G, Schnaberth G：Epileptische Manifestationen bei Inselzelladenom. Nervenarzt 51：630-632, 1980

9.9.U 高血糖

高浸透圧高血糖症候群が原因の, 運動によって誘発される一側性・両側性の強直発作については事例 15（☞ p.91), および運動（☞ 本章 7.10.P p.244) を参照。

9.9.V 褐色細胞腫[1]

【臨床症状】発作性の頭痛, 視覚症状, 蒼白, 高血圧, 発汗, 悪寒などを症状とし, 非常に不安になるため, 不安神経症のパニックと混同されることがある。20 分以上続くことは稀。腹圧を上げるような動作はすべて発作を誘発することがある。膀胱内に腫瘍がある場合には排尿によって発作が誘発されることがある。
【検査】尿中・血中の異常なカテコールアミン高値を証明する。

文献

1) Thomas JE, Rooke ED, Kvale WF : The neurologists' experience with pheochromocytoma. A review of 100 cases. JAMA 197 : 754-758, 1966

9.9.W 急性間欠性ポルフィリア[1]

【誘発要因】バルビツレート，アルコール，経口避妊薬など。
【臨床症状】上記の誘発因によって，あるいはそれと無関係に発作性に疝痛が出現し，急性腹症と誤診されることがある。胃拡張がしばしば合併する。思春期以降に出現してくることが多い。時にせん妄状態となることがあり，この場合には稀にけいれんが合併する。これに後続して四肢末端のしびれ感から始まる末梢神経障害が出現。1週間以内にはピークに達し，四肢の完全な麻痺に至る。球麻痺症状が高頻度で出現する。救命しえた場合には，数か月はかかるものの末梢神経障害は完全に回復することが多い。所見としては，末梢神経障害は運動障害が主であり，感覚障害はあまり目立たない。赤ワイン色の尿が特徴的。
【検査】尿中のポルフィリン前駆物質の証明。尿はそのままにしておくと暗赤色に変化していく。

文献

1) Tschudy DP, Valsamis M, Magnussen CR : Acute intermittent porphyria ; Clinically and selected research aspects. Ann Int Med 83 : 851-854, 1975

9.10.X びっくり病[1~3]

【家族歴】常染色体優性遺伝。ただし散発例も多い。
【臨床症状】びっくりすると全身が硬直して，意識はあるのに転倒し受傷してしまう。重症例では夜間に数分にわたるクローヌスが四肢に起こるエ

ピソードが認められることもある。全身の反射が亢進している。不安，疲労，緊張はびっくり反応を起こしやすくし，頻回に起こると日常生活にも支障が生ずる。

【検査】転倒発作時脳波変化は認められない。
【原因】グリシン受容体のチャンネル病とされる[4]。
【治療】CZP が有効。

文献

1) Andermann F, Keene DL, Andermann E, et al：Startle disease or hyperekplexia；Further delineation of the syndrome. Brain 103：985-997, 1980
2) 二宮治明：Startle disease の 1 例．臨床神経 24：778-782, 1984
3) Saenz-Lope E, Herranz-Tanarro FJ, Masdeu JC, et al：Hyperekplexia；A syndrome of pathological startle responses. Ann Neurol 15：36-41, 1981
4) 詫間 浩，郭 伸：ビックリ病（hyperekplexia）：グリシン受容体チャネロパチー．神経進歩 47：239-246, 2003

9.11.Y フェジャーマン症候群[1,2]
（Fejerman syndrome）

【発症年齢】生後 6 か月にピーク．新生児期・乳児期に発症．
【症状】まるで背中に冷水を浴びせられたように身震いする発作が群発．軀幹・上肢の屈曲からなる．興奮や排便・排尿したいときなどに誘発される．
【予後】生理的現象で 2～3 年で自然に消失する．

文献

1) Caraballo RH, Capovilla G, Vigevano F, et al：The spectrum of benign myoclonus of early infancy：Clinical and neurophysiologic features in 102 patients. Epilepsia 50：1176-1183, 2009
2) Vanasse M, Bedard D, Andermann F：Shuddering attacks in children；an early clinical manifestation of essential tremor. Neurology 26：1027-1030, 1976

9.12.Z 家族性直腸痛[1]

【頻度】稀。
【発症年齢】新生児から発症し生涯持続する。
【臨床症状】新生児が顔面紅潮とともに全身硬直し，時に無呼吸・失神に到るため，てんかんと誤診される。言語表現ができるようになると焼けるような肛門痛が，排便，寒風，摂食，激しい情動などによって誘発されるのが訴えられるようになる。痛みは，眼球や顎にも広がることがある。
【原因】*SCN9A*遺伝子の変異による家族性のナトリウムチャンネル病。
【予後・治療】ナトリウムチャンネル遮断薬が有効であるが，寛解はせずその効果は不完全。

文献
1) Fertleman CR, Ferrie CD, Aicardi J, et al：Paroxysmal extreme pain disorder（previously familial rectal pain syndrome）. Neurology 69：586-595, 2007

第 **6** 章

抗てんかん薬

本章では主要な抗てんかん薬の薬効，副作用，他の薬剤との相互作用，薬物代謝などを取り扱う。

図50はそれまで薬剤を飲んでいない人に初めて1回だけ薬剤を投薬したときの血中濃度の動きを図示したものである。単回投与後，最も血中濃度が上がった時点をピーク値とし，ピーク値に到達した時点から血中濃度が次第に低くなりピーク時の半分となるまでに要する時間を半減期と言う。継続投与した場合，半減期のおおよそ5倍の時間で，薬剤の濃度は定常状態に達し，逆に薬剤を中止してからは同じ時間で体内からほぼ消失する。

図13（☜ p.32）には各抗てんかん薬の半減期を，図51には最高血中濃度到達時間を提示した。図13で，図の左端に近い薬剤ほど1日分3の投与を要し，右端の薬剤は1日1回投与で十分である。また左端に近いほど1回の飲み忘れの効果が出やすいことになる。図51では，理論的には左端に近いほど投与後の効果発現は速いことになる。

図52は抗てんかん薬同士の薬物相互作用を図解したものである。いわゆる新薬は点線の外側に配置し太線で囲んであるが，他の薬剤に基本的に

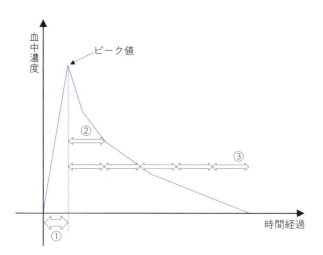

図50　ピーク値と半減期
① 最高血中濃度到達時間：副作用発現の指標
② 半減期
③ 定常状態到達時間，薬剤消失時間（半減期×5）：効果発現ないしは効果消失の指標

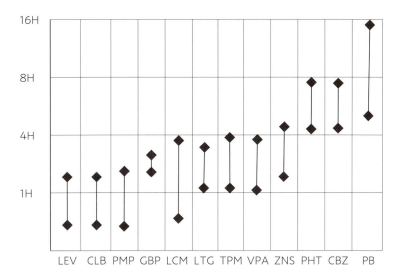

図51 最高血中濃度到達時間
縦軸のHは時間を表す。主に添付文書から作成。

は大きな影響を与えないことがわかる。また腎代謝の薬剤が多く含まれ，これらの薬剤は薬物相互作用の少なさに特徴がある。それとは対照的に肝代謝酵素の誘導作用をもつ薬剤はさまざまの薬剤の濃度を下げる。図の中で太い矢印で示した相互作用は大きな臨床的影響を常に意識しておく必要がある。CLBについては影響を与える相手がVPAとESMであるということもあり，相手薬剤の使用頻度や副作用プロファイルから，臨床的問題となることは他の太い矢印の場合よりも相対的に少ない。

図53では蛋白結合率の高いグループと低いグループが図示してある。薬剤は血中で特定の蛋白質に結合しているものと結合せずに遊離しているものがあるが，抗てんかん薬としての薬効を示すのは遊離しているものだけである。血中濃度は遊離型と蛋白結合型を合わせた全体の値を表している。このため，低蛋白血症が起こる状態では，蛋白結合率が高い抗てんかん薬では遊離型が増えるので薬効が増強されることになる。また蛋白結合型は生体内のさまざまの関門を通過することができないため，蛋白結合率の高い薬剤は乳汁には移行しない。ただし蛋白結合率が低く，乳汁中に移行しやすい薬剤においても，胎児の代謝などとの関連で素早く排泄され実際的な影響はほとんどないものもあるため，乳汁への移行率のみで授乳の

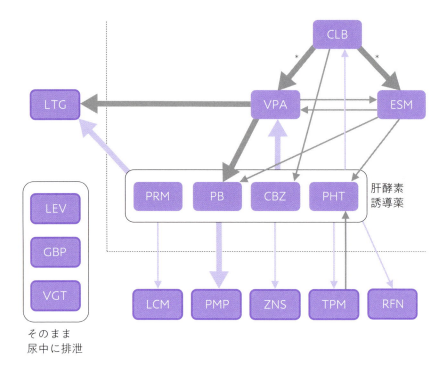

図52 主要な抗てんかん薬同士の相互作用
←矢印の先の血中濃度を上げる，←矢印の先の血中濃度を下げる。矢印の太さは血中濃度の上昇率，下降率の大きさを表す。
太線で囲んだものは新薬。ただしZNSは欧米での発売時期から新薬に入れてある。
＊他の太い矢印に比べると頻度は低い

可否を決めることは妥当ではない。なお，程度の差こそあれ，どの抗てんかん薬でも出現しうる造血系の障害，重症薬疹，間質性肺炎・腎炎については第2章「治療」の冒頭で触れたので特に強調する必要がある場合にのみ本章でも繰り返した。参考文献は煩瑣になるので下記の2つのみを挙げた。必要であれば参照されたい。本書での薬物相互作用や副作用はあくまでも主だったものだけであり，添付文書にあるすべてを網羅してあるわけではないので，特別な相互作用や珍しい副作用は，添付文書を参照し，製薬メーカーにも直接問い合わせていただく必要がある。表32～35に薬剤の商品名と一般名を併記した。

高蛋白結合率グループ（88％以上）

クロバザム
クロナゼパム
ペランパネル
バルプロ酸
フェニトイン

低蛋白血症が起こると効果が増大

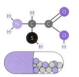

エトスクシミド
ラコサミド
レベチラセタム
トピラマート
ガバペンチン
ビガバトリン

乳汁移行しやすい

低蛋白結合率グループ（22％以下）

図 53　蛋白結合率

Patsalos PN, Zugman M, Lake C, et al：Serum protein binding of 25 antiepileptic drugs in a routine clinical setting：A comparison of free non-protein-bound concentrations. Epilepsia 58：1234-1243, 2017 参照

文献

1) Levy RH, Dreifuss FE, Mattson RH, et al（eds）：Antiepileptic Drugs 3rd ed. Raven Press, New York, 1989
2) Schmidt D：Adverse Effects of Antiepileptic Drugs. Raven Press, New York, 1982

A 抗てんかん薬の簡易薬理学

　抗てんかん薬の作用は，主にイオンチャネルと関連づけて説明されている．本節では，イオンチャネルの生理に関して簡単に解説し，抗てん

表32 主要抗てんかん薬の薬品名

一般名	剤型	商品名	規格	製薬会社
フェノバルビタール(PB)	錠剤	フェノバール	30 mg	藤永/第一三共
	液剤	フェノバールエリキシル	4 mg/ml	藤永/第一三共
	坐剤	ワコビタール	15/30/50/100 mg	高田
		ルピアール	25/50/100 mg	久光
	筋注	フェノバール	100 mg/A	藤永/第一三共
	静注	ノーベルバール	250 mg/V	ノーベル
プリミドン(PRM)	錠剤	プリミドン「日医工」	250 mg	日医工
フェニトイン(PHT)	錠剤	アレビアチン	25/100 mg	大日本住友
	静注	アレビアチン	250 mg/A	大日本住友
	錠剤	ヒダントール	25/100 mg	藤永/第一三共
カルバマゼピン(CBZ)	錠剤	テグレトール	100/200 mg	サンファーマ/田辺三菱
		カルバマゼピン「フジナガ」	100/200 mg	藤永/第一三共
		カルバマゼピン「アメル」	100/200 mg	共和
ピラセタム	液剤	ミオカーム	333.3 mg/ml	ユーシービージャパン/大鵬薬品工業
ルフィナミド(RFN)	錠剤	イノベロン	100/200 mg	エーザイ
ビガバトリン(VGT)	散剤	サブリル	500 mg	サノフィ/アルフレッサファーマ
バルプロ酸(VPA)	錠剤	デパケン	100/200 mg	協和発酵キリン
		バルプロ酸 Na 錠「フジナガ」	100/200 mg	藤永/第一三共
		バルプロ酸 Na「TCK」	100/200 mg	辰巳
		バルプロ酸ナトリウム「アメル」	100/200 mg	共和
		バレリン	100/200 mg	大日本住友
	液剤	デパケンシロップ	50 mg/ml	協和発酵キリン
		バルプロ酸 Na シロップ「フジナガ」	50 mg/ml	藤永/第一三共
		バルプロ酸ナトリウムシロップ「日医工」	50 mg/ml	日医工
		バレリンシロップ	50 mg/ml	大日本住友
	徐放剤	デパケンR	100/200 mg	協和発酵キリン
		セレニカR	200/400 mg	興和/田辺三菱
		バルプロ酸ナトリウム SR「アメル」	200 mg	共和
		バルプロ酸 Na 徐放B「トーワ」	100/200 mg	東和

(次頁へつづく)

(前頁からのつづき)

一般名	剤型	商品名	規格	製薬会社
ゾニサミド (ZNS)	錠剤	エクセグラン トレリーフ* ゾニサミド「アメル」	100 mg 25 mg 100 mg	大日本住友 大日本住友 共和
エトスクシミド (ESM)	散剤 液剤	エピレオプチマル ザロンチンシロップ	500 mg/g 50 mg/ml	エーザイ 第一三共
アセタゾラミド (AZA)	錠剤 静・筋注	ダイアモックス ダイアモックス	250 mg 500 mg/V	いずれも 三和化学研究所
ガバペンチン (GBP)	錠剤	ガバペン	200/300/400 mg	ファイザー
トピラマート (TPM)	錠剤	トピナ	25/50/100 mg	協和発酵キリン
ラモトリギン (LTG)	錠剤	ラミクタール ラミクタール小児用	25/100 mg 2/5 mg	いずれも グラクソ・スミスクライン
レベチラセタム (LEV)	錠剤	イーケプラ	250/500 mg	ユーシービージャパン/大塚
ラコサミド (LCM)	錠剤	ビムパット	50/100 mg	ユーシービージャパン/第一三共
ペランパネル (PMP)	錠剤	フィコンパ	2/4 mg	エーザイ
スルチアム	錠剤	オスポロット	50/200 mg	共和

色文字：ジェネリック薬
*適応はパーキンソン病のみ

かん薬の薬理作用をそれに基づいて説明する．また，それと関連してチャンネル病の概念についてもここで触れる．

1 イオンポンプとイオンチャンネル

有核細胞の定常状態においては，図54 に提示したように，能動的な Na-K 結合ポンプの働きで，1個の ATP をエネルギーとして使って細胞内から3個のナトリウムイオンが汲み出され，代わりに2個のカリウムイオンが取り入れられる．このイオンポンプの機能によって，細胞内は細胞外と比べてマイナスの電位(約 −75 mV)となり，さらに細胞外と比較してナ

表33 ベンゾジアゼピン系抗てんかん薬の薬品名

一般名	剤型	商品名	規格	製薬会社
ジアゼパム (DZP)	錠剤	セルシン	2/5/10 mg	武田/武田テバ
		ホリゾン	2/5 mg	丸石
		ジアゼパム「サワイ」	2 mg	沢井
		ジアゼパム「トーワ」	2/5 mg	東和
		ジアゼパム「アメル」	2/5 mg	共和
		ジアパックス	2/5 mg	大鵬
		ジアゼパム「ツルハラ」	2/5/10 mg	鶴原
	液剤	セルシンシロップ	1 mg/ml	武田/武田テバ
	坐剤	ダイアップ	4/6/10 mg	高田
	筋・静注	セルシン	5/10 mg/A	武田/武田テバ
	筋・静注	ホリゾン	10 mg/A	丸石
	筋・静注	ジアゼパム「タイヨー」	5/10 mg/A	武田/武田テバ
クロナゼパム (CZP)	錠剤	ランドセン	0.5/1/2 mg	大日本住友
		リボトリール	0.5/1/2 mg	中外
ニトラゼパム (NZP)	錠剤	ベンザリン	2/5/10 mg	共和/塩野義
		ネルボン	5/10 mg	第一三共
		ニトラゼパム「ツルハラ」	5/10 mg	鶴原
		ニトラゼパム「TCK」	5/10 mg	辰巳
		ニトラゼパム「トーワ」	5 mg	東和
		ニトラゼパム「テバ」	5 mg	武田/武田テバ
		ニトラゼパム「イセイ」	5 mg	コーアイセイ
		ニトラゼパム「JG」	5/10 mg	日本ジェネリック
クロバザム (CLB)	錠剤	マイスタン	5/10 mg	大日本住友

色文字：ジェネリック薬

表34 最近はあまり用いられない抗てんかん薬の薬品名

一般名	商品名	規格	製薬会社
アセチルフェネトライド	クランポール	200 mg	大日本住友
トリメタジオン	ミノアレ散	667 mg/g	日医工

トリウムイオンは相対的に過少で，カリウムイオンは相対的に過剰な状態となる。したがって，細胞膜に特定のイオンのみを通過させるような穴を開けると，自然にナトリウムイオンは流入し，カリウムイオンは流出することになる。

表 35　複合剤の薬品名

商品名	成分	規格	製薬会社
複合アレビアチン	フェニトイン フェノバルビタール	67 mg 33 mg	大日本住友
トランコロン P 配合錠	フェノバルビタール メペンゾラート臭化物	15 mg 7.5 mg	アステラス
ベゲタミン A*	フェノバルビタール クロルプロマジン プロメタジン	40 mg 25 mg 12.5 mg	塩野義
ベゲタミン B*	フェノバルビタール クロルプロマジン プロメタジン	30 mg 12.5 mg 12.5 mg	塩野義
ヒダントール D	フェニトイン 安ナカ フェノバルビタール	16.7 mg 16.7 mg 8.3 mg	藤永/三共
ヒダントール E	フェニトイン 安ナカ フェノバルビタール	20.8 mg 16.7 mg 8.3 mg	藤永/三共
ヒダントール F	フェニトイン 安ナカ フェノバルビタール	25.0 mg 16.7 mg 8.3 mg	藤永/三共

*2018 年 3 月 31 日に薬価基準から削除

　イオンポンプは，このように定常状態のときにエネルギーを消費してイオン分布の細胞内外での勾配を作り出している。イオンチャンネルはイオンポンプによって作られたこうしたイオン分布の細胞内外格差を利用することによって，ゲートを開閉するだけでイオンの流れをコントロールすることができる。

2　イオンチャンネルの種類と機能

　てんかんと密接に関連するイオンチャンネルは，大別すると 2 種類に分けることができる（表 36）。1 つは，**電位依存性イオンチャンネル**で，細胞膜の電気的な状態に反応してゲートの開け閉めが行なわれるもので，ナトリウムイオン，カリウムイオン，カルシウムイオンのそれぞれについて

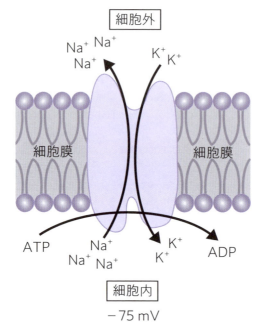

図54 定常状態での細胞内外のイオンの分布状況とイオンポンプ

複数種のイオンチャンネルがある。もう1つは、**配位依存性イオンチャンネル**である。これは、細胞膜に置かれた受容体の一種で、情報伝達物質が結合することで(配位されることで)イオンチャンネルとして機能するようになるものである。

　抗てんかん薬は、情報伝達物質の代謝に影響を与えることによって奏効する場合と、情報伝達物質が受容体に結合した状態で、受容体の別の部位に結合してイオンチャンネルの開閉をさらに促進したり抑制したりして**アロステリック**に働く場合がある。

　てんかんおよびその治療に関連する主な配位依存性イオンチャンネルは、塩素イオンの流入を制御する$GABA_A$受容体、カルシウムイオンの流入を制御するグルタミン酸受容体(NMDA受容体、AMPA受容体、カイニン酸受容体などがある)、正イオン一般の流入を制御するニコチン性アセチルコリン受容体などがある。

表 36　てんかんと関連するイオンチャンネル

イオンチャンネル	通過させるイオン	対応する家族性てんかんその他
電位依存性イオンチャンネル		
ナトリウムイオンチャンネル	Na^+	FS＋，ドラベ症候群[*1]
カリウムイオンチャンネル	K^+	良性家族性新生児てんかん
カルシウムイオンチャンネル	Ca^{2+}	
配位依存性イオンチャンネル		
GABA_A 受容体	Cl^-	FS＋[*2]，ドラベ症候群[*1]，fJME[*3]
グルタミン酸受容体群	Ca^{2+}	ラスムッセン症候群[*4]
（NMDA 型，AMPA 型，カイニン酸型など）		難治性年齢非依存性焦点性てんかん群の一部[*4]
正イオン一般	Ca^{2+}	常染色体優性夜間前頭葉てんかん

FS＋：熱性けいれんプラス，fJME：家族性若年ミオクロニーてんかん
[*1] 一部の家系
[*2] 熱性けいれんを伴う小児欠神てんかんの家系；遺伝する形質は熱性けいれんであって，小児欠神てんかんではない
[*3] 若年ミオクロニーてんかんのごく一部
[*4] グルタミン酸受容体（AMPA 型）の構成要素 GluR3 に対する自己抗体が関与

3　抗てんかん薬の作用部位

　抗てんかん薬は，基本的にイオンチャンネルに対して影響を与えることでその効能を発揮していると考えられているが，その作用点は大きく 7 つが今のところ挙げられている。表 37 に主要な薬剤とイオンチャンネルの関係で，比較的よくわかっているものをまとめた。日本で発売されていない薬剤についても掲載してある。

　表 38 に整理したように，抗てんかん薬の効果は作用点との関連で 4 つの大きなグループに現在分けて考えると整理しやすい。選択的ナトリウムチャンネル遮断薬，選択的高電位活性型カルシウムチャンネル遮断薬，選択的 GABA 代謝阻害薬は，いずれも焦点性てんかんに選択的に有効な薬剤であり，特発性全般てんかん群を悪化させる場合がある。対照的に選択的な低電位活性型カルシウムチャンネル遮断薬は，欠神発作あるいは欠神脱力発作といった特発性の全般発作に選択的に有効性を示す。複数の作用点が焦点性てんかん，全般てんかんの双方に及ぶ薬剤，抗グルタミン酸受容体作用をもつ薬剤（AMPA 受容体への作用を含む），シナプス小胞蛋白に作用

表 37　抗てんかん薬の作用点

	電位依存性イオンチャンネル			配位依存性		GABA代謝阻害	シナプス小胞蛋白2A
	Na$^+$	非T型 Ca^{2+}	T型 Ca^{2+}	グルタミン	GABA$_A$		
CBZ	◎						
PHT	◎						
GBP		○				±	
pregabaline[*1]		○					
VGT						◎	
tiagabine						◎	
LTG	◎	○		○[*2]			
TPM	○	○		○[*3]	○		
felbamate	○	○		○[*4]	○		
ZNS	◎		○				
VPA	○		○				
LEV					±		◎
PB	±	±		±[*3]	◎		
BDPs					◎		
ESM			◎				
LCM	◎[*5]						
PMP				◎[*3]			

本邦で発売されているものを略号で示し，本邦では発売されていないものをフルスペルで示す。ただし，BDPs はベンゾジアゼピンの略。T 型は低電位活性型，非 T 型は高電位活性型を意味する。

[*1] pregabaline は，リリカという商品名で発売されているが，疼痛の薬剤としての適応しか本邦では認可されていない
[*2] グルタミン酸の神経末端からの放出障害
[*3] AMPA 受容体阻害
[*4] NMDA 受容体阻害
[*5] 他のナトリウムチャンネル遮断薬が速い開閉をつかさどるのに対して緩徐な開閉をつかさどる

◎は主要な抗てんかん作用。±は補助的に作用している可能性あり。○はその中間。
Lee CY, Fu WM, Chen CC, et al：Lamotrigine inhibits postsynaptic AMPA receptor and glutamate release in the dentate gyrus. Epilepsia 49：888-897, 2008 および Sills GJ, Brodie MJ：Update on the mechanisms of action of antiepileptic drugs. Epileptic Disord 3：165-172, 2001 より改変（LCM，PMP などの新薬についてはその後の情報を追加してある）

するとされる LEV は，広域スペクトラムの抗てんかん薬である。図 55 ではてんかん発作を焦点性の性格が強いものと全般性の性格が強いものに整理し，作用点別にいずれのタイプの発作に奏効する傾向が強いかで図示してある。

表 38 抗てんかん薬の作用点による効果の特徴

作用点	薬剤名	効果の特徴
選択的 Na⁺ チャンネル遮断薬	CBZ, PHT, LCM	選択的抗焦点性てんかん薬（特発性全般てんかん群は悪化させる可能性あり）
選択的高電位活性型 Ca^{2+} チャンネル遮断薬	GBP, pregabaline（商品名：リリカ）	
選択的 GABA 代謝阻害薬	VGT, tiagabine	
選択的 AMPA 受容体拮抗薬	PMP	抗強直間代発作薬，広域スペクトラム抗てんかん薬
複数の作用点をもつ薬剤（色文字は抗グルタミン酸受容体作用あり）	TPM, LTG, felbamate ZNS, VPA	広域スペクトラム抗てんかん薬
選択的シナプス小胞蛋白作用薬	LEV	
選択的 GABA_A 受容体活性化薬	PB, BDPs	全般的中枢神経抑制薬（高次脳機能の抑制を伴う）
低電位活性型 Ca^{2+} チャンネル遮断薬	ESM, ZNS, VPA	抗欠神発作薬

B レベチラセタム (Levetiracetam：LEV)

> 最近，初期治療に最も選ばれている抗てんかん薬
>
> 初期治療以降もてんかん類型を無視する悪しき傾向を助長
>
> 判断の難しい精神症状

【作用点】シナプス小胞蛋白に作用する。
【適応】焦点性てんかんおよび全般てんかん双方に対する第一選択薬の1つ。薬効の強さは TPM とほぼ同等で強い。
【排泄・代謝】主に未変化体として腎臓から排泄。
【薬物相互作用】明確な相互作用は確認されていない。
【投与量・投与法】急がない場合には 1 日量 500 mg を分 2 から開始し，特に大きな訴えがなければ 1〜2 週間に 1 度ずつ 1,000 mg 以下の単位で

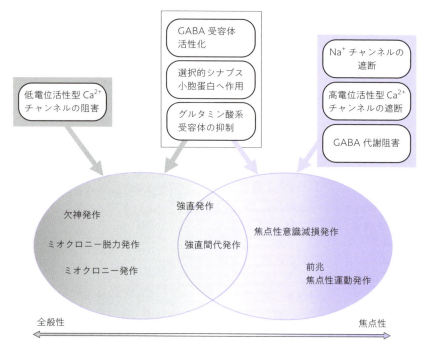

図55 てんかん発作型と抗てんかん薬の作用点

増量。最高1日3,000 mgまで増量可能。副作用が訴えられた場合には，若干の減量で対処できる場合もある。臨床上の必要がある場合，急速な増量が可能。
【半減期・最高血中濃度到達時間】半減期は7〜8時間。最高血中濃度到達時間は2〜3時間。
【副作用】
A）重篤度の低い副作用
　体のだるさ，頭重感，抑うつ感，いらいら感など全体として重苦しい**漠然とした負担感**が時に執拗に訴えられる。減量で軽快し，投薬を続行できる場合もある。服用者本人の自覚の薄い行動特性の変化が生じるため薬剤起因性だということを見逃すことがあり，要注意。

視点・論点 ❼ チャンネル病としてのてんかん

　1995年の常染色体優性夜間前頭葉てんかんの発見以降，数多くのメンデル型遺伝を示す家族性てんかん（☞ 第7章 p. 341）が発見されたが，そのいくつかは相次いでイオンチャネルの病気であることが判明した。表36（☞ p. 303）にチャネル病として説明可能なてんかんが提示してあるが，グルタミン酸受容体に対する自己免疫疾患として特定のてんかん症候群が発現してくる可能性が示唆されるなど，てんかんをチャネル病として考えることは臨床てんかん学全体の枠組みを大きく変化させ，合理的で説明可能な薬物療法とセットにして臨床てんかん学をより見通しやすく，より体系的な学問体系として練り直すことができるのではないかという期待をわれわれに与えてくれている。しかし他方で，メンデル型の遺伝を示すチャンネル病であることが証明されたてんかん症候群は，実際にはてんかん全体のごく一部であって，大多数のメンデル型遺伝を示さないてんかん症候群においては，イオンチャネル以外の要因も関与する多因子遺伝や環境因なども，その発現において影響を与えていると考えられ，チャンネル病の概念が臨床てんかん学全体にどの程度のインパクトをもたらすかは，メンデル型遺伝を示さない若年ミオクロニーてんかんや小児欠神てんかんなどの頻度の高い一般的なてんかんの解明を待たなければならないだろう。

C バルプロ酸 (Valproate：VPA)

特効的な特発性全般てんかん治療薬

女性には難点あり（妊娠・出産，体重増加）

【作用点】電位依存性ナトリウムチャンネルと GABA 代謝阻害作用を示す一方で，低電位活性型カルシウムチャンネルの阻害作用も示すが，作用機序が明瞭でない点もある。

【適応】特発性全般てんかん群に対する第一選択薬。欠神発作，ミオクロニー発作に対しても有効。全般てんかん全体に広く適応がある。焦点性てんかんに対しても併用薬としては有効なことがあるが，CBZ や多くの新規抗てんかん薬よりも薬効は劣る。向精神作用があるので精神科的問題がある場合には使いやすい。

【排泄・代謝】肝臓で CYP3A4 によって代謝され，グルクロン酸抱合を加えられ尿中に排泄。

【薬物相互作用】
- VPAの濃度を下げる薬剤
  PHT, PB, CBZ, メロペネムなど(カルバペネム系抗菌薬)
- VPAの濃度を上げる薬剤
  CLB, アスピリンなど(サリチル酸系薬剤), エリスロマイシン(マクロライド系抗菌薬), シメチジン(抗潰瘍薬)
- VPAが濃度を上げる抗てんかん薬
  PB, ESM, LTG, CBZエポキシド(CBZの代謝物)
- VPAが濃度を上げるその他の薬剤
  ベンゾジアゼピン系薬剤一般, ワルファリン, アミトリプチリン/ノルトリプチリン(三環系抗うつ薬)

【投与量・投与法】単剤投与の場合には20 mg/kg/日前後の投与量で有効血中濃度に達する場合が多い。小児ではこれより若干多い量を必要とする。多剤併用の場合には同じ血中濃度に達するのに2～3倍の投与量を要することが多い。分2, 3で投与。徐放剤は分1でも可。

【治療域】50～120 μg/ml。

【半減期・最高血中濃度到達時間】半減期は6～12時間。最高血中濃度には空腹時であれば1時間弱, 食事後では3～4時間で到達する。新生児では半減期は成人と比べて非常に長く, 他方, 幼児では半減期は新生児の半分に短縮している。

【副作用】
A) 頻度は高いが重篤度の低い副作用
   振戦(動作時・姿勢時)。軽度の**血小板減少**。**吐き気・嘔吐**(急激な増量に伴う)。
B) 長期連用による副作用
   脱毛・赤毛・縮れ毛などの**毛髪の変化**。**体重増加**。多嚢胞性卵巣症候群。
C) 頻度は低いが重篤な副作用
   ライ症候群(多剤併用下で主に3歳以下の小児において起こる致死的な肝脳症症候群)。**高アンモニア血症**〔無症候性の場合は検査の仕方によるみかけ上の高アンモニア血症に注意(← 臨床メモ17)〕。**急性脳症**(急性脳萎縮, 認知症様症状, パーキンソニズム)。**急性膵炎**。**赤芽球癆・重症の**

> **🖉 臨床メモ ⑰**
>
> **血中アンモニア値**
>
> 血中アンモニア値は，以下の場合にみかけ上の高値を示すので特に無症候性のアンモニア高値が検出された場合には注意を要する．
> - 検体が溶血している場合（全血を 1 時間放置すると 4℃ では 1.3 倍，37℃ では 2.5 倍に上昇）→ 血漿分離し，冷却保存する．
> - 抗凝固薬としてフッ化ナトリウムや，シュウ酸カルシウムを用いている場合 →（対策）抗凝固薬としてヘパリン，EDTA-2K を用いる．
>
> アンモニアの測定を外注検査施設に依頼して行う場合には，除蛋白液（4 ml）が入った専用容器に，血液を，正確に 1.0 ml 加え，十分に混和した後，遠心分離し，上清（2.0 ml）を凍結保存して提出する．
>
> VPA でアンモニア高値が検査値で認められるにもかかわらず無症候性の場合，上記の検査手順が順守されているかどうかを確認する必要がある．

血小板減少症．

【催奇性】 1～2% の頻度で二分脊椎が出現する．血中濃度が高いほど催奇性は高くなる．血中濃度が高い場合，出生後の発育に影響を与える場合もある．

D カルバマゼピン (Carbamazepine：CBZ)

- 特効的な焦点性てんかん治療薬
- 緊急対応を要する重症薬疹
- 多数の薬物相互作用

【作用点】 電位依存性ナトリウムチャンネルの遮断作用が主．

【適応】 焦点性てんかんに対する第一選択薬．特発性全般てんかん群は悪化させる場合がある．稀に年齢依存性焦点性てんかん群をミオクロニー脱力てんかん様に悪化させることがある．向精神作用があるので精神科的問題がある場合には使いやすい．

【排泄・代謝】 肝臓で CYP3A4，CYP2C8，CYP1A2 によって代謝され，CYP1A2，CYP2C9，CYP3A4 の活性を賦活する．

【薬物相互作用】 イソニアジドは CBZ の濃度を上げ，肝毒性が高まること

があるので併用には十分な注意があらかじめ必要である。また，ハロペリドールその他の抗精神病薬の濃度が下がる場合がある。

- CBZ の濃度を下げる薬剤

  PHT，PB，リファンピシン（抗結核薬），テオフィリン，アミノフィリン（抗喘息薬），セイヨウオトギリソウ，エファビレンツ（抗 HIV 薬）

- CBZ の濃度を上げる抗てんかん薬

  CLB，アセタゾラミド

- CBZ の濃度を上げる薬剤

  イソニアジド（抗結核薬），フルボキサミン（抗うつ薬），ベラパミル（抗不整脈薬），ジルチアゼム（降圧薬），シメチジン/オメプラール（抗潰瘍薬），ミコナゾール/フルコナゾール（イミダゾール系抗真菌薬），マクロライド系抗菌薬，キヌプリスチン/ダルホプリスチン（耐性菌に対する抗菌薬），ダナゾール（子宮内膜症治療薬），ビカルタミド〔抗アンドロゲン薬（前立腺癌治療薬）〕，リトナビル/ダルナビル（抗 HIV 薬），クエチアピン（抗精神病薬），グレープフルーツジュース

- CBZ が濃度を下げる抗てんかん薬

  VPA，LTG，ESM，ZNS，CLB，TPM

- CBZ が濃度を下げるその他の薬剤

  CYP1A2，CYP2A9，CYP3A4 で代謝される多数の薬剤

- CBZ の長期間連用者にアセトアミノフェン配合剤（ノーシンなど市販の鎮痛・解熱薬，カロナール）を投与すると肝毒性が発現しやすい。

【CBZ エポキシド】CBZ の代謝産物である **CBZ エポキシド**にも抗てんかん作用があり，また副作用もあるため，VPA，PRM など CBZ エポキシドを増加させる薬剤では，CBZ の濃度は不変でも，副作用が出現することがある。

【投与量・投与法】単剤投与の場合には 1 日当たり 8〜12 mg/kg，多剤投与の場合には 14〜20 mg/kg 前後の投与量で治療域に達することが多い。小児では体重当たり 25 mg を超えた量を 1 度に投与すると吸収率が落ちる。また半減期が短いので成人より体重当たりの必要量は多い。分 2〜4 で投与する。投薬開始時には一過性に血中濃度が上昇して副作用が出やすいので **50〜100 mg の少量から開始**し，1 週間ごとに増量していくとよい。最初の数週間は同じ量を投与していても血中濃度は次第に下降してく

るので，血中濃度を保つにはその間は継続的に増量し続ける必要がある。
【治療域】5～12 μg/ml。
【半減期・最高血中濃度到達時間】投与初期の半減期は長く血中濃度は少量でも急激に上昇するが，投与1か月後くらいからは **5～10 時間**。最高血中濃度到達時間はエポキシドが 2～3 時間，CBZ が 3～4 時間，小児では代謝速度が速い。

【副作用】

A) 頻度は高いが重篤度の低い副作用
脳波の徐波化：高率に出現するが基本的には無症候性である。

A') その他の重篤度の低い副作用
音階が半音ずれて聞こえる：主に絶対音感のある音楽家が気づく。

A'') 中止・減量の原因にはなるが基本的に可逆的な副作用
過量投与で**小脳性運動失調**：投薬後 2～3 時間で複視・吐き気・めまい，場合によってふらつきが出現。**低ナトリウム血症**：6～30%で出現。

B) 長期連用による副作用
高コレステロール血症。

C) 頻度は低いが重篤な副作用
スティーブンス・ジョンソン症候群，**薬剤起因性過敏症候群**に関しては第 9 章「診療アラカルト」（☞ p.391）を参照。低ナトリウム血症は**水中毒**に至ることがある。**不整脈**は稀であるが危険因子がある人の場合，伝導障害による不整脈を引き起こすことがある。**全身性エリテマトーデス（SLE）様の皮疹**は投与後半年～1 年で出現し，投与を中止すれば可逆的であるが，抗核抗体は長期間，陽性のままにとどまることもある。

E ラモトリギン (Lamotrigine：LTG)

心と体に優しい万能てんかん治療薬

少なくとも 3 か月はかけてゆっくり増量しないと重症薬疹

【作用点】 電位依存性ナトリウムチャンネル・高電位活性型カルシウムチャンネル遮断。グルタミン酸の神経末端からの放出障害。

【適応】 広域スペクトラムで全般てんかんにも焦点性てんかんにも有効。薬効の強さそのものは中程度であるが，ユーザー側の負担は軽く中断率の最も低い薬剤の1つ。

【排泄・代謝】 グルクロン酸抱合を受けて腎臓から排泄。

【薬物相互作用】
- LTGの濃度を上げる抗てんかん薬
  VPA
- LTGの濃度を下げる薬剤
  PHT，CBZ，PB，PRM，リファンピシン(抗結核薬)，ロピナビル/リトナビル(抗HIV薬)，経口避妊薬
- CBZとの併用でめまい，運動失調症状をきたす場合あり(通常はCBZの減量で回復する)
- 妊娠中に大幅に血中濃度が減少する

【投与量・投与法】 VPA併用時には25 mg隔日投与で開始し，1〜2週間ごとに25〜50 mgずつ増量し，100〜200 mgを維持量とする。VPAの非投与例では，25 mgから開始し，1〜2週ごとに25〜50 mgずつ増量する。維持量は200〜400 mg。余裕があればさらに少量で開始し，ゆっくり増やすほど薬疹は出にくい。

【半減期・最高血中濃度到達時間】 半減期は30〜40時間。最高血中濃度到達時間は2〜3時間。

【副作用】
　A) 重篤度の低い副作用
　　多形紅斑は4%程度の頻度で出現。投薬の中止によって1週間くらいで消失する。**攻撃性の増大**が一部の知的障害を伴う人たちに出現。
　C) 頻度は低いが重篤な副作用
　　スティーブンス・ジョンソン症候群，薬剤起因性過敏症候群に関しては第9章「臨床アラカルト」(p. 391)参照。

F ゾニサミド (Zonisamide：ZNS)

> マイナー・トピナ，ただし視床皮質路への効果から難しい全般てんかんに力
> 難治側頭葉てんかんでは精神症状

【作用点】電位依存性ナトリウムチャンネル遮断。低電位活性型カルシウムチャンネル遮断。

【適応】広域スペクトラムで全般てんかんにも焦点性てんかんにも有効。薬効は中等度。病歴の長い側頭葉てんかん例に投与する場合，精神症状のリスクについてあらかじめ説明しておくほうがよい。

【排泄・代謝】肝臓でCYP3A4によって代謝され，グルクロン酸抱合を加えられ尿中に排泄。

【薬物相互作用】
- ZNSの濃度を下げる抗てんかん薬
  PHT，CBZ，PB
- セレギリン（抗パーキンソン病薬，MAO-B阻害薬）と三環系うつ薬との併用で，高血圧，失神，発汗，筋硬直などが出現し，重篤な結果となる場合がある。
- ZNSが濃度を上げる薬剤
  PHT

【投与量・投与法】投与開始量は成人で100〜200 mg，小児では2〜4 mg/kg。維持量は成人で200〜400 mg，小児で4〜8 mg/kg。最大投与量は成人で600 mg，小児で12 mg/kgの処方量である。

【治療域】10〜30 µg/ml。

【半減期・最高血中濃度到達時間】小児では半減期は半日〜1.5日，最高血中濃度到達時間は1〜3時間である。成人では半減期は2〜3日，最高血中濃度到達時間は2〜3時間である。

【副作用】炭酸脱水素酵素阻害による副作用が一部含まれる。
　A）頻度は高いが重篤度の低い副作用
　　発汗減少。
　B）長期連用による副作用

体重減少(食欲不振を伴うことも伴わないこともある)。**尿管結石**。
c) 頻度は低いが重篤な副作用
代謝性アシドーシス(過換気，不整脈などで発症)。**欠汗症による熱中症**。幻覚・妄想・抑うつ状態が惹起されることがある。

G トピラマート (Topiramate：TPM)

有効性の高い万能てんかん治療薬
精神症状および対応可能ではあるが多彩な副作用

【作用点】電位依存性ナトリウムチャンネル・高電位活性型カルシウムチャンネル遮断。グルタミン酸(AMPA)受容体阻害，$GABA_A$受容体賦活。

【適応】焦点性てんかんに対する併用剤。広域スペクトラムで全般てんかんにも焦点性てんかんにも有効。新規抗てんかん薬のなかでは薬効は最も強いものの1つ。ユーザー側の負担は比較的重く中断率は高い。長い病歴のある側頭葉てんかんに投与する場合には精神症状の発現に注意。

【排泄・代謝】一部は肝臓で CYP3A4 により代謝されるが，主には未変化体として腎臓から排泄される。

【薬物相互作用】
- TPM の濃度を下げる薬剤
  PHT，CBZ，セイヨウオトギリソウ
- TPM が濃度を下げる薬剤
  エストラジオール(経口避妊薬)，ジゴキシン(強心薬)，ピオグリタゾン(血糖降下薬)
- TPM が濃度を上げる薬剤
  PHT，メトホルミン(血糖降下薬)

【投与量・投与法】50 mg から開始し，1〜2週間ごとに 50 mg ずつ増量し，分1，2で 200〜400 mg で維持する。最高用量は 600 mg まで。開始用量を低用量から開始することと増量を急ぎすぎないことが副作用を少なくするために重要。

【半減期・最高血中濃度到達時間】半減期はほぼ1日。最高血中濃度到達

時間は 2〜3 時間。

【副作用】炭酸脱水素酵素阻害による副作用が一部含まれる。

A) 頻度は高いが重篤度の低い副作用

四肢のしびれ(特に運動時に出現しやすい。カリウムの補充で軽快することもある)。**発汗減少**。食欲不振。

B) 長期連用による副作用

尿管結石。**体重減少**は食欲不振を伴うことも伴わないこともある。頻度は 2.6% である。

C) 頻度は低いが重篤な副作用

欠汗症による体温上昇。**代謝性アシドーシス**の頻度は 2%。過換気，不整脈などで発症。重篤になれば昏睡に至る。必要に応じて血漿重炭酸イオンの濃度を計る。**続発性閉塞隅角緑内障**は急性の視力低下が眼痛を伴って出現。投与後 1 か月以内。

H ラコサミド (Lacosamide：LCM)

> 薬疹が出にくく薬剤相互作用の少ない CBZ
> CBZ より微妙に薬効は劣るか？

【作用点】電位依存性ナトリウムチャンネル遮断薬。他のナトリウムチャンネル遮断薬が急速なナトリウムの開閉に関与しているのに対して緩徐な開閉に関与するとされる。ただしその違いの臨床的な意義は明確ではない。

【適応】CBZ と同等の焦点性てんかんに対する効果がある。

【排泄・代謝】CYP3A4，CYP2C9，CYP2C19 によって代謝される。40% は代謝を受けずに尿中から排泄。

【薬物相互作用】肝酵素誘導系抗てんかん薬(PB，PHT，CBZ)との併用で 15〜20% 血中濃度が低下。

【投与量・投与法】50 mg 錠/2 錠/分 2 から開始し，1〜2 週間ごとに 100 mg ずつ増量。成人で 1 日量 200 mg から有効性を発揮し，1 日量 400 mg が本邦での処方の限界である。

【半減期・最高血中濃度到達時間】半減期は約14時間。最高血中濃度到達時間は30分〜4時間。

【副作用】
A) 頻度は高いが重篤度の低い副作用
めまい，ふらつき。他のナトリウムチャンネル遮断薬と併用するとより低用量から出現しやすい。悪心・嘔吐，頭痛。PR間隔が延長することがある。

ペランパネル(Perampanel : PMP)

- 突出した大発作抑制作用
- 新皮質由来のてんかん発作に力を発揮
- 知的障害が背景にあると大量投与で脱抑制

【作用点】グルタミン酸受容体の1つ，AMPA受容体に対する拮抗薬。AMPA受容体にほぼ特化した初めての薬剤である。

【適応】併用薬として焦点性てんかんにも全般てんかんにも高い有効性。特に焦点性てんかんに由来する両側性強直間代発作，全般てんかんに由来する全般性強直間代発作のいずれにも高い効果を示す。難治のミオクロニー発作にも時に劇的な効能を示すことがある。焦点性の部分運動発作（姿勢発作，ジャクソン発作など）にも試みる価値がある。

【排泄・代謝】CYP3Aによって代謝される。12 mg投与すると経口避妊薬レボノルゲストレルの血中濃度を40%近く減少させる。アルコールなど鎮静薬との併用で鎮静がさらに強まる可能性がある。

【薬物相互作用】肝酵素誘導系の薬剤（CBZ，PHT，PBなど）の投与によって血中濃度はほぼ1/3に減少する。

【投与量・投与法】2 mg錠/1錠/眠前から開始し，最低2週間かけてゆっくりと増量する。成人では1日4 mgで奏効することが多い。12 mgまで増量可能だが，4 mg以上の増量は2 mgずつ間隔を4週以上あけて行うほうが副作用は出にくい。

【半減期・最高血中濃度到達時間】半減期は約100時間。最高血中濃度到

達時間は 30 分〜2.5 時間。

【副作用】
A) 重篤度の低い副作用
眠気が最も頻度の高い副作用。服用後しばらくの間のふらつきも要注意。
C) 頻度は低いが重篤な副作用
一定量以上の投薬で興奮・攻撃性の著しい増大が認められる場合がある。

J フェノバルビタール (Phenobarbital：PB)

> 最も安価な万能てんかん治療薬
>
> 副作用・薬物相互作用の宝庫，長期間連用後投薬中止には苦労

【作用点】GABA$_A$ 受容体の開口時間を延長させる。高電位活性型カルシウムチャンネル，電位依存性ナトリウムチャンネルの抑制作用も示す。AMPA 受容体の抑制作用も若干あるという報告もある。

【適応】広域スペクトラムの抗てんかん薬だが，認知機能を含め広範に大脳皮質の機能を抑制する。中断により離脱性けいれんが引き起こされるのが特徴。

【排泄・代謝】肝臓で CYP2C19，CYP2C9，CYPE1 によって代謝され，CYP1A2，CYP2C9，CYP2C19，CYP2E1，CYP3A4 の活性を賦活する。

【薬物相互作用】
- PB の濃度を上げる抗てんかん薬
  VPA は PB の濃度を押し上げ，8 割の症例で PB の減量を必要とする。VPA と PRM の組み合わせでは PB の増加はそれほど明瞭ではない。CLB も PB の濃度を上げる。
- PB の濃度を上げるその他の薬剤
  メチルフェニデート (ナルコレプシー治療薬，ADHD 治療薬)
- PB が濃度を下げる抗てんかん薬
  VPA, CBZ, LTG, CLB, ZNS

- PB が濃度を下げるその他の薬剤

  アミノフィリン/テオフィリン(喘息治療薬)，デキサメタゾン，ベラパミル(抗不整脈薬)，経口避妊薬(エストラジオールなど)，ワルファリン，タダラフィル(勃起不全治療薬)，セイヨウオトギリソウ。その他多数。

- 中枢神経抑制作用の増強

  TPM，フェノチアジン系，バルビツレート系，ベンゾジアゼピン系薬剤，抗ヒスタミン薬，三環系・四環系抗うつ薬，アルコール

- PB を長期間連用者にアセトアミノフェン配合剤(ノーシンなど市販の鎮痛・解熱薬，カロナール)を投与すると肝毒性が発現しやすい。

【投与量・投与法】小児では 1.5〜3 mg/kg，成人では 1〜1.5 mg/kg を 1 日当たり投与し，発作が抑制されなければ血中濃度を参照しつつ漸次増量する。妊娠中は血中濃度が低下するので場合によっては増量が必要。1 日 1 回投与でよい。

【治療域】**15〜35 μg/ml**。強直間代発作は 10〜30 μg/ml で抑制されるのに対して，焦点性意識減損発作，前兆，焦点性運動発作では 35〜45 μg/ml の血中濃度を抑制に要する。

【半減期・最高血中濃度到達時間】半減期は **3〜5 日**前後。利尿とアルカリ化によって半減期は若干短縮する。新生児では半減期は延長。生後 1 か月以降の乳幼児では逆に成人よりも半減期は短縮。最高血中濃度到達時間は 1〜2 時間。

【副作用】

A) 頻度は高いが重篤度の低い副作用

導入時には 5 μg/ml の血中濃度でも**眠気**があるが 2 週間程度で軽快する。維持量では，血中濃度が 30 μg/ml を超えるとかなりの症例で耐えがたい眠気が訴えられる。**粥腫・尋常性痤瘡**(にきび)が生じやすくなる。

A′) 中止・減量の原因になるか基本的に可逆的な副作用

血中濃度が 40 μg/ml を超えると小脳性運動失調や構音障害が出現してくるが，PHT や CBZ のように急激に出現しないため他の疾患と誤診されたり放置されたりする危険がある。高齢者，小児，知的障害例では，鎮静ではなく興奮が出現し，**不眠・不穏**が逆説的に惹起されることがある。15 μg/ml 以下の低い血中濃度ですでに**多動**・

攻撃性の増大といった行動上の問題が現れることがある。軽微な学習障害は通常の投与量でも起こることが指摘されている。性欲の障害・勃起不全が出現することがある。**デュピュイトラン拘縮，五十肩，関節痛**の発生を助長するのではないかという報告がある。

C) 頻度は低いが重篤な副作用

80 μg/ml を超える濃度では心肺機能不全を起こし死亡する可能性が出てくる。断薬時には不穏，振戦，不眠，易刺激性など**離脱症状**が出現することがあり，てんかん発作・発作重積状態を起こすこともある。**急性間欠性ポルフィリア**の引き金となることがある。**スティーブンス・ジョンソン症候群，薬剤起因性過敏症候群**の発生率は相対的に高い（第 9 章「診療アラカルト」，p. 391 参照）。

K プリミドン (Primidone：PRM)

> それ自体は焦点性てんかん治療薬だが代謝されてフェノバルビタールに
> 最近の知見がない
> 薬物相互作用多数

【適応】焦点性てんかんにおける二次性強直間代発作に有効。PB が有効でなくても PRM は有効な場合がある。

【他剤との相互作用】PHT が投与されている場合，PB の濃度は PRM の濃度の 3～4 倍になる（単剤投与の場合にはほぼ同じ濃度）。イソニアジド（抗結核薬）を投与すると PRM の濃度は 1.5 倍程度上昇する。VPA については変化の予測がつきにくい。ニコチン酸アミドは PRM の濃度を上昇させ，PRM：PB 比が高くなる。活性代謝産物が PB であるため，他の相互作用は PB を参照のこと。

【投与量・投与法】PB 60 mg と PRM 250 mg とがほぼ相当する。投与開始は副作用を避けるため 50～100 mg から開始したほうがよい。

【治療域】8～14 μg/ml。

【半減期】投薬開始時には 10～12 時間だが，維持療法の際には代謝産物の PB が PRM の代謝を促進するため **5～7 時間**に短縮する。PRM の血中

濃度を一定に保つには分3投与にする必要がある。
【副作用】神経学的症状としては，鎮静作用，ふらつき・眼振などの小脳症状が出現することがある。PRMによって妄想的になったり，精神病質的な傾向が強まることがある。勃起不全も報告されている。

L フェニトイン (Phenytoin：PHT)

> 最強の焦点性てんかん治療薬
> 副作用・薬物相互作用の宝庫

【作用点】電位依存性ナトリウムチャンネルの遮断が主。
【適応】焦点性てんかんに対する第二選択薬の1つ。特発性全般てんかん群は悪化させる場合がある。稀に年齢依存性焦点性てんかん群をミオクロニー脱力てんかん様に悪化させることがある。作用は用量依存的に強力だが副作用も多く，精神症状がある場合には使いにくい。
【排泄・代謝】肝臓でCYP2C8，CYP2C9，CYP2C19によって代謝され，CYP1A2，CYP2C9，CYP2C19，CYP2E1，CYP3A4の活性を賦活する。
【薬物相互作用】
- PHTの濃度を下げる薬剤
  制酸薬，葉酸，テオフィリン/アミノフィリン，セイヨウオトギリソウなど
- PHTの濃度を上げる抗てんかん薬
  ZNS，CLB，TPM，スルチアム，ESM
- PHTの濃度を上げるその他の薬剤
  イソニアジド(抗結核薬)は特にアセチル化遅延群では特異的に血中濃度を上昇させ中毒域に押し上げる(ただしリファンピシンと併用するとその効果は相殺されることがある)。フルボキサミン/イミプラミン/マプロチリン(抗うつ薬)，ワルファリン，サルファ剤(抗菌薬)，シメチジン/オメプラゾール(抗潰瘍薬)，ミコナゾール/フルコナゾール(イミダゾール系抗真菌薬)，メチルフェニデート，その他多数の薬剤がPHTの血中濃度を上昇させるので何らかの新たな薬剤を投与する場合，相互作用のチェックは必須で

ある。
- PHT が濃度を下げる抗てんかん薬
  VPA，CBZ，LTG，TPM，ZNS，CLB
- PHT が濃度を下げるその他の薬剤
  インスリンや経口血糖降下薬を服用中の場合，効果が減弱し高血糖をきたす場合がある。その他多数。
- PHT を長期間連用者にアセトアミノフェン配合剤(ノーシンなど市販の鎮痛・解熱薬，カロナール)を投与すると肝毒性が発現しやすい。

【投与量・投与法】5～7 mg/kg が標準 1 日投与量。分 2 処方で投与。
【治療域】**10～20 μg/ml**。ただし単剤投与の場合は 30 μg/ml までは必要があれば増量を試みる。30 μg/ml を超えた量での長期間の投与は末梢神経障害を引き起こしやすいので避けたほうがよい。血中濃度はある濃度までは投与量に比例するが，**ある濃度を超えると指数関数的に上昇**し中毒域に達するので注意を要する。

【半減期・最高血中濃度到達時間】半減期は平均 20 時間前後。最高血中濃度到達時間は 4～12 時間。CYP2D が欠損している人が 1 % 弱あり(西洋人では 7%)，この場合血中濃度が極端に上昇することがあるが，逆に平均よりもはるかに代謝速度が速い人もある。

【副作用】
- A) 頻度は高いが重篤度の低い副作用
  過量投与で**小脳性運動失調**(複視・眼振)・運動失調性歩行が出現。上肢の運動失調は比較的軽い。
- A') 中止・減量の原因にはなるが基本的に可逆的な副作用
  PHT が**耐糖能**を低下させ高血糖を誘発することがある。**攻撃性・多動傾向**が小児や知的障害を伴う人たちに出現することがある。**SLE 様の皮疹**は投与後半年～1 年で出現し，投与を中止すれば可逆的であるが，抗核抗体は長期間，陽性のままにとどまることもある。
- B) 長期連用による副作用
  歯肉増殖，多毛は 2～3 か月で顕在化し，中止すれば 3～6 か月で消失する。輸血の際に特異な抗原抗体反応を稀に起こす **IgA の減少**と関連しているとの説もある。比較的高い濃度で投薬を長年継続

すると，**末梢神経障害**が生じることがある。多くはアキレス腱反射の低下で検出される程度にとどまるが，時にしびれや感覚鈍麻が引き続いて出現することがある。多剤併用下で長年投薬すると**骨軟化**が起こる場合もある。アセタゾラミドとの併用でその傾向がさらに助長される可能性がある。

C) 頻度は低いが重篤な副作用

中毒量を服用すると，**発作頻度の逆説的増加**や**急性脳症**が出現することがある。特に知的障害を伴う例では**小脳萎縮**および多彩な**不随意運動**が出現することがある。**横紋筋融解症**，**悪性症候群**の報告もある。**スティーブンス・ジョンソン症候群**，**薬剤起因性過敏症候群**の発生率は相対的に高い（第9章「診療アラカルト」p. 391 参照）。

M エトスクシミド (Ethosuximide：ESM)

> 抗欠神てんかん薬
> 時に大発作・精神症状を誘発
> 多数の薬物相互作用

【**作用点**】低電位活性型カルシウムチャンネル遮断。

【**適応**】欠神発作あるいはミオクロニー脱力発作に有効。大発作を伴う症例で ESM を単独で投与すると大発作を悪化させる場合がある。てんかん性の陰性ミオクローヌス（てんかん性 asterixis）で，特に焦点性てんかんに伴うものに関しては，ESM が特効的に奏効することがあるとされる[1]。視床-皮質路の興奮を抑えると考えられている。

【**排泄・代謝**】肝臓で CYP3A4，CYP2E1，CYP2B によって代謝される。

【**薬物相互作用**】

- ESM の濃度を上げる薬剤

    VPA，イソニアジド，スチリペントール

- ESM の濃度を下げる抗てんかん薬

    PB，PHT，CBZ

- ESM が濃度を上げる抗てんかん薬

PHT，VPA，PB
- ESM が濃度を下げる抗てんかん薬
CBZ

【投与量・投与法】成人では 15〜30 mg/kg を，小児では 20〜40 mg/kg を 1 日量として投与する。

【治療域】40〜80 μg/ml。

【半減期・最高血中濃度到達時間】半減期は成人では **50〜60 時間**。小児の場合は半減期は短縮する。最高血中濃度到達時間は成人では 1〜4 時間，小児では 3〜7 時間である。

【副作用】

A) 頻度は高いが重篤度の低い副作用

眠気，吐き気，頭痛が最も頻度の高い訴えであるが減量によって通常は改善する。

B) 中止の原因にはなるが基本的に可逆的な副作用

大発作が誘発されることがある。**不穏，抑うつ，幻覚妄想状態**が惹起されることがある。精神症状は成人に多い。**SLE 様の症状**が出現する場合がある（抗核抗体の陽性のみで無症候性であることがほとんどだが）。**不随意運動，アカシジア，パーキンソニズム**が稀に惹起される。

文献

1) Oguni H, Uehara T, Tanaka T, et al : Dramatic effect of ethosuximide nonepileptic negative myoclonus. Neuropediatrics 29 : 29-34, 1998

N ガバペンチン (Gabapentin：GBP)

副作用・薬物相互作用ともに少ない安全な焦点性てんかん治療薬

薬効が弱い

【作用点】高電位活性型カルシウムチャンネル遮断，GABA 代謝阻害。
【適応】焦点性てんかんに対する併用薬。特発性全般てんかん群を悪化させることがある。薬効は若干弱い。
【排泄・代謝】主に未変化体として腎臓から排泄。
【薬物相互作用】明確な相互作用は確認されていない。
【投与量・投与法】1 日 400〜600 mg 分 2 から開始し，1〜2 週間ごとに 400〜600 mg ずつ増量する。最高 1 日 2,400 mg まで増量可能。眠気に注意しながら増量。眠気の問題がなければ比較的急速に増量可能。急速に中止すると発作が悪化する場合があるので減量は漸減する。
【半減期・最高血中濃度到達時間】半減期は 5〜7 時間。最高血中濃度到達時間は 3 時間。
【副作用】

- A) 頻度は高いが重篤度の低い副作用

    眠気は高率に訴えられるが，必ずしも中止の原因となるほどの訴えとならないことが多い。**体重増加**も極端ではないことが多い。

ベンゾジアゼピン

> 安全性の高い万能てんかん治療薬
> 連用で慣れが生ずる
> 中止の際に離脱症状
> 知的障害が背景にあると脱抑制を起こす

ベンゾジアゼピン系の抗てんかん薬は，薬疹，肝障害，造血系の障害などの重篤な副作用が少なく，さらに，てんかん類型にかかわらず有効である点に特徴がある。しかし，中長期的にみると，ベンゾジアゼピン系薬剤は，ミオクロニー発作など一部の発作型を除いて，いったん奏効しても慣れが生じることが多い。重症筋無力症，急性狭隅角緑内障にはベンゾジアゼピン系薬剤は一般的に禁忌となっている。作用点としては，$GABA_A$ 受容体の開口の頻度を増加させる。

O-1　クロバザム(Clobazam：CLB)

【構造】CZP，DZP など，従来の抗てんかん薬として使用されてきたベンゾジアゼピンが，すべて 1,4 位に N 原子をもつ 1,4-ベンゾジアゼピンであるのに対して，CLB は，1,5-ベンゾジアゼピンである。CLB の代謝産物である N-デスメチルクロバザムも CLB の約 40% の抗てんかん作用を示す。

【適応】焦点性てんかん，全般てんかんのいずれにも有効。ただし慣れが一定の割合で生ずる。焦点性意識減損発作，レンノックス症候群の転倒発作に対する付加療法として有効な場合がある。奏効しない場合には早めに減量，中止する。

【排泄・代謝】肝臓で CYP3A4 によって酸化され，その活性代謝物 N-デスメチルクロバザムがさらに CYP2C19 により酸化を受ける。

【薬物相互作用】
- CLB の濃度を下げる抗てんかん薬
 PHT，PB，CBZ
- CLB の濃度を上げる薬剤
 アルコール，シメチジン/オメプラゾール(抗潰瘍薬)など CYP3A4 により代謝される薬剤。
- CLB が濃度を上げる抗てんかん薬
 PHT，PB，CBZ，VPA

【投与量・投与法】1 日 5 mg から開始し，30 mg 程度まで増量可能。

【半減期・最高血中濃度到達時間】半減期は 1 日。ただし高齢者では半減期は倍近くになる。最高血中濃度到達時間は 2 時間弱。

【副作用】病歴の長い側頭葉てんかんの場合，焦点性意識減損発作が消失するか著しく減少すると強いいらいら感が生じることがあるが，はっきりとした幻覚・妄想状態を生じることは ZNS や PHT と比較すると少ない。投与後 2 週間前後に急に強い眠気やふらつきを訴えることもある。頻度は低いが発熱，女性化乳房，脱毛，尿閉などが認められることもある。

O-2　クロナゼパム(Clonazepam：CZP)

【適応】ミオクロニー発作に対して有効である。レンノックス症候群など

全般・焦点混合てんかんを劇的に悪化させることがある。
【排泄・代謝】ニトロ基の還元(7-アミノ体)とそれに続くアセチル化(7-アセトアミド体)で大部分は肝臓で代謝されるが，一部は腸管壁で代謝される。
【投与量・投与法】1〜3 mg 程度を分 2 で投与。
【半減期・最高血中濃度到達時間】半減期は 1〜2 日。最高血中濃度到達時間は 2 時間。

O-3　ジアゼパム(Diazepam : DZP)

【適応】発作重積状態時の静注。経口投与では発作の予防に頓服して用いることもある。他のベンゾジアゼピン同様，過敏反応のため他の薬剤が使えない場合に本薬を用いることがある。
【排泄・代謝】肝臓で CYP3A4 によって代謝される。
【薬物相互作用】
- DZP の濃度を上げる薬剤
  フルボキサミン(抗うつ薬)，シメチジン/オメプラゾール(抗潰瘍薬)，グレープフルーツジュースなど。

【投与量・投与法】静注の場合には 0.2〜0.3 mg/kg を 1 分間に 1〜5 mg ずつゆっくりと静注。坐剤の場合には 0.5 mg/kg を場合によっては 20 mg まで投与する。
【半減期・最高血中濃度到達時間】半減期は 1〜4 日，活性代謝物 N-デスメチルジアゼパムが 2〜5 日。最高血中濃度到達時間は 1〜2 時間。

O-4　ニトラゼパム

【適応】ウェスト症候群に対して有効なことがある。他のベンゾジアゼピン同様，知的障害を伴うてんかんに対する安易な投与は避けたほうがよい。
【排泄・代謝】代謝経路はニトロ基の還元(7-アミノ体)とそれに続くアセチル化(7-アセトアミド体)で，大部分は肝臓で代謝されるが，一部は腸管壁で代謝される。
【投与量・投与法】0.25〜1 mg/kg で投与。

【半減期・最高血中濃度到達時間】半減期は1〜2日。最高血中濃度到達時間は1〜2時間。

P ビガバトリン (Vigabatrin：VGT)

> ウェスト症候群，特に結節性硬化症のある場合に適応
> 不可逆的な両鼻側半盲

【作用点】GABA代謝阻害。
【適応】結節性硬化症を伴うウェスト症候群には特効的な有効性を示す。焦点性てんかん一般に対しても強力な抗てんかん作用を示すが，副作用のため現在は本邦では適応がない。
【排泄・代謝】ほとんど代謝されずそのまま尿中に排泄される。
【薬物相互作用】フェニトインの血中濃度を低下させる可能性があるとされるが薬物相互作用は少ない。
【投与量・投与法】乳児：1日50 mg/kg/日を分2投薬で開始し，最大投与量は150 mg/kg/日。幼児期以降は体重で調節する。最大投与量まで投与し有効でない場合は速やかに投与を中止する。小児での最大投与量は2,000 mgまで。16歳以降では1日投与量1,000 mg分2から開始し，1日最大投与量3,000 mgまで。
【半減期・最高血中濃度到達時間】半減期は成人では10〜11時間。乳幼児（2歳以下）では6時間弱，学童では10時間弱。最高血中濃度到達時間は乳幼児では2.5時間，学童・成人では1時間。
【副作用】
　C) 重篤な副作用
　　　不可逆的な両鼻側半盲が2〜4割程度の服用者に生ずる可能性がある。眼科的な定期検査が必須である。

ルフィナミド (Rufinamide：RFN)

> レンノックス症候群のみに適応
> 重症薬疹に注意

【作用点】電位依存性ナトリウムチャンネルの不活性化状態を延長するナトリウムチャンネル遮断薬の一種と考えられているが詳細な機序は不明。

【適応】4歳以上のレンノックス症候群。併用療法のみ可能。

【排泄・代謝】カルボキシルエステラーゼを介した加水分解。

【薬物相互作用】CYP3A4の弱い酵素誘導作用があり経口避妊薬の濃度が下がる可能性がある。PB，PHT，CBZなどとの併用で濃度が下がり，VPAとの併用で濃度が上がる可能性がある。

【投与量・投与法】体重15〜30 kg までは，最初の2日間は1日200 mg 分2で開始し，その後200 mg 以下ずつ2日ごとに増量する。1日1,000 mg 分2が最大用量。成人(体重30 kgを超える場合)では，最初の2日間は1日400 mg 分2で開始し，1日量として400 mg 以下ずつ2日ごとに増量する。体重30〜50 kg の場合は1日1,800 mg，50〜70 kg では2,400 mg，70 kg 以上の場合には3,200 mg が最大用量となる。

【半減期・最高血中濃度到達時間】半減期は約6〜10時間。最高血中濃度到達時間は4〜6時間。

【副作用】

A) 頻度は高いが重篤度の低い副作用
  めまい，頭痛，倦怠感，悪心・嘔吐。

C) 重篤な副作用
  重症薬疹(薬剤起因性過敏症候群およびスティーブンス・ジョンソン症候群，中毒性表皮壊死症)。

R ビタミン B₆

新生児の全般・焦点混合てんかんの一部に適応

【種類】実際にはピリドキシン，ピリドキサール，ピリドキサミンの3種類がある。ピリドキシン依存性てんかんとピリドキサール依存性てんかんがあり，ピリドキサールリン酸は両者に有効だが，ピリドキシンは前者にしか有効性がない。

【適応】ビタミン B_6 依存性てんかん。大田原症候群の一部がこれにあたる。ウェスト症候群のほぼ1割に一定の有効性がある。

【排泄・代謝】肝臓で代謝。

【投与量・投与法】ピリドキシン・ピリドキサール依存性てんかんの場合は当該項参照(☞ 第5章 p.181)。大量静注の場合には呼吸管理の準備が必要。ウェスト症候群の場合には，10～20 mg/日分3で開始し，3～5日ごとに10 mg/日で増量。最高50 mg/日まで増量する。

【副作用】

A) 重篤度の低い副作用
   しびれ，感覚異常，嘔吐・下痢・食欲不振，肝機能障害，光線過敏症。

C) 重篤な副作用
   横紋筋融解症，呼吸・循環不全(大量静注)。

S スチリペントール

ドラベ症候群に適応

食欲不振，いらいら，白血球減少

【作用点】GABA取り込み・代謝阻害。$GABA_A$ 受容体の作用をアロステリックに増強。

【適応】ドラベ症候群の大発作。6～7割に効果があるとされる。

【排泄・代謝】CYP1A2，CYP2C19，CYP3A4 によって代謝される。
【薬物相互作用】CYP2C9，CYP2C19，CYP2D6，CYP3A4 を阻害する。
- 本剤の濃度を下げる抗てんかん薬
  CBZ，PHT，PB，PRM
- 本剤の濃度を上げる抗てんかん薬
  CLB
- 本剤によって濃度が上がる抗てんかん薬
  CBZ，PHT，PB，PRM，ESM，VPA，CLB（およびその代謝物）

【投与量・投与法】1歳以上では，1日量 20 mg/kg で開始し，1〜2週間ごとに 10 mg/kg ずつ増量し，最大投与量は 50 mg/kg/日を分2〜分3で投薬。開始量は1日 1,000 mg，増量幅は1日 500 mg，最高用量は1日 2,500 mg までとする。

【副作用】
A） 頻度は高いが重篤度の低い副作用
    傾眠，食欲不振，吐き気・嘔吐，多動，いらいら，白血球減少（本剤を中止すると自然寛解することが多い）。CBZ と併用すると複視。
C） 頻度は低いが重篤な副作用
    無顆粒球症，血小板減少症。

アセタゾラミド (Acetazolamide：AZA)[2]

月経関連てんかんに時に適応

炭酸脱水素酵素阻害，低カリウム血症

【作用点】炭酸脱水素酵素阻害による脳細胞への二酸化炭素の蓄積。
【適応】難治の焦点性てんかんへの併用療法。若年ミオクロニーてんかんの大発作に時に有効。月経前後に発作が集積するいわゆる月経てんかんに奏効する場合がある[1]。
【排泄・代謝】ほとんど代謝されずそのまま尿中に排泄される。
【薬物相互作用】カリウム濃度を低下させるため，同じくカリウム濃度を低下させる薬剤（副腎皮質ホルモン，甘草を含有する漢方薬など）と併用すると低

カリウム血症をきたす場合がある。同じくジギタリスの効果を増大させる。代謝性アシドーシスを促進するため，PHT，PB との併用で骨粗鬆症を促進する。CBZ の濃度を上昇させる。

【投与量・投与法】 1日量 250〜750 mg を分 2〜3。

【半減期・最高血中濃度到達時間】 半減期は 10〜12 時間。最高血中濃度到達時間は 2〜4 時間。

【副作用】 四肢のしびれ，尿管結石など炭酸脱水素酵素阻害作用に基づく副作用がある。その他の副作用は薬物相互作用を参照。

文献

1) Lim LL, Foldvary N, Mascha E, et al：Acetazolamide in women with catamenial epilepsy. Epilepsia 42：746-749, 2001
2) 大島智弘：アセタゾールアミド．In：兼本浩祐，丸 栄一，小国弘量，他（編）：臨床てんかん学. pp 514-515, 医学書院，東京，2015

U　スルチアム

徐波睡眠期持続性棘徐波(CSWS)，ランドー・クレフナー症候群に有効例あり

炭酸脱水素酵素阻害，腎不全

【作用点】 炭酸脱水素酵素阻害。

【適応】 ローランドてんかんに関連する発作に有効なことがある。実際には CSWS，ランドー・クレフナー症候群，非定型良性部分てんかんなど相対的に難治に経過するローランドてんかんの異型に用いられる。

【排泄・代謝】 主に肝代謝。蛋白結合率は 3 割弱と低め。

【薬物相互作用】 CBZ，PRM により濃度が上昇することがあり，PHT，LTG，PB の濃度を上昇させることがある。

【投与量・投与法】 成人では 1 日量で 50〜100 mg で開始し，維持量 200〜600 mg．小児では 1 日量 2〜3 mg/kg で開始し，維持量 5〜10 mg/kg 分 2 処方。

【半減期・最高血中濃度到達時間】半減期は成人で 8〜15 時間，小児で 5〜7 時間。最高血中濃度到達時間は，1〜5 時間。

【副作用】

- A) 重篤度の低い副作用
  食欲不振，代謝性アシドーシス，四肢のしびれなど炭酸脱水素酵素阻害による副作用。
- C) 重篤な副作用
  急性腎不全（腎障害がある場合には本薬は用いない）

V ピラセタム

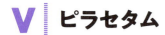
進行性ミオクローヌスてんかんなどへの抗ミオクローヌス薬

【適応】進行性ミオクローヌスてんかんやランス・アダムス症候群のミオクローヌスを軽減する。

【排泄・代謝】未変化で腎臓から排泄。

【薬物相互作用】甲状腺機能低下症の薬剤と併用で精神症状が生じたとの報告がある。

【投与量・投与法】1 日 12 ml（4 g）を分 3 から開始し，3 ml（1 g）の割合で 3〜4 日ごとに増量し，最高量で 1 日 21 ml（7 g）まで増量する。

【半減期・最高血中濃度到達時間】半減期は 5〜6 時間，最高血中濃度到達時間は 1 時間。

【副作用】

- A) 重篤度の低い副作用
  傾眠，下痢・嘔吐・食欲不振，血小板減少，白血球減少，肝機能系酵素上昇。
- C) 重篤な副作用
  横紋筋融解症，白内障，急激な減量でミオクローヌス重積状態。

W 臭化ナトリウム

> ドラベ症候群に有効例あり，最も古い抗てんかん薬

> 炭酸脱水素酵素阻害，腎不全

【作用点】詳細な機能は不明。神経細胞を過分極させ安定させる。炭酸脱水素酵素阻害もあり。

【適応】ドラベ症候群の大発作を軽減する。

【排泄・代謝】未変化で腎臓から排泄。蛋白とは結合しない。

【薬物相互作用】ほとんどない。

【半減期】半減期は成人で 10〜14 日，小児で 5〜8 日。

【副作用】

A) 重篤度の低い副作用
  悪心・嘔吐・食欲不振，頭痛・めまい・ふらつき，膿痂疹。

C) 重篤な副作用
  脱水状態，腎機能不全があると急性中毒を引き起こすことがある。緑内障を悪化させ，減塩療法を無効にしてしまう可能性がある。運動失調および興奮などの精神症状が出現する可能性がある。

本章全体の参考文献

- Marson AG, Kadir ZA, Hutton JL, et al : The new antiepileptic drugs ; A systematic review of their efficacy and tolerability. Epilepsia 38 : 859-880, 1997
- Meldrum BS : Update on the mechanism of action of antiepileptic drugs. Epilepsia 37(Suppl 6) : S4-S11, 1996
- Patsalos PN, Bourgeois BFD : The Epilepsy Prescriber's Guide to Antiepileptic Drugs. Cambridge University Press, Cambridge, 2010
- Perucca E : The spectrum of the new antiepileptic drugs. Acta Neurol Belg 99 : 231-238, 1999
- Schmidt D, Bourgeois B : A risk-benefit assessment of therapies for Lennox-Gastaut syndrome. Drug Saf 22 : 467-477, 2000

第 **7** 章

遺伝

遺伝学の長足の進歩によって，近年新たな知見がてんかん学の領域にも蓄積された。さらに遺伝に関しては，しばしば患者・家族に尋ねられる事柄でもある。遺伝子工学の知識によって，目から鱗が落ちるように疾患のメカニズムが解明されることがあるため，医学者の気持ちはそれに向きがちであるが，遺伝という言葉が与えるインパクトを臨床にたずさわる者はよく理解する必要がある。主要なてんかん症候群については，良性の経過をとるものが圧倒的に多いこと，さらに浸透率が低いこと，多因子遺伝とメンデル型遺伝の差など，必ずきちんとした臨床情報とセットにして遺伝の話はすべきである。図56にさまざまな条件での子孫のてんかん発症率を掲載した。メンデル型遺伝を示す場合とそうでない場合の差は歴然としている。

A 遺伝・遺伝子関係の用語解説

　遺伝子とは，受容体や酵素などを構成する蛋白質を産出するための鋳型

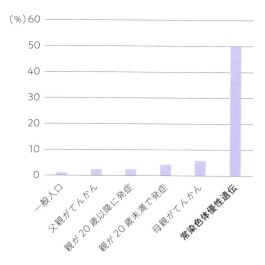

図56　子孫のてんかん発症率
石井敦士，廣瀬伸一：若年ミオクロニーてんかんを含めた特発性全般てんかん. In：兼本浩祐, 丸　栄一, 小国弘量, 他（編）：臨床てんかん学. pp108-110, 医学書院, 東京, 2015をもとに作成

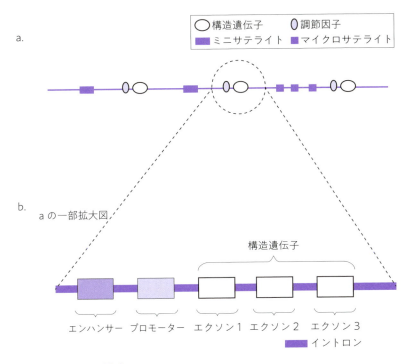

図 57　遺伝子の構造

である RNA の原版となる DNA の一部である。図 57 に示したように、実際に RNA の原版として使用される遺伝子部分は、**構造遺伝子**と呼ばれ、複数の**イントロン**と**エクソン**と呼ばれる領域からできている。

　実際に使用される場合には、細胞核内でまずはこの鋳型の原版がそのまま転写され、実際に使用される鋳型の前段階である未熟型 RNA が作られる。しかしこうして転写された未熟型 RNA は、意味のあるエクソンの部分と意味のないイントロンの部分が交互に混在しているため、**スプライシング**という過程を経てイントロン部分が切り落とされ、成熟したメッセンジャー RNA として精製される必要がある。こうしてできたメッセンジャー RNA が、細胞核外にある蛋白合成装置であるリボソームに運ばれて、蛋白合成の鋳型として使用されることになる。構造遺伝子の上流には転写の開始を調節する**プロモーター**と呼ばれる部分があり、さらにその上流あるいは下流には、転写の量を調節する**エンハンサー**と呼ばれる部分がある。

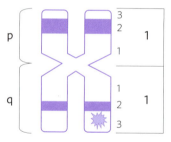

pは染色体の腕の短いほう，qは長いほうを表す。さらに太く大きな数字で表した大領域と，大領域に含まれる濃淡のバンドにつけられた小さな数字で表した小領域を併せて染色体の位置を表現する。

20q13であれば第20番染色体の長腕上第1領域第3バンドに当該遺伝子が位置しているという意味である。

図58　染色体と遺伝子座の位置
染色体は染色により縞模様に染め分けられる。これを染色体バンドと言う。いろいろな染色法が存在するが，通常はギムザ染色(Gバンド法)を用いる。ギムザ染色(Gバンド法)で明るく染まるバンドには遺伝子が多く含まれる。

　染色体全体のなかで意味のある遺伝子領域が占める部分はわずか3%程度であり，遺伝子は図57aに示したように，染色体上に島状に点々と散在し，これを広大な意味のないスペーサー配列が取り巻いている。染色体上のどの位置に特定の遺伝子があるか表したものを遺伝子地図と言うが，例えば，染色体20q13と表現されているのは**遺伝子地図上の番地**のようなもので，この場合，第20番染色体の長腕の第1領域の3番目のバンドに問題の遺伝子があることを示している(図58)。

　遺伝子における情報は，シトシン(C)，チミン(T)，アデニン(A)，グアニン(G)の4種類の塩基で構成される。エクソン内の3つ続きの塩基配列(**トリプレット**)が1組となって1つのアミノ酸をコードしている。イントロンやスペーサー領域での塩基置換や塩基欠損は，生成される蛋白質に影響を与えないため無症状のまま子孫に伝達されるが，突然変異によりエクソン内部に塩基置換が生じると，生成される蛋白質に影響を与え，遺伝性疾患が引き起こされる可能性が出てくる。

　1個の塩基が別の塩基に置き換わる変異は，**点変異**と呼ばれ，蛋白質を構成するアミノ酸が1つ置き換わるため，性質が異なった蛋白質ができる可能性があり，**ミスセンス変異**と呼ばれる。これに対して3の倍数でない数の塩基が欠損したり挿入された場合，それより下流の塩基の読み取りがすべて変化してしまう**フレームシフト**が起こる。また対応するアミノ酸が存在せず，そこで翻訳が停止する場合を**ナンセンス変異**と呼び，意味の

ある蛋白質は全く生成されなくなる。同じ遺伝子の変異であってもミスセンス変異よりもフレームシフトやナンセンス変異のほうが症状は重篤であることが多い。

B 遺伝性疾患の種類とてんかんを主症状とする症候群・疾患の対応関係

　遺伝性疾患は，メンデル型遺伝病（単一遺伝病），ミトコンドリア遺伝病，多因子型遺伝病，染色体異常，エピジェネティック機構に由来する遺伝病に大別することができる（表39）。それぞれにてんかん関連疾患があるが，てんかんの発現機構を解明するという点で重要なのは，他の神経学的・高次認知機能的障害を基本的には伴わず，てんかんを唯一の症状とするメンデル型遺伝を示す疾患群である。

　逆に頻度が高いという点で重要なのは，多因子型の遺伝を示す大部分の年齢依存性焦点性てんかん群と特発性全般てんかん群である。したがって，頻度から言えば現時点では，てんかんの遺伝性について患者・家族から尋ねられた場合，表39のEの多因子遺伝を念頭において基本的には回答すべき場合のほうが多い。

　EについてはA～Dと比べて単一の遺伝学的因子によって説明できない部分が多く，今のところは，**問題となる素因は広く一般集団中にも分布していて単独では病原性は薄く**，いくつかの他の素因が相加的に加わって初めて発病因子となるという答えがより適切である。

　また，年齢非依存性焦点性てんかん群の多くは，遺伝ではなく環境因が決定的な役割を果たしており，てんかんが即遺伝病であるという考えは打ち消しておくべきである。図59に，環境因と遺伝の各てんかん類型に対する相対的な影響の大きさを示した。メンデル型の遺伝を示す家族性の焦点性てんかんの発見によって，すべてのてんかんがメンデル型の遺伝病であるという誤解が再び広まらないよう慎重な説明を行うことの重要性はいっそう高くなった。さらに，家族性の焦点性てんかんの多くは，日常生活や職務の遂行・家庭生活に基本的には大きな影響のない比較的無害な病態であったがゆえに子孫が残り，メンデル型の優性遺伝として現在まで伝

表39　遺伝形式と対応するてんかん関連疾患・症候群

遺伝形式	家族での発現の仕方	該当する疾患・症候群の例
A. メンデル型[*1]		
常染色体優性[*2]	各世代の5割が罹患	多くのてんかんのみを症状とする家族性てんかん(表40参照), BAFME, 結節性硬化症, 神経線維腫症I型, DRPLA[*3], MDS[*7], ドラベ症候群[*7]
常染色体劣性[*4]	稀な疾患であれば近親婚 同胞の1/4が罹患	進行性ミオクローヌスてんかんの多く
X連鎖優性[*5]	罹患男児は女児より重症 発病者が女性のみの場合 同胞の1/3が罹患	脆弱X症候群[*3], SBH[*6], アイカルディ症候群, BPNH
X連鎖劣性[*4]	発病者は通常は男性のみ 罹患男性の息子は罹患しない 同胞の1/4が罹患	X連鎖性乳児スパスム
B. ミトコンドリア型	母親からの遺伝のみ 罹患臓器により遺伝子異常のあるものとないものがある[*8]	MELAS, MERRF
C. 染色体異常[*9] 　(構造異常)	一般には突然変異	環状20番染色体
D. エピジェネティックな機構による型[*10]	母親なり父親なりからの遺伝子変異しか発現しない	アンゲルマン症候群
E. 多因子型[*11]	頻度の高い疾患 家族内集積は数~十数%	多くの特発性全般てんかん群 多くの年齢依存性焦点性てんかん群 一定数の全般・焦点混合てんかん群 一部の年齢非依存性焦点性てんかん群[*12]

BAFME：benign adult familiar myoclonus epilepsy, DRPLA：dentato-rubro-pallido-luysian atrophy, MDS：Miller-Dieker syndrome, SBH：subcortical band heterotopia, BPNH：bilateral periventricular nodular heterotopia

[*1] 一対の対立遺伝子の2つともが変異遺伝子である場合をホモ，片方だけが変異遺伝子である場合をヘテロ，男性のX染色体における場合のように片方だけが変異遺伝子であるがもう片方の対立遺伝子が欠けている場合をヘミ，通常は存在する対立遺伝子が2つとも欠損している場合をナリと言う。

[*2] 常染色体優性の場合，変異遺伝子がホモで障害されている場合には，胎児の段階で致死的で流産したり，出生しても臨床的障害が重篤で子孫を残さないことが多いため，同胞中の罹患の可能性は5割となる。

[*3] 世代間で遺伝表現型の促進現象が起きるトリプレットリピート病で，もともと繰り返しのある配列部分の繰り返し回数が，世代を経るごとに増すことによって，世代が下るごとに臨床型が悪化する病態である。

[*4] 発病者は，子孫を残さない場合が多いので，保因者によって遺伝素因は伝達される。

[*5] 男性の発病者は，ヘミ接合体となるので，ホモ接合体の女性と同様の重い障害を示す。遺伝子変異がホモで障害されると致死的になる場合には死産・流産が多くなるため，生存している同胞では，罹患の割合は，確率的には健常男児，健常女児，罹患女児が1：1：1となることがある。

[*6] 女性はSBHになるが，男性は脳前部に異常が目立つ滑脳症となる。

[*7] ほとんどが突然変異による孤発例。

[*8] 受精卵が分裂する際に臓器によって遺伝子異常のあるミトコンドリアが不均等に分布するため，同胞であってもそれぞれの臓器の障害がまちまちとなる(ヘテロプラスミー)。

[*9] 同一の受精卵に由来するが，正常な染色体と異常な染色体をもつ細胞が混在して存在するモザイク現象が認められることがある。

[*10] 両親の一方の遺伝子が発現しないようにもともとセットされている高等生物に特有のゲノム刷り込み(インプリンティング)と呼ばれる現象が背景にあって発現する。

[*11] 一般団中に比較的多く分布し，それだけでは病因性の薄い遺伝子多型が複数集まり，相加的に働いて一定の閾値を超え，それが環境因子と結びつくと発病する。

[*12] 例えば，IL1Bの多型と重積熱性けいれんを伴う側頭葉てんかんが関連するなど。

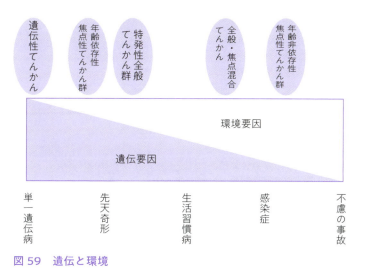

図59 遺伝と環境

わっているという点も必要があれば伝えるべきである。

C | 遺伝要因が発病を規定していることが判明しているてんかん症候群・関連疾患

　図59の左端に位置するてんかん症候群・てんかん関連疾患では，遺伝要因が疾患の発現をほぼ規定していると考えられ，表39のA～Dはすべてこれにあたる。これらの遺伝疾患は大別すると，遺伝要因がてんかんの一次的な原因となっている表40の1)のグループと，遺伝要因が脳の形態変化をもたらしそれが二次的にてんかんを引き起こしているか，あるいは，遺伝要因がてんかんとともに脳症の発生因となっている2)のグループに分けることができる。

1　てんかんを主たる症状とし，メンデル型遺伝を示すグループ

　メンデル型遺伝を示すてんかん症候群では，**単一の遺伝子**の変異が直接てんかんの発現形式を規定してんかんを起こす。このグループは，**常染色**

表 40 遺伝要因が発病を規定しているてんかん関連疾患・症候群

1) 遺伝子変異が主にてんかんの発現のみを症状として関連する場合
- A） 常染色体優性夜間前頭葉てんかん（ADNFLE）
- B） 家族性側頭葉てんかん（FTLE）
- C） 聴覚症状を伴う常染色体優性部分てんかん（ADPEAF）
- D） 家族性失語発作（FAF）
- E） 良性家族性新生児てんかん（BFNE）
- F） 良性家族性乳児てんかん（BFIE）
- G） 発語失行を伴う常染色体優性ローランドてんかん（ADRESD）
- H） 多焦点を伴う家族性部分てんかん（FPEVF）
- I） 良性成人型ミオクローヌスてんかん（BAFME）
- J） 熱性けいれんプラス（FS＋）とドラベ症候群（SME）

2) 遺伝子変異がてんかんだけでなく脳症も生じるか，遺伝子変異が脳の形態異常をもたらしそれが間接的にてんかんの原因となる場合
- A） アイカルディ症候群
- B） ミラー・ディーカー症候群
- C） Subcortical band heterotopia
- D） Periventricular nodular heterotopia
- E） Lissencephaly with cerebellar hypoplasia
- F） 脆弱性 X 症候群
- G） アンゲルマン症候群
- H） 結節性硬化症
- I） 神経線維腫症 I 型

体優性遺伝形式を示すこと，一部を除いて稀な疾患であること，てんかんそのものは比較的軽症であることが多いこと，また現在までに遺伝子が判明したものについては，純粋な**チャンネル病**（☞ 視点・論点 7 p.307）であること，焦点性てんかんの症候を示すことといった多数の共通点をもっている．以下，表 41 に総括をし，本書に臨床記載があるものは掲載頁を示してある．これまで記載のない疾患のみここで記載した．

1) 常染色体優性夜間前頭葉てんかん[9]
（autosomal dominant nocturnal frontal lobe epilepsy：ADNFLE）

☞ 第 5 章 p.199 を参照．

表 41　てんかんを主たる症状とし，メンデル型遺伝を示すグループ

診断名	リンク染色体	変異遺伝子	変異遺伝子の機能	参照頁
ADNFLE[9)]	20q13, 15q24, 1p21	*ENFL1, ENFL2, ENFL3*	Ca^{2+}の流入制御不全	p. 199
ADPEAF FAF	10q22-24	*LGI1*[4)]		本頁
BFNE	20q, 8q[†]	*KCNQ2, KCNQ3*	K^+の制御不全	p. 127
BFIE[11)]	16p12-q12[†], 2q24			p. 130
BAFME	8q23.3-q24.1			p. 226
FS＋ Dravet	19q13, 2q24, 5q34	*SCN1B, SCN1A, 2SCN2A GABRG2*	Na^+チャンネルの障害 蛋白合成障害 GABA系障害	p. 186
FPEVF	2q, 22q	*DEPDC5*[6)]		

[†] ICCA : infantile convulsion and choreoathetosis

2）聴覚症状を伴う常染色体優性部分てんかん[6)]
（autosomal dominant partial epilepsy with auditory features：ADPEAF）

　要素性幻聴の存在が特徴的．脳波はてんかんに特異的な脳波異常を示さないことが多い．薬物療法により6〜7割で発作は抑制される．Ottmanらの家系以外に要素性幻聴に加え要素性幻視を呈し，同じく染色体10qとリンクするバスクの家系がある[7)]．

　家族性失語発作（familial aphasic fits：FAF）もこのグループに属する病態と考えられる．家族性失語発作では，会話によって誘発される失語発作が家族内で集積する．語聾を伴うことが多い．発作の数は比較的少ないが二次性全般化を伴うことが多い．視覚性発作は伴わず，家系によっては要素性幻視を伴うことがある[2, 5)]．染色体10q22-q24とリンクする可能性が示唆されている．

3）良性家族性新生児てんかん
（benign familial neonatal epilepsy：BFNE）

　☞第5章 p. 127 を参照．

4) **良性家族性乳児てんかん**[11]
   (benign familial infantile epilepsy：BFIE)
   - 第 5 章 p.130 を参照。

5) **良性成人型家族性ミオクローヌスてんかん**
   (benign adult familial myoclonus epilepsy：BAFME)
   - 第 5 章 p.226 を参照。

6) **ドラベ症候群**
   - 第 5 章 p.183 を参照。

7) **熱性けいれんプラス**
   (febrile seizures plus：FS＋)
   - 第 5 章 p.186 を参照。

8) **家族性側頭葉てんかん**[3, 8]
   (familial temporal lobe epilepsy：FTLE)

   通常の側頭葉てんかんと比べて、発症年齢が高く、10 歳以前の発症がほとんどなく、その代わりに 20 歳以降の発症が珍しくない。既知感を含む複数の精神性前兆が報告されることが多い。上腹部不快感が報告されることは少ない。薬物療法に反応しやすく、手術が考慮されるほど難治なのは 5％ 以下である。焦点性意識減損発作中激しい自動症は稀で、発作後もうろう状態も軽い。脳波異常の検出率は低く、発作間欠期脳波異常は 2 割程度で、MRI 所見は正常。熱性けいれんの既往歴は 3％ 程度しかない。他のメンデル型遺伝を示す家族性焦点性てんかんと比べ比較的頻度が高いが、臨床的にも遺伝的にも複数の疾患を含む雑多な臨床単位である。

9) **さまざまの焦点を伴う家族性部分てんかん**[6, 10]
   (familial partial epilepsy with variable foci：FPEVF)

   側頭・中心・前頭部など個人個人によって異なる脳波上の局在とそれに対応する臨床発作型を示すさまざまの種類の焦点性てんかんが、家族内に

集積する。しかし特定の個人においては脳波の局在は不変で一定。発作間欠期には脳波異常が7割以上で出現する。脳波形質も含めると常染色体優性遺伝を示す。染色体 2q あるいは 22q[1]とリンク。

文献

1) Berkovic SF, Serratosa JM, Phillips HA, et al : Familial partial epilepsy with variable foci : clinical features and linkage to chromosome 22q12. Epilepsia 45 : 1054-1060, 2004
2) Brodtkorb E, Gu W, Nakken KO, et al : Familial temporal lobe epilepsy with aphasic seizures and linkage to chromosome 10q22-q24. Epilepsia 43 : 228-235, 2002
3) Crompton DE, Scheffer IE, Taylor I, et al : Familial mesial temporal lobe epilepsy : a benign epilepsy syndrome showing complex inheritance. Brain 133 : 3221-3231, 2010
4) Gu W, Brodtkorb E, Steinlein OK : LGI1 is mutated in familial temporal lobe epilepsy characterized by aphasic seizures. Ann Neurol 52 : 364-367, 2002
5) Kanemoto K, Kawasaki J : Familial aphasic episodes : another variant of partial epilepsy with simple inheritance? Epilepsia 41 : 1036-1038, 2000
6) Ottman R, Winawer MR, Kalachikov S, et al : LGI1 mutations in autosomal dominant partial epilepsy with auditory features. Neurology 62 : 1120-1126, 2004
7) Poza JJ, Saenz A, Martinez-Gil A, et al : Autosomal dominant lateral temporal epilepsy : clinical and genetic study of a large Basque pedigree linked to chromosome 10q. Ann Neurol 45 : 182-188, 1999
8) Santos NF, Sousa SC, Kobayashi E, et al : Clinical and genetic heterogeneity in familial temporal lobe epilepsy. Epilepsia 43 (Suppl 5) : 136, 2002
9) Scheffer IE, Bhatia KP, Lopes-Cendes I, et al : Autosomal dominant frontal epilepsy misdiagnosed as sleep disorder. Lancet 343 (8896) : 515-517, 1994
10) Scheffer IE, Phillips HA, O'Brien CE, et al : Familial partial epilepsy with variable foci : a new partial epilepsy syndrome with suggestion of linkage to chromosome 2. Ann Neurol 44 : 890-899, 1998
11) Weber YG, Berger A, Bebek N, et al : Benign familial infantile convulsions : linkage to chromosome 16p12-q12 in 14 families. Epilepsia 45 : 601-609, 2004

2 遺伝子変異がてんかんだけでなく脳症も生じるか，遺伝子変異が脳の形態異常をもたらし，それが間接的にてんかんの原因となるグループ

　遺伝子変異が脳の進行性の萎縮以外には肉眼的には際立った変化を生じないままに，てんかんおよび進行性の知的障害を生じ，さらに小脳性運動失調がこれに加わって最終的には寝たきりの状態となる進行性ミオクローヌスてんかんのグループ，大脳異形成を遺伝子異常が引き起こし，その二次的な効果としててんかんが出現するグループ，特発性の知的障害にてん

かんが併発するグループ，母斑病のグループの 4 つをこのグループとして提示する。

1) 進行性ミオクローヌスてんかん

DRPLA（常染色体優性遺伝），MERRF（ミトコンドリア遺伝）を除いては常染色体劣性遺伝を示す。臨床症状については第 5 章 p. 219〜226 を参照。

2) 大脳異形成グループ

滑脳症の 8 割以上に遺伝子異常が指摘されている。重度の発達の遅延を伴うウェスト症候群を示す例が多いが，異常の度合いが軽い場合には，焦点性てんかんの表現型をとることが多い。表 42 にこのグループを総括してある。

3) 知的障害とてんかんを主徴とするグループ

大脳異形成など形態的な変化を伴わず，発達障害を主要な症状とし，てんかんを重要な併発症状とする疾患群がある。ダウン症，脆弱性 X 症候群，アンゲルマン症候群，EFMR，1p36 欠失症候群，4p 症候群，15q テトラソミー症候群などを例示する。

(1) ダウン症候群

てんかんの合併率は 8% である。ダウン症候群に特徴的な発作型はない。てんかん合併例の半数はウェスト症候群。男児に多く ACTH 療法への反応が良好で自然寛解もある[2]。残りの半数の多くは 20 歳以降に発症し，抗てんかん薬への反応は必ずしも良好ではない[1]。第 21 番染色体のトリソミーが原因とされており，95% が標準型 21 トリソミーである。古典的 G バンド法で診断。晩年には脱力を主徴とするびっくりてんかんが起こることがある（← p. 234）。

表 42　大脳異形成グループ

	性別	発作型	その他の身体的特徴	大脳異形成	遺伝情報
アイカルディ症候群	女児のみ	ウェスト症候群	網脈絡膜症	脳梁欠損	(Xp22.3)
ミラー・ディーカー症候群	——	ウェスト症候群	特異な相貌	滑脳症（大脳後部）	*LIS1* (17p13.3)
Subcortical band heterotopia	男性（ヘミ接合） 女性（ヘテロ接合）	レンノックス症候群 焦点性てんかん	特異な相貌 相貌的特徴（−）	滑脳症（大脳前部） SBH	*XLIS* (Xp22.3)
Bilateral periventricular nodular heterotopia	女性（ヘテロ接合）	焦点性てんかん（側頭葉てんかん）	時に合指症	BPNH	*FLNA* (Xq28)
Autosomal recessive lissencephaly with cerebellar hypoplasia	——	ウェスト症候群	全身のトーヌスの低下	滑脳症＋小脳低形成	*RELN* (7q22) 劣性
Autosomal dominant porencephaly	——	ウェスト症候群	片麻痺反復性の小児脳梗塞	孔脳症	*COL4A1*

文献

1) Roizen NJ, Patterson D : Down's syndrome. Lancet 361 : 1281-1289, 2003
2) Verrotti A, Cusmai R, Nicita F, et al : Electroclinical features and long-term outcome of cryptogenic epilepsy in children with Down syndrome. J Pediatr 163 : 1754-1758, 2013

(2) 脆弱性 X 症候群

X 染色体優性遺伝。男性 1,500 人に 1 人が発病し，遺伝性の知的障害のなかでは最も頻度が高い。女性 1,000 人に 1 人がキャリア。男性のほうが重症。X 染色体上 q27.3 の *FMR1* 遺伝子が，葉酸不足の媒体で増殖した

場合，非翻訳領域にある CGG トリプレットリピートの繰り返しの数に変異が起こり，通常は 50 回程度の繰り返しが 200 回以上となる。200 回以上ある女性の 3 割が知的障害を呈する。25% でてんかんが併発するが，15 歳前後で発症し 20 代には消失する傾向があり，てんかんは難治ではないことが多い。低身長，巨頭症，鳩胸，僧帽弁閉鎖不全，細長い顔・突き出た額などの身体的特徴が伴うこともある。

(3) アンゲルマン症候群[1]

欠失するとアンゲルマン症候群を引き起こす遺伝子部位は，正常な場合でも父親由来の遺伝子はメチル化されており，発現しない。このため母親由来の遺伝子変異のみが発現することになる。父親あるいは母親の遺伝子が機能しないようにもともとセットされているこうしたメチル化は，刷り込みと呼ばれる遺伝現象で，DNA の塩基配列そのものの変異によらないエピジェネティックな遺伝の 1 つの形態である。アンゲルマン症候群は，"happy puppet-like" と記載される，過剰に笑うが喋れず，人形のような動きをするという特徴的な外観を呈する。小頭症，重度知的障害，多動も伴う。7 割の患者で，遺伝子異常をキャリアとしてもつ母親に由来する常染色体 15q11-q13 の欠損があり，$GABA_A$ 受容体の下位ユニットを生成する *GABRB3*，あるいは，*GABRA5* の遺伝子発現に問題がある。8～9 割でてんかんを併発。

臨床発作の初発年齢は，乳児期～20 歳までとまちまちだが，平均は 2～3 歳，嘔吐と眼球共同偏倚を伴う焦点性意識減損発作，欠神発作，ミオクロニー発作，一側性間代発作などさまざまの発作型が出現する。注意力減退と筋トーヌスの低下を主徴とする一種の非定型欠神発作重積状態はほぼ 5 割で出現し，数日～数週間持続することも稀ではない。半ば持続的な身体の一部ないし何か所かの律動的ピクつきが多くの症例で観察されるが，この病側・罹患部位が時間経過とともに変わる易変性ミオクローヌスは，非定型欠神発作に移行すると両側同期性を示す傾向がある〔ミオクロニー発作重積状態(第 5 章 p.257)〕。睡眠中はこのピクつきは消失する。こうした形をとる場合，非進行性疾患におけるミオクロニー脳症の一部を形成することになる。6 歳以降はてんかん発作は次第に軽症となり，10 歳時では 1/4 が，30 歳になると 8 割が発作が消失する。

脳波所見は，10歳以前であればほぼ全例に異常がみられ，眠気のある場合に，高振幅のθ波(時に後頭部優位のδ波が混在)が背景波として持続的に出現し，閉眼によって誘発される後頭部優位の3〜4 c/sの棘波が，徐波成分に入り混じって出現するのが特徴的である。持続性の棘徐波が幼児期に出現することが多いが，16歳以降には消失する。

文献
1) Uemura N, Matsumoto A, Nakamura M, et al : Evolution of seizures and electroencephalographical findings in 23 cases of deletion type Angelman syndrome. Brain Dev 27 : 383-388, 2005

(4) Epilepsy in females with mental retardation(EFMR)[3]

X染色体優性遺伝形式をとって，てんかんと知的障害が遺伝するが，男性は自身は疾患を発現せず，子孫に遺伝形質を伝えるだけであることが特徴的。

発熱・感染などを契機に1日に数十回にも及ぶ焦点性発作が何日にもわたって群発するが，発作と発作の間の意識は清明で重積状態とはならないことが多い。発作は焦点性意識減損発作が主体で両側性強直間代発作を時に伴う。いったん収束すると数か月〜数年におよぶ無症候期を挟んで再び同様の経過を繰り返し10歳頃までは難治に経過する。投薬には抵抗性であることが多い[2]。

*PCDH19*が原因遺伝子(遺伝子座Xp22.1)[1]。この遺伝子が産出するproto-cadherin 19蛋白は，カルシウムイオン依存性の細胞接着をつかさどるが，それにEFMRがどう関わるかは不明。

文献
1) Dibbens LM, Tarpey PS, Hynes K, et al : X-linked protocadherin 19 mutations cause female-limited epilepsy and cognitive impairment. Nat Genet 40 : 776-781, 2008
2) 日暮憲道，廣瀬伸一：女性に限定されるてんかんと精神遅滞―本邦患者の特徴とPCDH19遺伝子解析を考慮するポイント．日本小児科学会雑誌 115 : 1513-1523, 2011
3) Scheffer IE, Turner SJ, Dibbens LM, et al : Epilepsy and mental retardation limited to females : an under-recognized disorder. Brain 131 : 918-927, 2008

(5) 1p36 欠失症候群

5千〜1万人に1人。重度の知的障害を伴う。まっすぐな眉，くぼんだ眼窩，尖った顎など特徴的な相貌。先天性心奇形も多い。てんかんは7〜8割に合併。生後5か月未満の発症が多い。1/5がウェスト症候群であるが，特徴的な発作型はない。1番染色体短腕の先端が欠失。染色体診断はFISH(fluorescence in situ hybridization)法で行う[1]。

文献

1) 山本俊至(編)：1p36欠失症候群ハンドブック．診断と治療社，東京，2012

(6) 4p症候群[2]

5万人に1人。知的障害は重度。低身長を伴う。ギリシアヘルメット様と表現される特徴的な相貌。8〜9割でてんかんを伴う。生後9か月頃に発症のピークがある。半側間代けいれんの重積，発熱・入浴で誘発されるなどドラベ症候群類似の症状を示す。臭化ナトリウムが時に有効。5歳以降は発作の勢いは減衰するが重積によるそれまでの死亡例も少なくない。脳波は特徴的で，徐波睡眠で広汎な連続した棘徐波が誘発され，また閉眼でしばしば誘発される後頭部優位の広汎性多棘徐波複合を認めることもある[1]。第4番染色体短腕の先端が欠失する。染色体診断はFISH法で行う。

文献

1) Battaglia D, Zampino G, Zollino M, et al : Electroclinical patterns and evolution of epilepsy in the 4p-syndrome. Epilepsia 44 : 1183-1190, 2003
2) Kagitani-Shimono K, Imai K, Otani K, et al : Epilepsy in Wolf-Hirschhorn syndrome (4p-). Epilepsia 46 : 150-155, 2005

(7) 15qテトラソミー症候群

3万人に1人。知的障害は重度。重度の自閉性障害を伴い発語はあってもオウム返し。相貌的な特徴はない。生後6か月〜9歳に発症。発作型に特徴はないが難治。染色体診断はGバンド法で可能[1]。

文献

1) Battaglia A : The inv dup (15) or idic (15) syndrome (Tetrasomy 15q). Orphanet J Rare Dis 3 : 30, 2008
doi : 10.1186/1750-1172-3-30.

(8) ミラー・ディーカー症候群（☞ 表42 p.347）

染色体診断は FISH 法。

(9) 環状20番染色体（☞ 第5章 p.255）

染色体診断は G バンド法で十分。

(10) メンケス病[1-3]

【疫学】 ごく稀。
【性別】 男児
【臨床症状】 生後2～3か月に発熱で誘発される焦点発作の重積で発症（早期）。いったんこれが投薬で収束した後に，治療抵抗性のてんかん性スパスムが続き（中期），最終的に多焦点性のてんかん性異常波を背景としてレンノックス症候群様の病像となる（晩期）。結合織異常と頭髪が縮れ毛であることが外見上の特徴。
【検査】 血液検査で銅およびセルロプラスミンの低下がみられる。画像では脳室拡大，血管蛇行，皮質萎縮などが特徴。
【遺伝】 X 染色体劣性遺伝。銅輸送に関わる酵素 ATP アーゼの遺伝子 *ATP7A* の異常。
【予後】 早期発症ほど知的障害は重症の傾向。発作の抑制に抗てんかん薬の併用を要する例では知的障害が重い傾向がある。
【治療】 母親由来の銅が消失する生後2～3か月以内にヒスチジン銅を皮下注射する。神経症状はいったん発現すると不可逆的。

文献

1) Bahi-Buisson N, Kaminska A, Nabbout R, et al : Epilepsy in Menkes disease : analysis of clinical stages. Epilepsia 47 : 380-386, 2006
2) Prasad AN, Levin S, Rupar CA, et al : Menkes disease and infantile epilepsy. Brain Dev 33 :

3) Verrotti A, Carelli A, Coppola G : Epilepsy in children with Menkes disease : a systematic review of literature. J Child Neurol 29 : 1757-1764, 2014

4) 母斑病のグループ

母斑病のグループで，疾患に由来する脳内の腫瘍がてんかんの原因となる。

(1) 結節性硬化症

常染色体優性遺伝。染色体 9q23 に位置する遺伝子 *TSC1* か，腫瘍形成を抑制する染色体 16p13.3 に位置する遺伝子 *TSC2* が 4 割の患者で変異している。*TSC1* 遺伝子変異によるもののほうが軽症で家族例が多い。7 割が 2 歳までに発症し，ウェスト症候群がほぼ半数。小児では，MRI 所見が陰性であることがしばしばある。

てんかん発症年齢の早さと，てんかんの重症度・知的障害の重症度が比例し，発症年齢が遅い場合は，年齢非依存性焦点性てんかん群を呈することが多い。長楕円形の色素脱失斑が乳児期に出現し，早期発見の手がかりとなることがある。長ずると顔面，特に顔面の鼻唇溝に橙黄色の丘疹が多発する。腰には粒起革様皮膚(shagreen patch)が認められる。頭部 CT 所見では，大脳皮質や脳室周囲に石灰化像を呈する。腎臓の血管筋脂肪腫(renal angiomyolipoma)，肺病変(lymphangiomyomatosis)，心臓では横紋筋腫，眼底の過誤腫を合併することがある。アフィニトールがさまざまの臓器の腫瘍を縮小させる。上衣下巨細胞性星状細胞腫(subependymal giant cell astrocytoma : SEGA)と腎臓の血管筋脂肪腫に対する適応がある。

(2) 神経線維腫症 I 型

レックリングハウゼン病とも呼ばれる。常染色体優性遺伝。染色体 17q11.2 上の *NF1* 遺伝子の変異が原因遺伝子。小児例では，径 1.5 cm 以上のカフェ・オ・レ斑が 6 個以上あれば本症が疑われ，家族歴その他の症候を参考にして診断する。ただし両親ともに正常のことも多い。

カフェ・オ・レ斑は，扁平で盛り上がりのない斑であり，色は淡いミル

クコーヒー色から濃い褐色に至るまでさまざまで，色素斑内に色の濃淡はみられない。形は長円形のものが多く，丸みを帯びた滑らかな輪郭を呈している。皮膚の神経線維腫は思春期頃より全身に多発する。虹彩の小結節(Lisch nodule)は特徴的。脳神経ならびに脊髄神経の神経線維腫，髄膜腫，神経膠腫などが多発し，年齢非依存性焦点性てんかん群の原因となる。

(3) スタージ・ウェーバー症候群[4]

顔面皮膚のポートワイン斑(三叉神経第1枝および第2枝領域に生じることが多い)が特徴的であるが，1〜2割でポートワイン斑を認めない症例がある。第9番染色体長腕上に存在する *GNAQ* 遺伝子(9q21)のモザイク変異が報告されている[3]。頭蓋内軟膜血管腫により，てんかん発作が7〜8割以上で発症する。発作型は血管腫部位より推定される焦点性発作。しばしば重積になる。知的障害が半数以上に併存。頭蓋内軟膜血管腫近傍の大脳皮質が次第に虚血に陥るため，運動麻痺などの症状が緩序に進行する傾向がある。軟膜血管腫の広範囲例では早期の外科治療を行ったほうが予後は良好[1]。軟膜血管腫は，頭頂，後頭部で画像上脳回に沿った石灰化を示し，tram-track sign(線路様徴候)が特徴的[2]。顔面ポートワイン斑は早い時期に形成外科医によるレーザー治療などの治療介入が望まれる。

文献

1) 菅野秀宣，中西 肇，中島 円，他：Sturge-Weber 症候群. No Shinkei Geka 38：613-620, 2010
2) Ragupathi S, Reddy AK, Jayamohan AE, et al：Sturge-Weber syndrome：CT and MRI illustrations. BMJ Case Reports pii：bcr2014205743, 2014
   doi：10.1136/bcr-2014-205743
3) Shirley MD, Tang H, Gallione CJ, et al：Sturge-Weber syndrome and port-wine stains caused by somatic mutation in GNAQ. N Engl J Med 368：1971-1979, 2013
4) Lo W, Marchuk DA, Ball KL, et al：Update and future horizons on the understanding, diagnosis, and treatment of Sturge-Weber syndrome brain involvement. Dev Med Child Neurol 54：214-223, 2012

D 多因子遺伝あるいは trait marker が不明なその他のてんかん症候群

　このグループでは，メンデル型遺伝やミトコンドリア遺伝の場合のような，数十％もの家族内における臨床的に同型の疾患の集積があるわけではないが，家族内におけるてんかんの集積が一般人口よりは有意に高く，発病の確率を高める遺伝素因が相加的にいくつか集まるとともに，環境因子が加わって最終的に発病する**多因子遺伝**か，あるいは，脳波などの臨床発作以外の形質が実際には遺伝しているかのいずれかが考えられる（図59）。特発性全般てんかん群や年齢依存性焦点性てんかん群の多くがこのグループに属し，数的には圧倒的に多い。小児欠神てんかん，若年ミオクロニーてんかん，ローランドてんかんが比較的よく検討されている。

1) 小児欠神てんかん（← 第5章 p.146）

　小児欠神てんかんを呈する患児の家族が，生涯のある時期にてんかん性の脳波異常を示す率は35％で，実際にてんかん発作が出現する率は12％，定型欠神発作を発現する率は8％という報告がある[5]。

　小児欠神てんかんでの遺伝子変異としてはGABA$_A$受容体をコードする遺伝子とカルシウムチャンネルをコードする遺伝子の変異がみつかっている。このうちGABA$_A$受容体をコードする遺伝子の変異は3つみつかっており，その1つは*GABRG2*でFS＋との相関がむしろ大きい（← p.147）。*GABRG1*の変異は特発性全般てんかんがメンデル型に優性遺伝する家系でみつかっており，独立した家系を形成していると思われる[3]。*GABRG3*の変異は8％ほどの家系に発見されたこの中では比較的メジャーな変異であるが，家系の中の非罹患者も同じ変異を有しており，これだけで発症を説明することはできない変異であった[9]。低電位活性型カルシウムチャンネルをコードする*CACNA1H*の変異が1割強の小児欠神てんかんをもつ患者にみつかったが，その両親は同じ遺伝子変異をもつものの無症状であり，やはりこれだけで症状を説明できるには至っていない。

2）若年ミオクロニーてんかん（ヤンツ症候群）（☞第5章 p.150）

　常染色体優性遺伝の家系では *GABRG1* の変異が報告されているが，一般の若年ミオクロニーてんかんには敷衍できていない。*EFHC1* 遺伝子の変異が多くの連鎖解析で同定されているが，国によって同定率に大きな差があり，最も低い 3％（日本）から，最も高い 22％（ブラジル）まで大きな差がある[8,10]。

3）中心部・中側頭部棘波を示す小児良性てんかん（ローランドてんかん）[1,2]（☞第5章 p.131）

　脳波異常は常染色体優性に遺伝するが，臨床症状は多因子遺伝という説がある。

　てんかん波は脳波上家族のほぼ4割に出現（このうちローランド棘波は1～3割），実際の臨床発作は 4～14％ に出現し，ローランドてんかんは 0～5％ に出現する。

　臨床発作型でなく，てんかんに特異的な脳波異常の有無をマーカーとすると，常染色体 15q14，11p13，16p12，16p13[6,7] にリンクする。11p13 領域では *ELP4* 遺伝子のイントロン領域の多型との関連が強く示唆されている[7]。また 16p13 領域では *GRIN2A* 遺伝子の変異が示唆され，臨床的にローランドてんかんを呈する児童の 5％ 弱にこの変異がみつかったとの報告がある[4]。16p12 はローランドてんかんの項目でも触れたように，書痙や発作性労作誘発性ジスキネジアを伴うメンデル型の遺伝を示しており，別個の病態と考えておくほうがよいと考えられる（☞p.133）。

文献

1) Degen R, Degen HE：Some genetic aspects of rolandic epilepsy：waking and sleep EEGs in siblings. Epilepsia 31：795-801, 1990
2) Doose H, Baier WK：Benign partial epilepsy and related conditions：multifactorial pathogenesis with hereditary impairment of brain maturation. Eur J Pediatr 149：152-158, 1981
3) Lachance-Touchette P, Brown P, Meloche C, et al：Novel α1 and γ2 GABA$_A$ receptor subunit mutations in families with idiopathic generalized epilepsy. Eur J Neurosci 34：237-249, 2011
4) Lemke JR, Lal D, Reinthaler EM, et al：Mutations in GRIN2A cause idiopathic focal epilepsy with rolandic spikes. Nat Genet 45：1067-1072, 2013
5) Metrakos JD, Metrakos K：Genetics of convulsive disorders. II. Genetic and electroencephalo-

graphic studies in centrencephalic epilepsy. Neurology 11 : 474-483, 1961
6) Neubauer BA, Fiedler B, Himmelein B, et al : Centrotemporal spikes in families with rolandic epilepsy : linkage to chromosome 15q14. Neurology 51 : 1608-1612, 1998
7) Strug LJ, Clarke T, Chiang T, et al : Centrotemporal sharp wave EEG trait in rolandic epilepsy maps to Elongator Protein Complex 4 (ELP4). Eur J Hum Genet 17 : 1171-1181, 2009
8) Suzuki T, Delgado-Escueta AV, Aguan K, et al : Mutations in EFHC1 cause juvenile myoclonic epilepsy. Nat Genet 36 : 842-849, 2004
9) Tanaka M, Olsen RW, Medina MT, et al : Hyperglycosylation and reduced GABA currents of mutated GABRB3 polypeptide in remitting childhood absence epilepsy. Am J Hum Genet 82 : 1249-1261, 2008
10) 山川和弘：若年性ミオクロニーてんかん．In：兼本浩祐，丸 栄一，小国弘量，他（編）：臨床てんかん学．pp 112-113, 医学書院，東京，2015

本章全体の参考文献

・新川詔夫，阿部京子：遺伝医学への招待，第3版．南江堂，東京，2003
・Berkovic SF : Genetics of Focal Epilepsies ; Clinical Aspects and Molecular Biology. John Libbey & Company, London, 1999
・兼子 直，岡田元宏，和田一丸，他：てんかんの遺伝学．Molecular Medicine 40 : 296-306, 2003

第 **8** 章

器質因

A 急性症候性発作

　急性症候性発作とは，脳が何らかの疾病状態となり，状況依存性にその直接の効果としててんかん発作が出現するもので，脳に損傷を残さずに原因となった状況が消失すれば，てんかん発作も消失するものを言う。1万人あたり年間4人程度発症するとされ，男性が女性の1.5倍以上の頻度で相対的に多いとされる。主要な原因は頭部外傷，脳血管障害，脳炎，薬物中毒(離脱を含む)であり，この4つが救急搬送される急性症候性発作の原因の9割以上を占める。次いで子癇，代謝性の原因などが続く。認知症に伴うてんかん発作は急性病変に伴うものではないことから，急性症候性発作の統計には反映されないことが多い。頭部外傷，脳血管障害では特に，急性期の病態を反映する急性発作と，てんかんときわめて密接な関連をもつ晩期発作とを区別しておくことが必要であり，前者のみが急性症候性発作である。急性症候性発作は，状況因なしでは自然に起こることはないため，てんかんではない。

　小児(15歳未満)では脳炎および頭部外傷が原因の9割を占めるのに対して，高齢者(66歳以上)では脳血管障害が圧倒的に多い。薬物中毒は小児では少ないが全年齢でみるとほぼ1割を占めている(図60)。

B-1 感染性脳炎

　急性脳炎を起こした児童の6人に1人が後にてんかんを発症し，その8割は発症後半年以内に起こっていたという調査がある[3]。原因としては単純ヘルペス脳炎が多い[4]。日本脳炎では視床の障害により比重があるため不随意運動が生ずる可能性が高く，単純ヘルペス脳炎では不随意運動はほとんどみられないが，その代わりに急性症候性発作はほぼ9割近くに出現し日本脳炎の倍近い頻度となる。精神症状も5割に出現し，これは日本脳炎の5倍近い高頻度である[2]。単純ヘルペス脳炎後に急性期を過ぎて

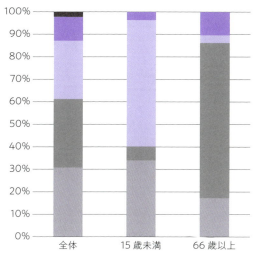

図60 急性症候性発作の原因
薬物中毒には，薬物の離脱も含まれる。
Annergers JF, Hauser WA, Lee JR, et al : Incidence of Acute Symptomatic Seizures in Rochester, Minnesota, 1935-1984. Epilepsia 36 : 327-333,1995 より改変

出現するてんかん発作の発症のピークは9〜10か月後で，生き残った人の4人に1人が発症する。これは一般人口のてんかん発症率の60〜90倍の頻度であるとされる。同様に5人に1人が行動特性の変化を後遺症として残す。多くの場合，てんかん発作は難治に経過し，行動障害との重複障害のため，本人・家族にとってそれまでの生活が激変する大きな負担が長期間にわたって続くことが少なくない[1]。

脳炎急性期には薬疹の発症率が高いが[5]，急性期を過ぎると抗てんかん薬の再使用が可能な例も少なくないとされる。

文献

1) Hjalmarsson A, Blomqvist P, Sköldenberg B : Herpes simplex encephalitis in Sweden, 1990-2001 : incidence, morbidity, and mortality. Clin Infect Dis 45 : 875-880, 2007
2) Kalita J, Misra UK, Mani VE, et al : Can we differentiate between herpes simplex encephalitis and Japanese encephalitis? J Neurol Sci 366 : 110-115, 2016

3) Lee WT, Yu TW, Chang WC, et al : Risk factors for postencephalitic epilepsy in children : a hospital-based study. In Taiwan. Eur J Paediatr Neurol 11 : 302-309, 2007
4) Misra UK, Tan CT, Kalita J : Viral encephalitis and epilepsy. Epilepsia 49(Suppl 6) : 13-18, 2008
5) Mogami Y, Takahashi Y, Takayama R, et al : Cutaneous adverse drug reaction in patients with epilepsy after acute encephalitis. Brain Dev 34 : 496-503, 2012

B-2 免疫介在性脳炎・脳症

　肺小細胞がんなどに伴う傍腫瘍性辺縁系脳炎は古くから知られていたが，腫瘍を伴わないものも含めて抗原抗体が明確になってきたのは比較的最近で，自己免疫性脳炎・脳症として全体が総括されるようになった。自己免疫性脳炎・脳症は，近年急速にその疾病概念が確立されたが，すでにてんかん臨床には欠かせない重要な器質因となっている。自己免疫性脳炎・脳症は，単純ヘルペス脳炎などの通常の感染性脳炎と比べると救急救命室に搬送されるのではなく，てんかんあるいは精神疾患として通常の外来を初診する可能性が高く，鑑別診断上の重要度は高い。特に GAD(glutamic acid decarboxylase)抗体関連脳症，VGKC(voltage gated potassium channel)複合体抗体関連脳症，NMDA(*N*-methyl-D-aspartate)受容体脳炎が頻度および来院経路などから鑑別診断上は重要度が高い。一般的に細胞表面に抗原があるものは免疫抑制療法への反応がよく，細胞内に抗原がある場合は相対的に免疫抑制療法に反応が悪いとされる。

1　GAD 抗体関連脳症

　GAD 抗体は I 型糖尿病やスティッフ・パーソン症候群（☞ 第 5 章 p.234）において検出されることがあるが，側頭葉てんかんでも一定の頻度で検出される。30～40 代の発症が多く，てんかん以外の症状がほとんど目立たない群では女性が多い。抗体価は I 型糖尿病のみの場合と比較すると格段に高い。MRI FLAIR 画像で内側側頭葉に淡い高信号域を呈する場合がある。記銘力障害を訴える場合があるが，認知機能障害は概して軽いことが

事例 34

I 型糖尿病がてんかんに続発した GAD 抗体関連脳症の主婦

46 歳女性。夜間睡眠中の発作を当院初診の 1 年半ほど前に起こし，左の側頭葉内側面に MRI FLAIR で淡い高信号域は認めたものの脳波所見を含め他に所見はなかったため，経過観察となった。しかし当院初診の 2 か月前から立て続けに 3 回，夜間睡眠時の発作が起こり，投薬の開始を勧められたが拒否感が強く当院へ紹介となった。詳しく尋ねると右顔面がけいれんしてから大発作に移行しており，投薬しなければ月に 1 度は発作が起こり続け，日中に発作が出てくる可能性もあることを説明したところ服薬に同意した。CBZ 100 mg を眠前に開始したが，来院後 1 週間目に再び夜間の発作があり緊急受診。体重が減ってきたが薬のせいではないかとの訴えがあり，その可能性は低いことを説明し，念のため血液検査をして帰宅してもらったが，血糖値が 717 mg/dl まで上昇していることが判明。糖尿病内科で緊急入院となった。糖尿病内科で I 型糖尿病の診断が確定し，さらに本来は 1.5 未満が正常値の GAD 抗体が 76,000 U/ml まで上昇していることが判明した。その後，1 日量 CBZ 400 mg でてんかんは完全にコントロールされている。若干物忘れが目立つとの訴えがある。　**（GAD 抗体関連脳症）**

多く，通常の側頭葉てんかんと臨床的には見分けはつかない。側頭葉てんかんに I 型糖尿病が中年以降急激に発症した場合には本疾患を疑う必要がある。女性，中年発症，側頭葉てんかんのみを症状として呈する群では癌を含めた腫瘍の併発は稀である（← 事例 34）。細胞内抗原であるが，免疫抑制療法には一定程度は反応するとされる。

2　VGKC 複合体抗体関連脳症

典型例は 50 代以降の男性であるが，例外も少なくない。記銘力障害，人格変化，認知機能障害，幻視などの精神症状が緩徐進行性に出現。4～5 割に顔面・上肢がブルブルッと短時間硬直する「faciobrachial dystonic seizure」と呼ばれる発作が 1 日に何度も繰り返し出現する。発作中，意識は保たれており発作後のもうろう状態などは伴わない純粋な運動症状であることが多い。記銘力障害の進行は未治療の場合，数か月単位で進行し GAD 抗体関連脳症よりも進行は速い。抗利尿ホルモン不適合分泌症候群（SIADH）を伴うことが多く軽度の低ナトリウム血症をしばしば伴う。MRI

FLAIR 画像で側頭葉内側面に高信号域が検出されることが多い。免疫抑制療法が奏効する。通常は腫瘍の合併はない。VGKC 複合体抗体とは，実際には，前シナプスにあるカリウムチャンネルと，後シナプスにある AMPA 受容体の機能を支える，シナプス間隙に存在する ADAM22 および ADAM23 を機能させる LGI1 に対する抗体である。再発は稀。細胞表面抗原（☞ 事例 14 p. 90 参照）。

3　NMDA 受容体脳炎

　若い女性例が典型。風邪症状などが時に先行し，その後，急性精神病 → 口部顔面を中心とした激烈なジスキネジア → 呼吸抑制と症状が数日～数週の単位で亜急性に進行する。どの時期でもてんかん発作を合併しうる。卵巣奇形腫を合併する場合には腫瘍に対する抗原抗体反応である場合もあるので可及的速やかに切除を試みる。免疫抑制療法が一定程度奏効する。再発率は 1～2 割。細胞表面抗原（☞ 事例 17 p. 96 参照）。

4　傍腫瘍性辺縁系脳炎

　2, 3 と同じような細胞表面抗原に対する脳炎としては，AMPA 受容体脳炎，$GABA_B$ 受容体脳炎がある。AMPA 受容体脳炎は 6～7 割に肺小細胞がん，乳がん，胸腺がんなどが合併し，50 歳以上の女性に多く，再発率が 5 割以上ある。辺縁系脳炎が主要な症状だが，非定型精神病像で初発する場合も少なくない。$GABA_B$ 受容体脳炎も 60 歳以上に多く，肺小細胞がんが半数で合併する。辺縁系脳炎が主要な症状だが，てんかん発作の併発率が高い。いずれも細胞表面抗原に対する抗体反応であり，免疫抑制療法や血漿交換は一定程度奏効する。

　これに対して，古典的な傍腫瘍性辺縁系脳炎は，細胞内抗原に対する抗体（Hu 抗体，Yo 抗体，Ma2 抗体，CRMP5 抗体など）で，9 割以上に悪性腫瘍が併発する。6～7 割で脳炎が腫瘍の発見に先行する。免疫療法への反応は鈍く，予後は不良。

C 頭部外傷[6, 9, 11]

　頭部外傷による発作には，外傷直後に出現する早期発作(急性症候性発作)と潜伏期間をおいて出現してくる晩期発作があるが，晩期発作が生じる症例のみが頭部外傷後てんかんと言える。外傷性てんかんは症候性てんかんの2割，てんかん全体の5%とされる[6]。

1　一般人口との比較[1]

　頭部外傷を，①軽度(外傷後健忘が30分以内にとどまりかつ頭蓋骨骨折の認められないもの)，②中等度(外傷後健忘が30分以上24時間以内であるか，あるいは頭蓋骨骨折が認められるもの)，③重度(外傷後健忘が24時間を超えるか，あるいは脳挫傷ないしは脳内出血が認められるもの)の3段階に分けた場合，てんかんの発生率は，それぞれ一般人口におけるてんかんの発生率よりも，軽度の場合で1.5倍，中等度の場合で3倍，重度の場合では17倍の増加が認められる。

2　早期発作

【発症時期】脳浮腫が消退するまでの急性期に出現する発作が早期発作である。通常は頭部外傷後1週間以内に出現する。硬膜下血腫例を除くと，頭部外傷後1〜12週に出現する発作の頻度は低く，早期発作と晩期発作は発症時期によって明瞭に区分される。早期発作の5〜7割が24時間以内に出現し，さらに25%は受傷後1時間以内に出現する(直後発作)。直後発作が晩期発作に移行する可能性は相対的に低いとされる。
【頻度】頭部外傷のほぼ1割。開放性と閉鎖性頭部外傷で頻度に差がない。
【発作型】6割はジャクソン発作その他の部分運動発作が占める。2割程度の患者，特に小児では発作重積状態が出現する。重積状態はもっぱら閉鎖性頭部外傷にみられ，開放性では例外的。焦点性意識減損発作は早期発作ではほぼ出現しないと考えてよい。

表 43　頭部外傷後てんかん発現の危険因子

- 開放性頭部外傷
- 24 時間以上残存する前向性健忘
- 陥没骨折
- 頭蓋内血腫
- 中心部・頭頂部損傷（ただし閉鎖性頭部外傷では側頭葉てんかん）
- 外傷による感染性脳髄膜炎の併発
- 閉鎖性頭部外傷での早期発作

【危険因子】①24 時間以上残存する前向性健忘，②陥没骨折，③頭蓋内血腫（特に硬膜下血腫），④10 歳以下の小児，の 4 つの条件において早期発作は起こりやすい。早期発作は加齢とともに減少し，60 歳以降はほとんど認められなくなる。アルコール依存症も危険因子に挙げられている。

【予後】早期発作があった場合には晩期発作が続発する率は増大し，ほぼ 4 人に 1 人が晩期発作を起こす[7]。ことに早期発作を伴った閉鎖性頭部外傷では，伴わない場合よりもはるかに高率に晩期発作が出現する。

3　晩期発作

【頻度】閉鎖性頭部外傷では 1～5%，開放性頭部外傷では 20～50%。

【危険因子】①早期発作の存在（特に 24 時間を過ぎて発作が出現した場合）。②開放性頭部外傷。③頭部外傷の程度が重い，具体的には神経学的脱落が目立ち，外傷の到達度が深い場合。前向性健忘が 24 時間以上残存する例では，それ以内の例と比べ 2 倍以上のてんかんの発生率がみられる。ただし昏睡状態が遷延し，失外套症候群のような重篤な後遺症を残す例では，てんかん発作の発生率はむしろ低くなる。④中心部・頭頂部の脳損傷が最もてんかんを続発しやすく，前頭部・側頭部がそれに続く。ただし，閉鎖性頭部外傷では側頭葉てんかんの比率が高い。⑤開放性頭部外傷による感染。頭部外傷後の脳膿瘍では 8～9 割でてんかんが続発してくる。⑥頭蓋内血腫（特に硬膜下血腫）。⑦陥没骨折（特に整復されなかったもの）。⑧65 歳以上の場合。表 43 に危険因子をまとめてある。

【潜伏期間】頭部外傷後 4 か月くらいから晩期発作は出現し始め，1 年以内に 5～6 割，2 年以内には 8 割が出現する。外傷後 2 年を過ぎてから

は，1 年ごとに 1% 程度しかてんかんの続発をみることはない。

【発作型】開放性頭部外傷では部分運動発作が，閉鎖性では大発作，焦点性意識減損発作が相対的に多い。

【予後】5 年以内で 7 割前後の寛解率を示し，全体としての予後は比較的よい。2 割は投薬なしでも 1 回で発作は終わり，半数は経過中数回の発作のみで寛解する[4]。しかし発症リスクは一般人口と比較すると 10 年を経ても重症外傷では 4 倍以上，軽症外傷でも 1.5 倍以上とされる[5]。ただし焦点性意識減損発作は抑制されにくい。

【治療】危険因子のある頭部外傷後の予防では副作用プロファイルから，LEV などが汎用されている。脳損傷を伴う例でも 1 週間以降も持続的に投与することには根拠がない[2]。早期発作の予防には予備的投薬は有効であるが，頭部外傷後てんかんの予防には無効であるとする見解が支配的である[3]。2 年以上無発作の期間が続けば減量，中止を考えるが，2 割程度で再発がある[8]。

【開頭手術後】一般に 15〜20% で術後 1 週間以内にけいれん発作が出現するとされており，CBZ，PHT の投与はその頻度を半減させるが，それ以降の投与に有用性はないとされている。LEV などが同等の効果があるかの研究はないが，現在は副作用プロファイルから汎用されている[10]。脳膿瘍，脳動静脈奇形，髄膜腫などはけいれん出現のリスクが高いとされる[8]。

文献

1) Annergers JF, Hauser WA, Coan SP, et al : A population-based study of seizures after traumatic brain injury. N Engl J Med 338 : 20-24, 1998
2) Agrawal A, Timothy J, Pandit L, et al : Post-traumatic epilepsy : an overview. Clin Neurol Neurosurg 108 : 433-439, 2006
3) Beghi E : Overview of studies to prevent posttraumatic seizures in adults. Epilepsia (Suppl 10) 44 : S21-S26, 2003
4) Temkin NR : Risk factors for posttraumatic seizures in adults. Epilepsia 44 (Suppl 10) : 18-20, 2003
5) Christensen J, Pedersen MG, Pedersen CB, et al : Long-term risk of epilepsy after traumatic brain injury in children and young adults : a population-based cohort study. Lancet 373 : 1105-1110, 2009
6) Frey LC : Epidemiology of posttraumatic epilepsy ; A critical review. Epilepsia (Suppl 10) 44 : S11-S17, 2003
7) Herman ST : Epilepsy after brain insult : targeting epileptogenesis. Neurology 59 (Suppl 5) : S21-S26, 2002

8) 加藤天美：頭部外傷（外傷性てんかん）．In：兼本浩祐，丸 栄一，小国弘量，他（編）：臨床てんかん学．pp 176-178，医学書院，東京，2015
9) Pampus I, Seidenfaden I: Die posttraumatische epilepsie. Fortschr Neurol Psychiat 42：329-384, 1974
10) Temkin NR：Prophylactic anticonvulsants after neurosurgery. Epilepsy Curr 2：105-107, 2002
11) Temkin NR：Risk factors for posttraumatic seizures in adults. Epilepsia（Suppl 10）44：S18-S20, 2003

D 脳血管障害

　頭部外傷と同様に晩期発作と急性症候性発作としての早期発作に分けて考えるのが一般的である．その分布は頭部外傷後てんかんと似ており，早期発作は脳血管障害後1～2週間以内，特に24時間以内に生ずることが多く，晩期発作は3か月～2年の間に起こることが多い．これに2年以降遅れて起こる超晩期発作，さらに脳血管障害の再燃によって起こる再燃発作を合わせ，4つに分類される．

【疫学】全てんかんの1～2割．60歳以降では最も頻度が高いてんかんの原因で全体の3割近くを占める．

【早期発作】出血性病変は虚血性病変の2～3倍の発症リスクがある（図61)[5]．出血性病変の中では高血圧性のものは，くも膜下出血，脳動静脈奇形と比べると相対的にけいれんリスクは低い．心原性の塞栓は，血栓性脳梗塞よりもけいれんリスクが高い．さらに皮質病変のほうが深部病変よりもけいれんリスクは高い[1,2]．早期発作では，てんかん発作重積は4～10％，脳波上の周期性一側てんかん型放電は4人に1人観察される[3]．

【晩期発作】晩期発作の半数は最初の3年で2回目の発作を生じ，てんかんとなる[3]．頻度は全体で2～4％とされている．60歳以降でてんかんを発症した場合，そうでない人と比べて脳血管障害を生ずるリスクが3倍になるとされる．一見麻痺などの脳血管障害の再燃のような外観を呈する事例の2割が，実は晩期発作の一種あるいは卒中後てんかんである抑制発作（inhibitory seizure）だと言われているので注意を要する[3]．

【治療】早期発作の治療は卒中後2年以内のてんかん発作発症率を減らすが，2年以降の長期予後には影響を与えない[4]．脳卒中後てんかんの9割

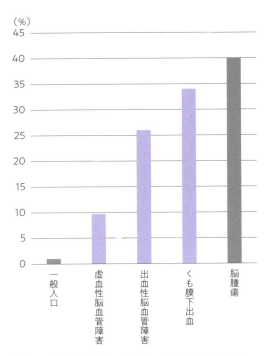

図 61 脳血管障害によるけいれん発症リスク
Herman ST : Epilepsy after brain insult : targeting epileptogenesis. Neurology 59(Suppl 5) : S21-26, 2002

は抗てんかん薬の単剤投与で治療可能であるとされ，良好な治療反応が期待できる。

文献

1) Beghi E, D'Alessandro R, Beretta S, et al : Incidence and predictors of acute symptomatic seizures after stroke. Neurology 77 : 1785-1793, 2011
2) De Herdt V, Dumont F, Hénon H, et al : Early seizures in intracerebral hemorrhage : incidence, associated factors, and outcome. Neurology 77 : 1794-1800, 2011
3) De Reuck J : Management of stroke-related seizure. Acta Neurol Belg 109 : 271-276, 2009
4) Gilad R, Lampl Y, Eschel Y, et al : Antiepileptic treatment in patients with early postischemic stroke seizures : a retrospective study. Cerebrovasc Dis 12 : 39-43, 2001
5) Herman ST : Epilepsy after brain insult : targeting epileptogenesis. Neurology 59(Suppl 5) : S21-S26, 2002
6) 中尾紘一, 矢澤省吾：脳血管障害. In：兼本浩祐, 丸 栄一, 小国弘量, 他（編）：臨床てんかん学. pp 192-195, 医学書院, 東京, 2015

E 内分泌・代謝・膠原病

1 全身性エリテマトーデス(SLE)

神経精神性 SLE(neuropsychiatric SLE：NPSLE)の一症状としててんかんを発症することがある。全経過ではほぼ1割強にてんかん発作が併発し，てんかん発作が発症した事例のうち3割はてんかんが初発症状だった。てんかん初発例はすべて側頭葉か前頭・側頭葉に発作放電がみられ，焦点性意識減損発作がその1/3に観察された。こうした症例は特にリン脂質抗体症候群と関連が深かった。抗てんかん薬に対する反応は良好な例が多い[1]。

2 橋本脳症

精神神経症状，甲状腺抗体の存在，副腎皮質ホルモンへの良好な治療反応を示す事例を橋本脳症と呼び，急性脳症型，慢性精神病型，小脳性運動失調型の3つの臨床経過をたどるとされるが，本邦では約3割に[8]，国外では6〜7割に[2,3]，てんかん発作が併発するとの報告がある。脳波上全般性徐波が脳波に高率に認められ，ステロイドによる治療によって徐波は消失するとされる[7]。αエノラーゼの NH_2 末端に対する自己抗体(NAE 抗体)が陽性であれば本疾患の可能性が高いが，陽性率は5割ほどしかない[4]。難治の高齢発症てんかん[5]，非けいれん性発作重積状態をきたした事例[6]などが報告されており，同様の症例では鑑別すべき疾患の1つに挙げるべきである。

文献

1) Appenzeller S, Cendes F, Costallat LT：Epileptic seizures in systemic lupus erythematosus. Neurology 63：1808-1812, 2004
2) Castillo P, Woodruff B, Caselli R, et al：Steroid-responsive encephalopathy associated with autoimmune thyroiditis. Arch Neurol 63：197-202, 2006
3) Chong JY, Rowland LP, Utiger RD：Hashimoto encephalopathy：syndrome or myth? Arch Neurol 60：164-171, 2003

4) Fujii A, Yoneda M, Ito T, et al : Autoantibodies against the amino terminal of α-enolase are a useful diagnostic marker of Hashimoto's encephalopathy. J Neuroimmunol 162 : 130-136, 2005
5) Leyhe T, Morawetz C, Zank M, et al : Epilepsy in an elderly patient caused by Hashimoto's encephalopathy. Epileptic Disord 9 : 337-340, 2007
6) Monti G, Pugnaghi M, Ariatti A, et al : Non-convulsive status epilepticus of frontal origin as the first manifestation of Hashimoto's encephalopathy. Epileptic Disord 13 : 253-258, 2011
7) Schäuble B, Castillo PR, Boeve BF, et al : EEG findings in steroid-responsive encephalopathy associated with autoimmune thyroiditis. Clin Neurophysiol 114 : 32-37, 2003
8) 米田　誠：橋本脳症の診断と治療. 臨床神経 52 : 1240-1242, 2012

F 認知症[10]

　認知症については，てんかん発症リスクが一般高齢者と比較しても高まることは諸家の見解は一致しているが，リスク/ベネフィットを勘案したときに抗てんかん薬治療を開始すべきなのかどうかについては，必ずしも判断に十分なデータは揃っていない。加えて，多くの知見はアルツハイマー病に集中しており，他の認知症における治療介入の可否についてはさらにデータに乏しい。けいれんが起これば少なくとも一過性には大きな認知機能の悪化が起こるのは間違いなく，しかもその回復は一般高齢者よりもさらに遷延する傾向がある。しかしながら，多くの場合けいれんを伴う大発作の数は限定的であり，けいれんを伴わない焦点性意識減損発作がどの程度存在するのかは諸家の間で意見の開きが大きい。

1 アルツハイマー病

【疫学】 罹患率は，1 年間で 200 人に 1 人程度[6, 12]。剖検例からの後方視的研究では，1 回のみてんかん発作を起こした人の割合は 1 割弱で，2 回以上起こしていた人は 6% であった[4]。若年発症ほどリスクは大きい[2]。65 歳以上で新規発症するてんかんの 1 割を占める[11]。

【発作型】 確認されているてんかん発作に関しては強直間代発作が多い[8]。発作の回数は 7 割が 3 回以下と稀発であることが多い[9]。ミオクローヌス

はてんかん性のものと非てんかん性のものが混在するが，強直間代発作と比べると発症は晩期になる傾向がある[4]。

【脳波異常】背景波の徐波化は進行とともに出現するが，てんかんに特異的な脳波異常波の検出率は低く(3%程度)一般高齢者と変わらない。脳波記録時にてんかん波が記録され，その後てんかん発作が実際に出現する患者は1割程度である[7]。

【治療】副作用プロファイルと焦点性てんかんであることから GBP，LCM，LEV などが適応となると考えられるが，実際に治療がどの程度 QOL を改善するかを実証したデータはほとんどない。

2　その他の認知症

【疫学】レヴィー小体型認知症ではアルツハイマー病と同程度のリスクがあるとも言われているが，信頼性のあるデータはない。前頭側頭型認知症ではレヴィー小体型認知症，アルツハイマー病よりもけいれんリスクは低いとされる[1]。血管性認知症は最もけいれんリスクが高い。

【脳波異常】背景波の徐波化はレヴィー小体型認知症のほうが目立つ[3]。

【発作型】レヴィー小体型認知症ではアルツハイマー病よりもミオクローヌスが目立つとされる[1]。

文献

1) Beagle AJ, Darwish SM, Ranasinghe KG, et al : Relative incidence of seizures and myoclonus in Alzheimer's disease, dementia with Lewy Bodies, and frontotemporal dementia. J Alzheimers Dis 60 : 211-223, 2017
2) Amatniek JC, Hauser WA, DelCastillo-Castaneda C, et al : Incidence and predictors of seizures in patients with Alzheimer's disease. Epilepsia 47 : 867-872, 2006
3) Briel RC, McKeith IG, Barker WA, et al : EEG findings in dementia with Lewy bodies and Alzheimer's disease. J Neurol Neurosurg Psychiatry 66 : 401-403, 1999
4) Hauser WA, Morris ML, Heston LL, et al : Seizures and myoclonus in patients with Alzheimer's disease. Neurology 36 : 1226-1230, 1986
5) Hesdorffer DC, Hauser WA, Annegers JF, et al : Dementia and adult-onset unprovoked seizures. Neurology 46 : 727-730, 1996
6) Irizarry MC, Jin S, He F, et al : Incidence of new-onset seizures in mild to moderate Alzheimer disease. Arch Neurol 69 : 368-372, 2012
7) Liedorp M, Stam CJ, van der Flier WM, et al : Prevalence and clinical significance of epileptiform EEG discharges in a large memory clinic cohort. Dement Geriatr Cogn Disord 29 :

8) McAreavey MJ, Ballinger BR, Fenton GW : Epileptic seizures in elderly patients with dementia. Epilepsia 33 : 657-660, 1992
9) Mendez MF, Catanzaro P, Doss RC, et al : Seizures in Alzheimer's disease : clinicopathologic study. J Geriatr Psychiatry Neurol 7 : 230-233, 1994
10) Pandis D, Scarmeas N : Seizures in Alzheimer disease : clinical and epidemiological data. Epilepsy Curr 12 : 184-187, 2012
11) Risse SC, Lampe TH, Bird TD, et al : Myoclonus, seizures, and paratonia in Alzheimer disease. Alzheimer Dis Assoc Disord 4 : 217-225, 1990
12) Scarmeas N, Honig LS, Choi H, et al : Seizures in Alzheimer disease : who, when, and how common? Arch Neurol 66 : 992-997, 2009

G 薬物中毒

　急性症候性発作の実際の原因となる薬剤は，自殺企図で服用されることが多く，常用量ではない過剰服用の結果，けいれんあるいは非けいれん性てんかん発作重積状態が引き起こされている．それ以外に，頻度は低いが常用量で，もともとけいれん閾値が低い特定の個人においててんかん発作を誘発する可能性のある薬剤があり，臨床上注意を要するので別途触れる．「けいれん閾値を下げる薬剤」はてんかんのある人には極めて慎重に投与する必要がある．しかし，「けいれん閾値を下げる可能性のある薬剤」は実際にてんかん発作を誘発することはあるが，かなり例外的である．

【疫学】初回のてんかん発作の6％，発作重積状態の9％が薬物中毒に由来する[1]．

【原因薬剤】米国の統計では，抗うつ薬が3割，覚醒剤が1割5分，抗てんかん薬，抗コリン薬がそれぞれ1割で頻度が高く，服用経路としては自殺企図が6割強，薬物乱用が1割強であった[1]．

【けいれん閾値を下げる薬剤】
- 三環系・四環系抗うつ薬
   イミプラミン，アミトリプチリン，ノルトリプチリン，マプロチリン
- 抗精神病薬
   クロザピン，ゾテピン，クロルプロマジン

- **抗ウイルス薬**

    ホスカルネット，バルガンシクロビル(抗サイトメガロウイルス効果があり，HIV その他の免疫機構が低下している状態のときに用いられる)，リトナビル(抗レトロウイルス効果があり，同じく HIV 治療薬)

- **覚醒剤・麻薬**

    ケタミン，アンフェタミン，コカイン，3,4-メチレンジオキシメタンフェタミン，フェンサイクリジン，γヒドロキシ酪酸

- **気管支拡張薬**

    テオフィリン

- **アルコール**

【けいれん閾値を下げる可能性がある薬剤】

- **その他の抗うつ薬**

    ミアンセリン(四環系)，ミルタザピン(NaSSA)，パロキセチン，セルトラリン，フルボキサミン(SSRI)，デュロキセチン(SNRI)

- **その他の抗精神病薬**

    ハロペリドール，フルフェナジン，ピモジド，オランザピン，クエチアピン，アリピプラゾール，リスペリドン

- **抗菌薬**

    メフロキン(マラリア予防薬)，イミペネム(カルバペネム系)，ペニシリン/アンピシリン(ペニシリン系)，セファロスポリン(セフェム系)のβラクタム系，メトロニダゾール(適応：トリコモナス症，ヘリコバクターピロリ感染症，アメーバ赤痢など)，イソニアジド(抗結核薬)，レボフロキサシン(ニューキノロン系)

- **抗がん薬・免疫抑制薬**

    シクロスポリン，ビンクリスチン，メトトレキサート，シタラビン，カルムスチン

- **炭酸リチウム**
- **抗コリン・抗ヒスタミン薬**

    ケトチフェン，オキサトミド(第二世代)，ジフェンヒドラミン，ジメンヒドリナート，プロメタジン，クロルフェニラミン，シプロヘプタジン，ヒドロキシジン(第一世代)

【特記事項】
- βラクタム系抗菌薬の臨床事例のほとんどは腎不全などできわめて薬剤が高濃度になっているか，てんかん・脳損傷の既往があり，けいれん閾値が下がっている場合に発症する．セファロスポリンの臨床事例のほとんどは棘徐波昏迷(非けいれん性発作重積)の形をとる(☜ 第 5 章 8.3.F p.253 参照)[2]．
- 1983 年以前に発売された第一世代抗ヒスタミン薬，また第二世代抗ヒスタミン薬の中ではヒスタミン受容体に対する脳内占拠率が高いケトチフェン，オキサトミドがけいれん閾値を下げる可能性がある．風邪薬には第一世代抗ヒスタミン薬がしばしば含有されているため若干の注意を要する．

文献
1) Thundiyil JG, Rowley F, Papa L, et al : Risk factors for complications of drug-induced seizures. J Med Toxicol 7 : 16-23, 2011
2) 新島真一：乳幼児への抗ヒスタミン薬使用と熱性痙攣．日本医事新報 4732 : 105-106, 2015
3) Sutter R, Rüegg S, Tschudin-Sutter S : Seizures as adverse events of antibiotic drugs : a systematic review. Neurology 85 : 1332-1341, 2015

第 **9** 章

診療アラカルト

この章では，てんかん診療でしばしば判断を求められて迷う問題のいくつかを取り扱う。特定の原因なく出現した初回発作の治療，妊娠と出産，側頭葉てんかんの手術，自動車の運転，予防接種，薬疹，自閉症，公的支援，投薬の終了について順に触れた。

A 初回発作の治療[2]

【初回発作を治療すべきか否か】髄膜炎，頭部外傷，尿毒症，アルコールの離脱といった直接的な原因がないのに（急性症候性発作でないのに）てんかん発作が初めて出現したとき，抗てんかん薬を投与する必要があるかどうかについて統一的見解はない[4]。投薬しない場合には2回目の発作で怪我をしたり職場を解雇されたりする危険を冒すことになるし，他方で最終的にほぼ6割の症例で発作は結局その1回で終わってしまい，2度と発作が出現しないことを考えると[1]，投薬した場合過半数の症例で不必要な治療を行ったことになるからである。自然経過において一定の確率で自然治癒がみられること[6]，初回の発作から治療した場合と2，3回目から治療を開始した場合で差がないこと[5]も考慮しておく必要がある（表44）。

【2回目の発作は起こるとすればいつ起こるか】[2] 最終的に4割の患者で2回目の発作が起こる。2回目の発作は，1年以内に4割，3年以内に8割，5年以内に9割が出現し，7年過ぎてから2回目の発作が新たに出現することはほとんどない。したがって3年以内に発作が再発しなければ，その後に起こる可能性はかなり低いと考えてよい。

【危険因子】[2] 過去に脳髄膜炎，頭部外傷など中枢神経への侵襲を推測させる既往歴がある症例群においては，中枢神経疾患の既往歴がない症例に比べて，発作が再発する可能性は有意に高い。さらに当該の中枢神経疾患の最中か直後1週間以内に発作があった場合には，発作が1年以内に再発する確率は6割に上り，5年以内では8割にもなる。既往歴に中枢神経疾患がある症例で1回目の発作後一過性の麻痺が確認された症例においても高い再発率があり，1年以内に4割，5年以内にはやはり8割弱で発作は再発する。初回発作が重積ないしは群発であった場合にも2回目の発

表 44　初回発作治療開始可否判断のための基本データ

- 1回目から治療しても2, 3回目から治療しても長期予後は同じ
- 中枢神経疾患, 脳波上の全般性棘徐波は再燃リスクを上げる
- 高齢発症が再燃リスクを上げるかどうかは賛否両論
- 再燃リスクがない場合, 投薬しても再燃の可能性は統計上は減らない

表 45　既往歴と初回発作にみる再発の高リスク群と低リスク群

リスク	既往歴と初回発作	5年再発率
高	中枢神経疾患の既往歴＋その際に発作の既往歴あり	8割
	中枢神経疾患の既往歴＋初回発作で一過性の麻痺	8割弱
	特記すべき既往歴なし＋全般性棘徐波	6割
	中枢神経疾患の既往歴＋初回発作が重積・群発	6割弱
低	特記すべき既往歴なし＋てんかんの家族歴なし	3割弱
	特記すべき既往歴なし＋全般性棘徐波なし	3割弱
	特記すべき既往歴なし＋熱性けいれんの既往歴なし	3割弱

作が起こる確率は有意に高い。高齢発症が再発のリスクを高めるかどうかは報告者によって食い違っている[3]。

　過去に中枢神経疾患の既往歴のない症例の危険因子はこれとは異なっている。この場合には, 5年以内の再発率を問題とした場合, 熱性けいれんの既往歴があれば4割, 兄弟にてんかんの家族歴があれば5割, 脳波上全般性棘徐波が認められれば6割の再発率をそれぞれ示し, それぞれの因子がない場合よりも有意に再発率は高くなる。表45に高リスク群と低リスク群をまとめた。

【治療】高リスク群では最終的に8割近い症例で再発することを考えれば, 必ずしも抗てんかん薬の投与は不合理ではない反面, 低リスク群では5年再発率は3割以下であり, 2回目の発作が出現してから投薬を開始するほうが基本的には合理的である。いずれにしても初回発作においては, 患者・家族側にデータを示して十分すぎるほど議論し, 抗てんかん薬の副作用を説明した上で, 服薬するかどうかの決断を共同作業として行うことが重要である。初回発作の場合, 患者側は服薬に対して抵抗感があることが多く, 投薬しても規則的な服薬は望めない場合が多いことも考慮を要する点である。

文献

1) Gavvala JR, Schuele SU : New-onset seizure in adults and adolescents : a review. JAMA 316 : 2657-2668, 2016
2) Hauser WA, Rich SS, Annegers JF, et al : Seizure recurrence after a 1st unprovoked seizure ; An extended follow-up. Neurology 40 : 1163-1170, 1990
3) Lawn N, Kelly A, Dunne J, et al : First seizure in the older patient : clinical features and prognosis. Epilepsy Res 107 : 109-114, 2013
4) Leone MA, Giussani G, Nolan SJ, et al : Immediate antiepileptic drug treatment, versus placebo, deferred, or no treatment for first unprovoked seizure. Cochrane Database Syst Rev 6 : CD007144, 2016
   doi : 10.1002/14651858.CD007144.pub2
5) Marson A, Jacoby A, Johnson A, et al : Immediate versus deferred antiepileptic drug treatment for early epilepsy and single seizures : a randomised controlled trial. Lancet 365 : 2007-2013, 2005
6) Sander JW : Some aspects of prognosis in the epilepsies : a review. Epilepsia. 34 : 1007-1016, 1993

B 妊娠とてんかん [5, 7～9]

　妊娠と出産は人生における重大事であり，それを断念するにしても決意するにしても，その決断を家族・患者の代わりに医師が肩代わりすることはできない。妊娠・出産の相談については夫を交えて通常の忙しい外来とは別に時間を設け，辛抱強く患者・家族の決断の介助役に徹する必要がある。以下，妊娠前，妊娠中，産褥期のそれぞれにおける標準的な手順を示すが，表46に治療計画を立てる上で参考になる基本事項を挙げた。こうした万全の準備をするためには，計画出産を強く推奨しておくことも大事である。また，起こりうるさまざまの事態(表47)に関しては，前もって情報を提供し，対策を話し合っておいたほうがよい。対処方法の提示を伴ったきちんとした情報提供は，厳しい事柄であってもむしろ安心感を増すことのほうが多い。妊娠・出産のためにどの程度の発作を許容し，どの程度の抗てんかん薬の量が最低限必要とされるかを考える作業を家族・患者と行うことが必要とされる[17]。

表 46　挙児希望の女性に対する投薬計画を考える上での基本データ[2~4, 6, 12, 13]

- 妊娠中，てんかん発作の頻度は 7 割で不変，2 割で増加，1 割で減少
- 妊娠前に発作が消失していて服薬が規則的であれば妊娠中も 8~9 割は発作は起きない[5]
- 妊娠中 LTG，LEV，TPM，GBP は遊離型の濃度が減少し，発作が増加する可能性がある[9, 15]
- 投薬をしていない場合の催奇率がおおよそ 3%
- 大発作は，切迫流産，早産のリスクになる[6, 14]
- 妊娠初期の大発作が奇形を誘発するという証拠はない[6]
- 5 回以上の大発作は出生後の IQ の低下と関連する[18]
- 単剤投与での催奇率は，PRM 14%，VPA 7~14%，PHT 3~9%，PB 2~8%，TPM 4~7%，CBZ 3~6%，GBP 3%，LTG 2~4%，LEV 3%
- TPM，CBZ を除いては従来薬の催奇率は高く，新規抗てんかん薬では低い傾向がある（ただし，PMP，LCM はデータが不足）
- 薬剤非特異的な奇形の大部分は口唇・口蓋裂と心奇形
- 薬剤特異的な奇形は二分脊椎で，その発現率は VPA 1~2%，CBZ 0.2%
- VPA では 1,000 mg 以上の投薬により 6 歳時の知能指数が 10 程度低下し[11]，また自閉症スペクトラム障害の発現率が増加する[1]
- 多くの抗てんかん薬は葉酸濃度を低下させ，低葉酸濃度は催奇率の増加と関連する可能性がある
- トリメタジオンは，挙児希望の女性には不可
- 多剤併用は飛躍的に催奇性を増大させ，2 剤で非投与群の 3 倍となる[10]
- ただし VPA については単剤大量よりも VPA 以外の 2 剤少量のほうが催奇性は低い[16]
- 母乳への移行は，VPA，CZP，CLB，PMP がほとんど移行せず，ESM，LCM，LEV，TPM，GBP，VGT は高い比率で移行する[1, 5, 9]
- 単剤での 1 日投与量は，PRM，CBZ が 400 mg，VPA 700 mg，PHT 200 mg，PB 100 mg，LTG 300 mg 以下が推奨されている
- 400 mg 以下の CBZ では催奇率は 3.4% 程度あるのに対して，300 mg を超える LTG の催奇率は 4.5% である[16]

表 47　挙児希望に際して事前に対策を話し合っておくべき事柄

- 抗てんかん薬の催奇性
- てんかん発作による早産・流産の可能性
- 16~18 週の検診で重い奇形がみつかった場合の対処
- 授乳は基本的にできるが，一定の注意が必要
- 妊娠・出産による抗てんかん薬の血中濃度の大幅な変動の可能性
- その人が有しているてんかんの遺伝性

1　妊娠前

1）現在のてんかん発作状況の把握と標準的な治療への移行

　年齢非依存性焦点性てんかん群に多量のVPAが投与されていて，焦点性意識減損発作が頻発しているなど，来院時にてんかんに対する標準的な治療がきちんと行われていない場合，まずは現在のてんかん発作の状況をきちんと把握し，適剤を投与した場合，最小限の薬剤量でどの程度発作の抑制が可能となるかを確認する。

2）妊娠前後の抗てんかん薬の投薬計画を立てる

　挙児希望が現実的に問題となり，妊娠中も投薬の継続が必要となるてんかん類型は，実際には特発性全般てんかん群と年齢非依存性焦点性てんかん群が圧倒的に多い。以下，代表的ないくつかのパターンについて投薬計画例を参考として提示する。ただし，これはあくまでも参考であって，患者・家族が何を優先したいかをよく聞き取って，できるだけ不安を和らげるようにしながら計画を策定しなければならないことは言うまでもない。

(1) 無投薬でも年に1回以下しか発作がなく，本人・家族が強く断薬を希望している場合

　あらかじめ妊娠前に安全に投薬可能な薬を確かめておく（最低3か月程度の観察期間）。その上で断薬して，最低1か月間隔をあけてから妊娠を試みてもらう。特発性全般てんかん群の場合には，大発作が出現するか，欠神発作やミオクロニー発作が群発して，大発作の到来が切迫していると予測された場合，投薬の再開を勧める。

　焦点性てんかんでは，大発作が1度でも出現するか，焦点性意識減損発作が短い間隔で連続して起こった場合には，ただちに投薬を再開したほうがよい。妊娠月数が7か月を超えたら，あらかじめ確認しておいた安全に投薬可能な薬剤を有効血中濃度まで投薬する。

(2) 特発性全般てんかん群で断薬すると規則的に大発作を起こす場合

【プラン A】を優先し，大発作のコントロールができなければ，【プラン B】を試みる。

【プラン A】 LEV 単剤ないしは LTG 単剤に変更可能な場合

LEV 単剤ないしは LTG 単剤に変更する。LTG は 1 日量 300 mg 以下，LEV は 2,000 mg 以下が望ましい。妊娠後は定期的に血中濃度をモニターし，血中濃度が明確に低下してくるようであれば適宜増量を行う。LTG を選択した場合には出産後急激に血中濃度が上昇する可能性が高いので速やかに再調節を行う。LTG の場合，母子ともに場合によっては血中濃度の測定を行い，経過によって人工乳に切り替える。

【プラン B】 VPA を使用せざるをえない場合

B1：VPA 単剤で血中濃度 60 μg/ml 以下，1 日投与量 600 mg 以下で発作のコントロールを試みる。

B2：B1 が上手く奏効しない場合，LTG ないしは LEV を併用する。この場合，LTG は必ず妊娠前に 3 か月以上試験投薬し，薬疹に対する安全性を確認しておく必要がある。

B3：B2 が上手くいかない場合は LTG，LEV 以外の薬剤の併用を試みる。

(3) 焦点性意識減損発作のある年齢非依存性焦点性てんかん群の場合

VPA が投薬されている場合には中止する。また TPM，PHT，PRM，PB に関しても代替可能であれば他の薬剤に変更することが望ましい。

【プラン C】 CBZ が 400 mg ですでに発作が抑制されている場合

CBZ が 400 mg 以下で大発作が抑制されており，発作があっても前兆か転倒・けいれんを伴わない意識減損発作のみしか起こっていない場合，投薬は変更しない。通常は妊娠中の投与量の調節は必要ないことが多い。

【プランD】 CBZ以外の薬剤で発作が完全に抑制されている場合

　PHTに関しては1日200 mg以下の投薬が推奨されており，200 mgで発作を抑制できることは例外的であることを考えると【プランC】ないしは【プランE】への変更が必要な場合が多い。PBについては100 mg以下で発作が完全に抑制されている場合，どのようにするかは患者・家族とその得失を話し合う。LCM，PMPについてはよいデータも悪いデータも十分ではなく，データが不足していることを告知した上で患者・家族と話し合うことになる。いずれも変更する場合は【プランC】ないしは【プランE】への変更となる。

【プランE】 初診時無投薬の妊娠予定の女性に投薬を開始する場合

　LTGないしはLEVで投薬を開始する。LTGが300 mg以上必要な場合，CBZ 400 mgのいずれが妊娠に対して負荷が少ないかは不明であり，【プランC】が優先される場合もある。LTGかLEVが奏効した場合，妊娠中・授乳の注意については【プランA】を参照。

　こうした投薬計画の策定には，臨床てんかん学の基本的な知識と，当該のてんかん症候群に関する治療について習熟していることが必要とされる。当該のてんかん症候群の治療に習熟していない場合には，てんかん専門医にセカンド・オピニオンを求めておくとよい。

3）葉酸の投与

　葉酸濃度が低ければ，通常1日1 mgの葉酸を投与する。副作用を告知した上で，抗てんかん薬を服用中であれば1日5 mgの葉酸を妊娠前から投与する[19]。特に妊娠3か月までが重要。

2　授乳

　どの抗てんかん薬も母乳による授乳が基本的には望ましいが人工乳も併用しておく。ただし，乳児に対する鎮静作用が明らかになった場合には授乳を中止する。PB，PRM，ベンゾジアゼピンなど鎮静作用が強く相対乳

児摂取量が比較的高い薬剤,ESM,ZNSなどきわめて相対乳児摂取量の高い薬剤では,より注意を要する.LTG,TPMも大量に摂取している場合,注意が必要となる[9]。

文献

1) Christensen J, Grønborg TK, Sørensen MJ, et al : Prenatal valproate exposure and risk of autism spectrum disorders and childhood autism. JAMA 309 : 1696-1703, 2013
2) Commission on Genetics, Pregnancy, and the Child ; Guidelines for the care of epileptic women of childbearing age. Epilepsia 30 : 409-410, 1989
3) Hunt S, Craig J, Russell A, et al : Levetiracetam in pregnancy : Preliminary experience from the UK Epilepsy and Pregnancy Register. Neurology 67 : 1876-1880, 2006
4) Hunt S, Russell A, Smithson WH, et al : Topiramate in pregnancy : Preliminary experience from the UK Epilepsy and Pregnancy Register. Neurology 71 : 272-276, 2008
5) 岩城弘隆,兼子 直:てんかん.In:伊藤真也,村島温子,鈴木利人(編):向精神薬と妊娠・授乳(改訂2版).pp 190-196,南山堂,東京,2017
6) 兼子 直,和田一丸:てんかんと妊娠.精神科治療学 18 : 123-128, 2003
7) 兼本浩祐:妊娠とてんかん.JIM 6 : 34-36, 1996
8) 兼本浩祐,熊谷幸代:妊娠時のてんかんの治療.神経内科 61 : 22-25, 2004
9) 加藤昌明:抗てんかん薬.In:伊藤真也,村島温子,鈴木利人(編):向精神薬と妊娠・授乳(改訂2版).pp 127-139,南山堂,東京,2017
10) Meador KJ, Baker GA, Browning N, et al : Cognitive function at 3 years of age after fetal exposure to antiepileptic drugs. N Engl J Med 360 : 1597-1605, 2009
11) Meador KJ, Baker GA, Browning N, et al : Fetal antiepileptic drug exposure and cognitive outcome at age 6 years(NEAD study): a prospective observational study. Lancet Neurol 12 : 244-252, 2013
12) Meador K, Reynolds MW, Crean S, et al : Pregnancy outcomes in women with epilepsy : A systematic review and meta-analysis of published pregnancy registries and cohorts. Epilepsy Res 81 : 1-13, 2008
13) Morrow J, Russell A, Guthrie E, et al : Malformation risks of antiepileptic drugs in pregnancy : a prospective study from the UK Epilepsy and Pregnancy Register. J Neurol Neurosurg Psychiatry 77 : 193-198, 2006
14) Rauchenzauner M, Ehrensberger M, Prieschl M, et al : Generalized tonic-clonic seizures and antiepileptic drugs during pregnancy : a matter of importance for the baby? J Neurol 260 : 484-488, 2013
15) Reisinger TL, Newman M, Loring DW, et al : Antiepileptic drug clearance and seizure frequency in women with epilepsy. Epilepsy Behav 29 : 13-18, 2013
16) Tomson T, Battino D, Bonizzoni E, et al : Dose-dependent risk of malformations with antiepileptic drugs : an analysis of data from the EURAP epilepsy and pregnancy registry. Lancet Neurol 10 : 609-617, 2011
17) Vajda F, Hitchcock A, Graham J, et al : Foetal malformations and seizure control : 52 months data of Australian Pregnancy Registry. Eur J Neurol 13 : 645-654, 2006
18) Vinten J, Adab N, Kini U, et al : Neuropsychological effects of exposure to anticonvulsant medication in utero. Neurology 64 : 949-954, 2005
19) Yerby MA : Management issues for women with epilepsy. Neural tube defects and folic acid supplementation. Neurology 61(Suppl 2): S23-S26, 2003

C 海馬硬化を伴う側頭葉てんかんの外科手術

　てんかん外科手術の対象の中では最もよい適応となるのが，海馬硬化を伴う難治側頭葉てんかんである（☞第2章「てんかんの外科手術」p. 57）。一般精神科医，神経内科医もその概要は知っておくべきと思われる。
　このため，項目を設けて，海馬硬化を伴う側頭葉てんかんに対する手術適応決定の流れを概括しておく（図62）。

1　手術の候補

　前部側頭葉切除術は，難治側頭葉てんかんにおける焦点性意識減損発作を主要なターゲットとして行うものである。したがって，図62のAのボックスの中に提示したような最大限の薬物療法が行われても依然として焦点性意識減損発作が抑制されないことがその必要不可欠な条件となる。

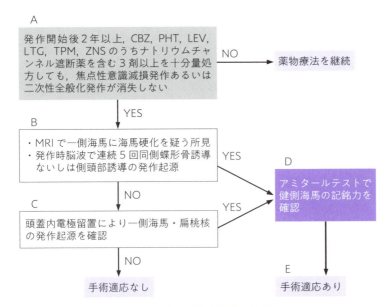

図62　側頭葉てんかんの外科手術適応決定の流れ

さらに慢性精神病状態にある症例については，術後に精神症状の変化の予測がつかないこと，検査が困難なことなどから適応外となる。ただし，間欠的な急性精神病エピソードについては慎重な配慮は必要とするが除外項目とはならない。てんかん外科手術後にてんかん発作がなくなっても術前にはなかった精神症状が新たに出現する可能性があることを，患者・家族に説明しておく必要がある。特に性格的偏りが明瞭で，さらに劣位半球発作起源の症例では，その可能性は高まる。

2　第一段階の検査

MRIで一側の海馬・扁桃核の病巣を確認することができ，発作時脳波が同側側頭部(ないしは蝶形骨誘導)の発作起始を繰り返し示せば，基本的には手術適応と考えてよい。病側を決める参考となるものには，幼小児期のHHE(hemiconvulsion-hemiplegia-epilepsy)症候群の既往歴，ジストニー姿位，反復型言語自動症(劣位側)，頭部向反，鼻ぬぐい，嘔吐(← 第5章 p.193)，発作後もうろう状態における言語症状，発作間欠期の言語性記銘力と視覚性記銘力のいずれがより障害されているか，PET，SPECTなどの臨床所見がある。

3　第二段階の検査

第一段階で発作の起源を決定することができなかった場合には，脳内ないしは頭蓋内に電極を留置して発作時脳波を記録する必要がある。

4　アミタールテスト

手術の適応が決まれば，言語野がいずれの半球にあるかということと，切除予定半球を麻痺させても記銘力が保持されていることを確認するためにアミタールテストを行うことになる。

5　術後

術後には，うつ状態になって自殺企図が認められたり，一過性の病的体験が出現することもあるため，最低3か月は厳重な経過観察を行うことが望ましい。手術が可能であった場合には7〜9割の症例で焦点性意識減損発作は抑制される。

D　自動車の運転

てんかんに罹患した人の自動車の運転は，2000年までは法的には禁止の状態となっていた。しかし，てんかん発作が長期間抑制されていて事故を起こす確率が一般人口と変わらない人，睡眠中にしか発作がない人，意識が障害されず運転には支障のない発作しか出ない人の運転をてんかんという診断だけで拒否するのは不合理であり，日本てんかん協会，日本てんかん学会，さらに諸外国のてんかん関連組織の抗議や説明の結果，新道路交通法施行令第三十三条の二の三細則の2の一に「発作が再発するおそれがないもの，発作が再発しても意識障害及び運動障害がもたらされないもの並びに発作が睡眠中に限り再発するものを除く」という規定が追加された。

突然てんかん発作に罹患した人のなかには，職業上どうしても運転を必要としている人や，車の運転ができなければ人生は生きるに値しない，とまで思いつめている若者が少なからずいる。最終的に運転を諦めねばならない場合もあるが，新たな施行令は，発作を抑制することで運転を合法的に行える可能性を提示してくれたという意味で法の現実的な遵守を促し，実際の事故の可能性を減らす高い価値がある。

他方で，運転は自身の安全だけでなく，他人の安全を脅かす可能性も十分にある行為だということを強く自覚し，遵守可能で合理的な法制ができたことを契機として，例えば，焦点性意識減損発作が現にありながら，医師の警告にもかかわらず危険を承知で運転を続けるといった人たちの責任は，新施行令以前よりも厳しく指弾される条件が整ったと思われる。

表 48 運転の可否と手続き

過去 5 年以上発作がない	普通免許取得可（再審査の必要なし）
過去 1 年の経過観察で発作が意識障害および運動障害を伴わない単純部分発作に限られる	普通免許取得可（再審査の必要なし）
過去 2 年の経過観察で，発作がもっぱら睡眠時のみに限って起こっている	普通免許取得可（再審査の必要なし）
過去 2 年以上発作がない	普通免許取得可（主治医の指定時に再審査）
過去 2 年以内に発作を起こしている	不許可
無投薬で過去 5 年以上発作がない	大型免許・第二種免許も可である可能性あり

ここでの許可は上記条件を満たした上で，いずれも，投薬の遵守，薬剤の副作用，経過報告の正確さなどを主治医ないしは臨時適性検査判定医が判断し，発作の再発のおそれがないと考えられることを前提としている。

1 事故率[2,3]

1992 年の日本てんかん学会の調査では，3,522 人のてんかん患者のうち，1,369 人（39%）が運転をしており，このうち発作によって事故を起こした人は 28 人（2%）であったと報告されている。事故を起こす原因となった発作型としては焦点性意識減損発作が圧倒的に多かった。また，3 年以上発作が抑制されている場合には発作による事故は有意に減少しており，一般人口における事故率と変わらない数値となっている。

2 手続き[1]

運転免許取得のための手続きを表 48 に提示した。運転免許取得のためには，主治医の診断書が必要である。きちんとした主治医がいないか，主治医が診断書を書くことができない場合には，臨時適性検査を行う必要がある。2 年以内に覚醒中の意識減損を伴う発作があって，免許の更新ができない場合でも，半年間の保留期間を経て再度主治医が判断し，その時点で発作再燃から 2 年以上の期間を経ていれば免許の更新は可能となる。

3 その他

1）1回しかてんかん発作がない場合の取り扱い

日本の現行法では明確な規定がない。6カ月の観察期間中発作がない場合に運転を可とするには，①抗てんかん薬をその期間投薬しない，②発作の再発率が6割以下である（中枢神経疾患の併存がなく，てんかんに特異的な脳波異常がみられない），③②のゆえに国際抗てんかん連盟の定義するてんかんには当たらないと判断する，の3点を要する。①と②は事実の確認であるが，③は主治医の判断であり，てんかんではないのだから特定不能の意識減損発作とするか，てんかん発作には違いないのだからてんかんだと考えるかは道路交通法上は規定がない。

2）特定不能の意識減損発作を複数回繰り返す場合

この場合でも，半年間の無発作の時期があれば運転は可能。ただし，失神発作においては，運転中の失神，坐位での失神，前兆のない失神は重症失神となり，運転は禁止される。

文献
1) 伊藤正利：てんかんにおける運転．精神科治療学 18：473-478, 2003
2) 河合逸雄：自動車運転．波 18：259, 1994
3) 武田明夫，河合逸雄，福島　祐，他：てんかんと自動車運転．神経内科 37：526-527, 1992

E てんかんと熱性けいれんをもつ人への予防接種[2,3)]

1994年の予防接種法の改正によって，てんかんをもつ児童であっても，原則としては現行の予防接種で禁忌となるものはなくなった。ただし施行する場合，最低限，以下の手順を踏む必要がある。なお，麻疹，インフル

エンザワクチンで臨床発作が誘発される確率はそれぞれ 6％，2％で，いずれも一過性の発作回数の増加のみであったのに対して，自然感染ではそれぞれ 25％，27％で入院を要するてんかん発作が誘発されたとの報告があり[1]，可能であれば接種が望まれる。

1　説明と同意

　両親・保護者に対して，個々の予防接種の必要性，副作用，有用性などについて十分な説明を行い，不安な気持ちを十分に汲み取った上できちんとした同意を得る。接種後に，発熱が発現したときにこれに対する予備的処置を講じることでけいれんの出現率は大幅に減少する可能性が見込めるが，それでも臨床発作が低い確率ではあるが誘発されるので，得失をきちんと説明する必要がある。

2　悪条件の回避

　臨床発作の誘因を可能な限り避けて接種する（睡眠不足，旅行前後，過労，さまざまの行事前後など）。

3　てんかん発作の状態

(1) 3 か月以内の間に臨床発作がない場合（主治医がてんかん発作がコントロール状態にあると判断できる場合）には，主治医の判断で接種可能。
(2) 3 か月以内に臨床発作があった場合には，小児神経を専門分野とする医師の指示を得る必要がある。
(3) けいれん発作の原因が不明な場合は鑑別診断を先に行う必要がある。

4　接種までに一定の期間待つ必要がある場合

(1) ACTH，ステロイドホルモン，ガンマグロブリン注射を受けた場合には，治療終了後，3～6 か月の間隔を接種までにあける必要がある（ガンマグロブリン注射が大量である場合には 6 か月間隔をあける）。

表 49　各予防接種の特徴

	発熱の発現頻度	発熱の好発時期	適切な接種時期	その他
BCG	0%			A
ポリオ	0%			A
インフルエンザ	≒0%			A/B
水痘	≒0%	半月〜1か月後		B
日本脳炎	1%>	2日以内	3歳以降	B
おたふく	2〜3%	2〜3週後		B
DPT*1	3〜4%	1日以内	生後6か月以降	C
風疹	4%>	2〜3週後	生後12か月以降	C
麻疹*2	≒20%	5〜14日後	生後12か月以降	C

A：接種に際して留意すべき点はほとんどない．
B：流行，集団生活など感染しやすい状況であれば任意で接種．
C：発熱を見過ごすと臨床発作が一定の割合で誘発される．
*1 DPT はジフテリア，百日咳，破傷風の頭文字をとったもの．注意度は破傷風が A グループに，ジフテリアは B グループにランクされる．
*2 混合接種，MMR などを含め麻疹ワクチンを含むものと含まないものでは，発熱・けいれんの頻度はほぼ 10 倍異なっていて，発熱は 30% 近くに認められ，ジアゼパムによる予防をしない場合，けいれんは 3% 近くに認められる．

(2) 単純型熱性けいれんがあった場合は，1か月間隔をあける（☛表23 p.218 の①〜⑥までの基準のいずれか1つでも満たさなければ，単純型熱性けいれんではないと考える）．

(3) それ以外の複合型熱性けいれんの場合には，最終発作から3か月あける．

(4) 麻疹，風疹，水痘，突発性発疹，その他のウイルス性疾患に罹患した場合には，感染治癒後1か月以上の間隔をあける．

5　予防接種後の発熱など

予防接種後，37.5℃ 以上の発熱をみた場合には，DZP の坐剤ないしは経口投与を行えるよう前もって指導しておく．表49 に示した個々の予防接種における発熱の好発時期を前もって注意喚起しておく（☛第5章 p.217 参照）．

予防接種後，それまでとは異なる臨床発作ないしは発作様症状が出現した場合には，速やかに小児神経専門医に紹介する．

個々の予防接種の留意点については表 49 にまとめた。

文献

1) 伊与田邦昭, 粟屋　豊, 松石豊次郎, 他：てんかん接種基準案による前方視的アンケート調査(最終報告)——難治なけいれん発作をもつ小児に対する予防接種実施に関する多施設共同調査. 脳と発達 39：456-458, 2007
2) 前川喜平, 粟屋　豊, 三牧孝至, 他：けいれん既往児に対する予防接種. 小児科 41：2023-2033, 2000
3) 寺田春郎, 多屋馨子, 宮川広実, 他：けいれん性患児への予防接種. 小児科臨床 56：1015-1022, 2003

F 抗てんかん薬による薬疹[1, 2)]

表 50, 図 63 に示したように, 抗てんかん薬による薬疹は大きく分けると, 投薬後 1～3 日と早い時期に出現する急性汎発性発疹性膿疱症(acute generalized exanthematous pustulosis：AGEP), 1～2 週間遅れで出現する多形紅斑スペクトラム, 2～6 週間遅れで出現する薬剤起因性過敏症候群(drug-induced hypersensitivity syndrome：DIHS)の 3 つの系統に大別することができる。AGEP は, 顔面, 頸部, 腋窩, 鼠径部に小さな膿疱を伴う浮腫性紅斑が急速に出現するもので, 白血球数や CRP の上昇などの炎症所見はあるものの, 粘膜病変を認めず, 原因薬剤を中止すれば発疹が消失する比較的良性の薬疹である。

多形紅斑, スティーブンス・ジョンソン症候群(Stevens-Johnson syndrome：SJS), 中毒性表皮壊死症(toxic epidermal necrolysis：TEN)は, 同一の病態で一連のスペクトラムであるとする説が以前は優勢であったが, 多形紅斑の軽症型(erythema multiforme, minor)と SJS および TEN は別の疾患であるとする説が最近は有力である。いずれにしても, 通常の多形紅斑なのか SJS の初期病像なのかの鑑別診断を行うことは, 予後や治療の観点からは臨床的には必須であると言ってよい。多形紅斑は, 環状で中央が紫色調, その外側に色調の薄い輪状の部分があり, その周囲をピンク色の紅暈が取り囲んでい

表 50　薬疹の種類別臨床特徴

	皮膚粘膜病変	発熱	潜伏期間	潜伏期間	その他
多形紅斑の軽症型（EM minor）	無	±	表皮の壊死は目立たない	1週～2か月	
スティーブンス・ジョンソン症候群（SJS）	有	+	表皮に壊死性変化	1週～2か月	体表の10%以下 中心部が紫褐色
中毒性表皮壊死症（TEN）	有	+	表皮に壊死性変化	1週～2か月	体表の10%を超えるびらん・水疱
薬剤起因性過敏症候群（DIHS）	無	+	真皮の炎症細胞浸潤と浮腫	2週～3か月	眼囲蒼白を伴う顔面の紅斑
急性汎発性発疹性膿疱症（AGEP）	無	+	表皮内膿瘍	1～3日	腋窩，鼠径部などで小膿疱多数

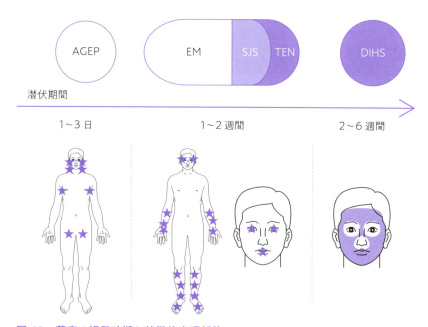

図63　薬疹の好発時期と特徴的出現部位
色が濃いほど危険性が高い薬疹であることを示す。
AGEP：急性汎発性発疹性膿疱症，EM：多形紅斑，SJS：スティーブンス・ジョンソン症候群，TEN：中毒性表皮壊死症，DIHS：薬剤起因性過敏症候群

るターゲット状多形紅斑と呼ばれる発疹が特徴的。SJSでは，非典型的ターゲット状多形紅斑と呼ばれ，中央の色調が紫褐色でより目立つのが特徴とされているが，皮膚科専門医でなければ鑑別は困難であり，多形紅斑様の皮疹が抗てんかん薬投与後に出現した場合には，可及的速やかに皮膚科専門医にコンサルトすべきである。

　DIHSは，免疫グロブリンの低下に伴う突発性発疹ウイルス〔ヒトヘルペスウイルス6（HHV-6）〕の再活性化によって出現すると言われている。発症から2～3週間の時点でHHV-6の再活性化を認めるため，この時期より前と5週以降のHHV-6の免疫グロブリンGを測定し，抗体価の上昇を確認することで確定診断が可能である。眼囲蒼白を伴う顔面の紅斑が特徴的な臨床症状であるとされているが，投薬を中止しても症状の遷延・悪化をきたし，劇症肝炎を含む多臓器不全に移行することもあるので，ただちに入院施設をもつ皮膚科専門医へ紹介する必要がある。交叉反応性についてはすでに触れた（☛ p. 33）。

文献

1) Hirsch LJ, Weintraub DB, Buchsbaum R, et al : Predictors of lamotrigine-associated rash. Epilepsia 47 : 318-322, 2006
2) Knowles SR, Shapiro LE, Shear NH : Anticonvulsant hypersensitivity syndrome : incidence, prevention, and management. Drug Saf 21 : 489-501, 1999

G 自閉症[1)]

【特発性自閉症と症候性自閉症】 多くの先天性代謝疾患や重症の全般・焦点混合てんかんにおいて自閉症的な傾向を示す児童は少なくないが，そうした場合，まずはてんかんが新生児期から乳幼児期に発症し，その後自閉的な行動特性が後からみつけられる形をとる。ここで取り上げるのはそうした神経疾患による脳症を伴わずに特発性に出現する自閉症スペクトラム障害を念頭においている[6)]。

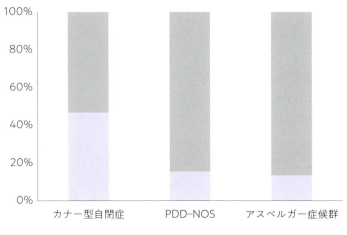

図64 自閉症スペクトラム障害の亜型別てんかん発症率（愛知医科大学自験例）
PDD-NOS：特定不能の広汎性発達障害

【自閉症の重症度】自閉症スペクトラム障害の中では知的障害が重いほどてんかんの発症率は高い。いわゆる高機能自閉症あるいはアスペルガー症候群ではてんかんの併発率は4％程度との報告がある一方で[7]，最重度のカナー型自閉症ではその併発率は半数近くになる[4]。自験例でも同様の傾向であった（図64）。

【好発年齢】思春期にピークがあるが[4]，青年期に起こる場合もある[2]。

【発作症状】圧倒的に焦点性てんかんが多い。けいれんを伴わない焦点性意識減損発作もしばしば観察される[3,5]。折れ線経過をたどる自閉症にてんかんが併存しやすいという報告もある[1]。

【治療】焦点性てんかんの治療に準ずるが，通常の場合よりも交代性精神症状が出現しやすい印象がある。両親がどうして欲しいかをよく聞き，両親を治療チームの一員と考えて投薬開始・継続を考える必要がある。

文献

1) Amiet C, Gourfinkel-An I, Bouzamondo A, et al : Epilepsy in autism is associated with intellectual disability and gender : evidence from a meta-analysis. Biol Psychiatry 64 : 577-582, 2008

2) Bolton PF, Carcani-Rathwell I, Hutton J, et al : Epilepsy in autism : features and correlates. Br J Psychiatry 198 : 289-294, 2011
3) Danielsson S, Gillberg IC, Billstedt E, et al : Epilepsy in young adults with autism : a prospective population-based follow-up study of 120 individuals diagnosed in childhood. Epilepsia 46 : 918-923, 2005
4) Deykin EY, MacMahon B : The incidence of seizures among children with autistic symptoms. Am J Psychiatry 136 : 1310-1312, 1979
5) Hara H : Autism and epilepsy : a retrospective follow-up study. Brain Dev 29 : 486-490, 2007
6) 原 仁：自閉症とてんかん．In：兼本浩祐，丸 栄一，小国弘量，他（編）：臨床てんかん学．pp 205-208，医学書院，東京，2015
7) Mouridsen E, Rich B, Isager T : Epilepsy in individuals with a history of Asperger's syndrome : a Danish nation-wide register-based cohort study. J Autism Dev Disord 43 : 1308-1313, 2013

H 公的支援

　てんかん診療を行っている医師が依頼される可能性がある診断書は主に3つある。①**障害年金のための診断書**，②**精神障害者保健福祉手帳を取得するための診断書**，③**自立支援医療費用診断書**の3つである。これらの診断書は①が最も詳細な記載が必要で記載に時間がかかり，②③の順に相対的に簡便になる傾向がある。原則的には①で障害年金を取得している場合，②と③のための診断書は必要ではなく，②で手帳を取得している場合も基本的には③のための診断書作成は不要であるはずだが実際には複数の書類を依頼されることも少なくない。①は生活を支援するために金銭的な補助を受けるためのもの，②は直接的な金銭的支援を除くさまざまの行政支援を受けるためのもの（就労支援を含む），③は通院医療費を軽減するためのものと概略的には理解することができる。

　②で作成される手帳の1級は①で作成される障害年金の1級に，2級は2級にほぼ比例するが，3級については障害年金の3級よりも手帳の3級は幅が広い。ただし手帳と障害年金は別制度であり，下記に詳述するように若干認定基準が異なるため，手帳の等級が1級であるからといって年金が確実に1級と認定される保証はない。逆に，障害年金の受給者は，医師の診断書の代わりに年金証書を提示することで年金と同じ等級の手帳の交付を受けられる。

1) 国民年金・厚生年金保険(精神の障害)用診断書

　全国一律の診断書であり，障害認定日より3か月以内の時点での現症の診断書が必要である．障害認定日と年金請求日が1年以上離れている場合は，さらにもう1通直近の診断書(年金請求日前3か月以内の現症のもの)が必要となる．てんかんの場合，ほとんどが2通必要である．初診時の医療機関と診断書を作成した医療機関が異なる場合には，この診断書に加え，初診日の確認のため受診状況等証明書の添付が必要となる．

　障害年金には，障害基礎年金(国民年金)と厚生年金・共済年金があり，それぞれ1級と2級，1～3級に分けられていて，それぞれの等級に応じた年金を受給することができる．受給するには，初診後，1年6か月経った日(障害認定日)から，次の3要件を満たしている必要がある．①**加入要件**：初診日に公的年金(国民，厚生，共済)に加入していること．②**納付要件**：2/3要件と呼ばれ，初診日の前々月までの加入しているべき期間の2/3以上が保険料納付または免除期間で満たされていること．③**障害状態要件**：障害認定日またはこの日以降65歳前までに，障害の状態が「障害認定基準」に該当していること．

　ただし，障害年金3要件のうち①と②を満たさない一部の人たちに対して，別途特別障害給付金が支払われる場合がある．対象者は，1991年3月以前の国民年金任意加入対象であった学生および1986年3月以前の国民年金任意加入対象であった厚生年金・共済組合等加入者の配偶者であって，任意加入しなかった者のうち，当該任意加入期間中に初診日があり，請求時の障害者の状況が，障害基礎年金1，2級相当の障害に該当する場合である．

2) 精神障害者保健福祉手帳のための診断書

　行政の支援を受けるためには，障害者であるということを認定される必要がある．この認定は，身体障害者，知的障害者，精神障害者の3つに行政上は区分けされている．身体障害者には「身体障害者手帳」，知的障害者には「療育手帳」が交付されるのに対して，精神障害者には「精神障害者保健福祉手帳」が交付される．てんかんは基本的には精神障害者保健福祉

手帳の対象であるが，児童期から罹患している人たちの中には，知的障害を併発している人も少なくないので療育手帳の対象となる人も少なからずいる。

精神科疾患全体が対象となるが，診断書を作成する際に，てんかんについては精神科の臨床経験は問われない。しかし，例えば，パニック障害や解離性障害，パーソナリティ障害などについて精神障害者保健福祉手帳を作成しようとすると精神科の臨床経験を記入しなければならず，精神科の経験が基本的には必要とされることになる。精神科疾患が現に存在し，長期にわたり日常生活または社会生活への制約（生活障害）がある人が対象であり，年齢による制限や在宅・入院の区別はないが，てんかんの診断から6か月以上経ってからでないと申請できない。1～3級まで等級づけされていて等級によって受けることができるサービスが異なっている。有効期限は通常は2年間である。

全国一律で受けられるサービスとしては，①税制上の優遇措置，②生活保護の障害者加算の手続きの簡素化，③携帯電話基本使用料金の割引がある。都道府県や市町村の独自サービスとしては，④医療費，⑤交通運賃，⑥公共施設利用等の軽減制度があるが，各市町村が独自に規定して行っており自治体によってサービスに差がある。申請窓口は市町村の役所であるが，担当課は，市町村によって福祉担当課や保健担当課といった違いがある。

ただし，すでに述べたようにてんかんを理由として障害年金を受けている場合には，それを証明する書類の写しがあれば本診断書を作成する必要はない。

3）自立支援医療（精神通院医療）用診断書

てんかんに関わる医療費のみを軽減するために用いられる診断書。有効期限は基本的には1年であり，期限が切れる3か月前から更新できる。医療費は1割負担までは軽減されるが市町村によっては独自の軽減策を実施し，さらに負担が軽くなっている場合もある。

てんかんに関しては，精神科医でなくとも作成することができる。内容が若干簡略化されていることを除いて，精神障害者保健福祉手帳と作成手

順はほぼ同じである。福祉手帳をもっていれば，本診断書を作成する必要はない。

4）等級判定

先ほど述べたように等級判定は，年金と精神障害者保健福祉手帳で異なっているが，基準となる発作区分は同じである。以下の区分を念頭におく必要がある。年金と精神障害者保健福祉手帳では順序が逆になっている。

①意識障害はないが，随意運動が失われる発作(ジャクソン発作，姿勢発作，ミオクロニー発作など)［手帳では(イ)，年金では(D)］
②意識を失い，行為が途絶するが，倒れない発作(欠神発作の大部分，焦点性意識減損発作の一部)［手帳では(ロ)，年金では(C)］
③意識障害の有無を問わず，転倒する発作(両側性および全般性強直間代発作，焦点性意識減損発作の一部，全般性強直発作など)［手帳では(ハ)，年金では(B)］
④意識障害を呈し，状況にそぐわない行為を示す発作(焦点性意識減損発作，強直間代発作後のもうろう状態など)［手帳では(ニ)，年金では(A)］

手帳の場合，(ハ)(ニ)の発作が月に1回以上あるものを1級とするので，1級は具体的には焦点性意識減損発作，強直間代発作，全般性強直発作が月に1回以上ある者ということになる。(ロ)の発作が月に1回以上，(ハ)(ニ)の発作が年に2回以上あるものが2級という規定になっているので，焦点性意識減損発作ないしは強直間代発作が年に2回以上あるか，欠神発作が月に1回以上あれば2級に該当する。強直間代発作・焦点性意識減損発作が年に1回以下か，欠神発作が月にあったりなかったりする場合には3級に該当する。

年金の場合も，1級の要件はてんかん発作に関しては手帳と同等であるが，それに加えて常時介護が必要という条件が加わっている。2級，3級ともてんかん発作に関する規定は同じであるが，2級の場合には日常生活上の著しい制限が，3級では労働に制限があることが条件として加わっており，いずれも日常生活に困難があることが条件となっている点で若干手帳よりも内容が厳しくなっていると考えることができる。

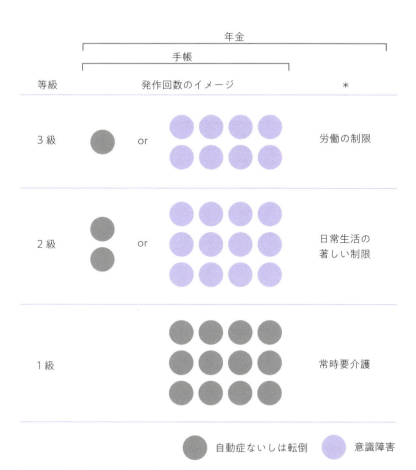

図 65 手帳と年金の等級の目安
1年間の各級の発作回数のイメージを表示してある。年金では手帳の発作に＊の日常生活上の困難が加わることが認定のためには必要。

図 65 に等級診断の概要を示した。

文献

1) 兼本浩祐, 村居　巌, 大島智弘：【脳神経外科をとりまく医療・社会環境】てんかん症例への行政支援. No Shinkei Geka 42：665-672, 2014

I 多剤併用時の薬剤整理

 新しく薬を試したい，妊娠を視野に入れる必要が出てきた，新たに紹介されてきた患者があまりにも多くの薬剤を服用しているなど，抗てんかん薬の整理をしたいと考える場面は少なくない。しかし，てんかんが新たに発症し，それまで薬の投薬を受けていない場合に投薬を開始するのと比べると，多剤併用された薬剤の整理ははるかに定型化が難しい。前提となる状況が多彩すぎるからである。したがって，以下は状況を限定し，あくまでも，薬剤整理のための手順のヒントを提示した。

1 準備

 多剤併用を整理するためには3つの事柄をあらかじめ意識しておく必要がある。

【てんかん類型】 多剤併用が問題になるてんかん類型は，年齢非依存性焦点性てんかんか，全般・焦点混合てんかんが実際にはほとんどである。特発性全般てんかんでは，妊娠の準備のために薬剤整理が必要なことはあるが，これは一般的な多剤併用の問題とは異なっているので，当該頁(本章 p. 380)を参照されたい。年齢依存性焦点性てんかんでは多剤併用は通常は起こらない。全般・焦点混合てんかんは数は少ないが多様性が大きく，薬剤整理の一般論を提示することは難しいのでここでは論じない。てんかん類型に確信がもてない場合，薬剤整理は専門医に依頼すると考えるほうがよい。

【抗てんかん薬の血中濃度】 特にPB，PHTなどの古い薬剤が投与されている場合は重要である。

【副作用】 副作用の訴えがある場合は，言うまでもなく該当する副作用を起こしている可能性の高い薬剤が優先して整理されるべきである。骨粗鬆症や脂質異常症，低ナトリウム血症など副作用として訴えられていない閾値下の副作用をどの程度の優先度で薬剤整理を行うかはケース・バイ・ケースであろう。

2　患者・家族のニーズと発作悪化の覚悟の聞き取り

　投薬の変更はいかなる変更であっても，一定の確率で現在の発作を悪化させる可能性がある。現行の処方を継続することのリスクと整理して発作が再燃するリスクを十分説明し，患者・家族が発作悪化の可能性を覚悟し受け入れられる場合のみ，薬剤の整理に手をつけることができる。発作が止まっている場合の発作再発はより日常生活へのダメージが大きいため，薬剤整理開始のための社会的ハードルはより高いと考えるべきである。

3　薬剤整理のためのいくつかのヒント

　以下は，発作が止まっていない年齢非依存性焦点性てんかんに限定してヒントを提示した。したがって，下記のヒントを活用するためには，対象としている患者が全般・焦点混合てんかんではないことを確認しておく必要がある。脳波を1，2回とって全般性棘徐波が全く出ていない場合，全般・焦点混合てんかんは否定的と考えてよい。発作が止まっている年齢非依存性焦点性てんかんについても下記のヒントは **1) 主剤の選択** を除いてある程度有効であるが，上記 2 の手続きを相当にしっかりと行っておかないと大きなトラブルの原因になる。特発性全般てんかんの可能性が否定できない場合には以下のヒントは使えない。

1) 主剤の選択

　PHT を除いたナトリウムチャンネル遮断薬が十分量入っているかどうかを確認し，十分量入っていない場合には，第 2 章「治療」の **2.2.2**，**2.3.1**，**2.3.2**（☞ p. 40〜43）を参照して，十分量処方する。複数のナトリウムチャンネル遮断薬が同時に投与されている場合には，PHT 以外のナトリウムチャンネル遮断薬のどれかを主剤として選択し，後のものを徐々に整理する。とりあえず血中濃度が有効血中濃度の範囲内にあるものを残すというのも一法である。この場合，整理の途中で明確に発作が悪化した場合には，別のナトリウムチャンネル遮断薬を選択するかナトリウムチャンネル遮断薬の整理をその時点では諦める。

2）薬剤整理

(1) 七味唐辛子処方
　一部の紹介例では多くの薬剤が有効量を下回る中途半端な量で入り，そのため多剤併用となっている場合がある。主剤が確実に有効量に達していることを確認した上で，大きく有効血中濃度を下回っている抗てんかん薬を漸減，中止する。

(2) ベンゾジアゼピン系薬剤
　CZP，ニトラゼパム(NZP)，DZPは，多くの場合，慣れが生じて有効ではなくなっている。しかし特に1年以上投薬されている場合は依存が生じており，断薬時に大きな発作や重積状態を引き起こすリスクがある。最低1～2週間の間隔を空けて，1回につきCZPであれば0.5 mg，DZPであれば2～5 mg，NZPであれば2～5 mg以下の速度で減量する必要がある。減量の前に，厳重なリスクの話し合いが必要。

(3) VPA
　あまり効いていないことが多いので多くの場合中止できる。ただし，PBおよびLTGが並行して出されている場合にはその濃度が大幅に下がることで発作が誘発されるないしは再燃することがある。PB，LTGが併用されている場合には，血中濃度を前もって測り，急速な血中濃度の変化を前もって予測することが必要であり，時にLTGの増量あるいは一時的なPBの増量を要することがある。例外的に，カナー型自閉症の一部では，VPAが重要な支えとなっていて中止できない場合がある。

(4) GBP
　多くの場合問題なく中止できる。ただし投薬中止時，一過性に発作を誘発することがある。

(5) PB，PRM，CLB
　PB，PRM，CLBもベンゾジアゼピンと同様に慣れが生ずるので，PBは15 mg，PRMは50～100 mg，CLBは5 mgの幅でゆっくりと漸減する。

しかし，(2)ベンゾジアゼピン系薬剤と異なり，CLB，PB，PRM は実際には発作を止めるために必要な支え（主剤）となっていて中止できない可能性がある。重積や大発作が(2)と同じく生ずる可能性があるので，減量の前にはリスクについての丁寧な話し合いが必要である。

(6) TPM と ZNS

　副作用プロファイルが重なることから，いずれか片方に薬剤をまとめるほうがよい場合が多い。しかし発作を止めるための重要な支えとなっていて中止できない場合がある。そうでなければ，慣れによる発作の誘発や特に他の薬剤への影響を考えず減量，中止できる。

(7) LEV

　ナトリウムチャンネル遮断薬との組み合わせで重要な支えとなっていて中止が難しい場合も少なからずあるが，支えになっていなければ，慣れによる発作の誘発や特に他の薬剤への影響を考えず減量，中止は容易である。

(8) 酵素誘導型薬剤

　CBZ，PHT，PB，PRM など肝酵素を誘導するタイプの薬剤を中止した場合，PMP など肝臓で代謝を受ける薬剤の血中濃度が急速に増加して副作用が生ずることがあるので意識しておく必要がある。

J 投薬の終了 [1〜7]

　てんかんの診断を受けて治療を開始する時点から，「一生薬を飲まなければいけないのですか」という質問を主治医はしばしば受けることになる。実際にはそうではなくても，「一生薬を飲まなくてはならない可能性もある」と宣告されることで，一部の抗てんかん薬ユーザーは，何か取り返しのつかない変化を自分の身に引き受けてしまったと受け取ってしまう傾向がある。発作が止まれば投薬を最終的に終了できる可能性も十分にあるこ

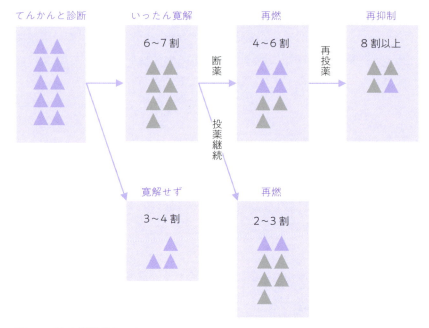

図66 治療経過見取り図

と,しかし投薬を中止して再燃してしまう可能性も無視できない確率で存在することを情報提供するのは治療の開始時点から役立つことがある。

図66に抗てんかん薬治療の経過見取り図を示した。抗てんかん薬の投薬でほぼ6～7割の人が1年以上の寛解状態に至る。投薬を継続した場合,いったん寛解した発作が再燃する可能性は2～3割であるのに対して,投薬を中止した場合にはそのほぼ2倍の確率(4～6割)で発作の再燃が起こる。再燃した発作の8～9割は投薬の再開で再び抑制されるが容易に元に戻らない場合も1～2割存在する。発作の再燃の7割は抗てんかん薬の減量中に起こり,9割が投与中止後1年以内に出現するとされる。寛解後2年半未満で投薬中止した人の発作再燃率を1とすると,3～5年寛解後に中止した場合はその7割,5～10年寛解後に中止した場合はその5割,10年以上経ってから中止した場合はその3割弱に再燃率は減少し,寛解年数の長さに応じた再燃率の低下がみられる。再燃のリスクを高める危険因子については表51に挙げた。

表 51　断薬後の再燃の危険因子

- 30 歳以上で発症
- 投薬後発作が 2 年以上かかって消失
- 総発作回数が 100 回以上
- 神経学的所見あり
- 減量中に脳波異常が悪化
- 第一選択薬が無効
- 多剤併用
- 若年ミオクロニーてんかん

　投薬の終結については，日吉俊雄による「成人てんかんの薬物治療終結のガイドライン」（日本てんかん学会ガイドライン作成委員会）[square.umin.ac.jp/jes/pdf/adult_drug_endGL.pdf] が，優れた総括を行っており，本項は基本的にこれを参照した．

文献

1) Annegers JF, Hauser WA, Elveback LR : Remission of seizures and relapse in patients with epilepsy. Epilepsia 20 : 729-737, 1979
2) Berg AT, Shinnar S : Relapse following discontinuation of antiepileptic drugs : a meta-analysis. Neurology 44 : 601-608, 1994
3) Specchio LM, Beghi E : Should antiepileptic drugs be withdrawn in seizure-free patients? CNS Drugs 18 : 201-212, 2004
4) Overweg J, Binnie CD, Oosting J, et al : Clinical and EEG prediction of seizure recurrence following antiepileptic drug withdrawal. Epilepsy Res 1 : 272-283, 1987
5) Kudo T, Amano K, Yagi K, et al : A retrospective study on discontinuation of antiepileptic drugs following seizure remission. Jpn J Psychiatry Neurol 48 : 250-253, 1994
6) Uesugi H, Kojima T, Miyasaka M, et al : Discontinuation of antiepileptic drug treatment in controlled seizure patients. Jpn J Psychiatry Neurol 48 : 255-258, 1994
7) Schmidt D, Loscher W : Uncontrolled epilepsy following discontinuation of antiepileptic drugs in seizure-free patients : a review of current clinical experience. Acta Neurol Scand 111 : 291-300, 2005

決して忘れてはならないのは
てんかんはすべての疾患がそうであるように
科学ではないことです。
それは臨床によってしか理解することができない
ことがらなのです。

　　　　　　　　　　　——アンリ・ガストー

　　　　　　　　　　市川忠彦先生への私信
　　　　　　　　　（市川先生の許可を得て掲載）

※太字の頁数は主要な説明箇所　　　　　　　　　　　　　　　　　　　　　　　索　引

和　文

あ

アスパラギン酸グルコサミン尿をきたす
　　ライソゾーム蓄積症……234
アスペルガー症候群……394
アセタゾラミド……330
アミタールテスト……385
アルコール離脱……109, **286**
アルツハイマー病……369
アロステリック……302
アンゲルマン症候群
　　……82, 179, 256, **348**
アンリ・ガストー……406

い

イオンチャンネル……301
　──, 塩素……186
　──, 電位依存性……301
　──, 電位依存性ナトリウム……186
　──, 配位依存性……302
イオンポンプ……299
イスラム教徒の礼拝風の外観……166
インスリン産生腫瘍……288
イントロン……337
インドネシアの latah……235
易変性ミオクローヌス
　　……**174**, 179, 256, 258
異化意識……109
意識減損を伴う焦点性発作……15, 20
意識障害
　　── の精神病理学……109
　　── を伴う非けいれん性発作重積状態
　　……250

　　── を伴わない焦点性発作重積状態
　　……262
　　── を伴わない焦点性発作の脳波
　　……266
意思決定……239
遺伝形式と対応するてんかん関連疾患・
　　症候群……340
遺伝子……336
　　── の構造……337
遺伝子地図上の番地……338
遺伝と環境……341
遺伝要因が発病を規定しているてんかん
　　関連疾患・症候群……342
一過性黒内障……271
一過性全健忘……108, **272**
一過性てんかん性健忘……106
一過性脳虚血発作……116, **271**
五日けいれん……128

う

ウェスト症候群……83, 92, 118, **166**
　　──, 症候性……9
　　──, 代謝・病巣性……167
　　──, 特発性……9, 167
ウェルニッケ脳症……109
ウンフェルリヒト・ルンドボルク病
　　……223
うつ病……207
運転の可否と手続き……387
運動……244

え

エクソン……337
エトスクシミド……322

エピジェネティック機構に由来する遺伝病……339
エンハンサー……337
鋭波……72
塩素イオンチャンネル……186

お

オピストトーヌス……93, **94**
嘔吐……113
横断像，てんかんという疾患の……4
大田原症候群……92, **175**
音楽・特定の音……236

か

カタプレクシー……100, **276**
カナー型自閉症……394
カプグラ症候群……263
カルバマゼピン……309
ガバペンチン……323
ガンマナイフ……60
家族性失語発作……343
家族性側頭葉てんかん……195, **344**
家族性直腸痛……292
家族性片麻痺性片頭痛プラス良性家族性乳児てんかん……130
家族性良性幼児けいれん・発作性舞踏アテトーシス症候群……283
過運動発作……198
海馬硬化を伴う側頭葉てんかん……195
　── の外科手術……384
解離性障害……111
　── の遁走……106
外来診察で聴取・検査可能な進行性ミオクローヌスてんかん諸型の特徴的所見……220
各アルコール離脱症状の出現時間……287

各発作型に対応する発作間欠期の脳波異常……18
各予防接種の特徴……390
覚醒時大発作てんかん……95, **154**
覚醒てんかんの性格……151
確定診断のための検査と遺伝子異常……221
褐色細胞腫……112, **289**
間代発作（半側間代発作）重積状態……247
感覚性ジャクソン発作……115
感染性脳炎……358
関係念慮……43
環状20番染色体……106, 180, **255**, 351
眼球運動……233
眼球の上転……171
眼性片頭痛……116, 208, **273**

き

既往歴と初回発作にみる再発の高リスク群と低リスク群……377
起立性低血圧性失神……269
基準誘導……66
機会性けいれん……218
偽性球麻痺……118
偽側頭葉てんかん……195
逆流性食道炎（GERD）……113, 168
急性間欠性ポルフィリア……113, **290**
急性症候性発作……358
　── の原因……359
急性汎発性発疹性膿疱症……391
挙児希望
　── に際して事前に対策を話し合っておくべき事柄……379
　── の女性に対する投薬計画を考える上での基本データ……379
狭義の棘徐波昏迷……253
恐怖発作……112

強直間代発作重積状態……246
強直発作重積状態……248
驚愕……234
棘徐波昏迷……251
　　── を引き起こした主な薬剤……254
棘波……72
棘波群発……**68**, 70

く

クライネ・レヴィン症候群……110, **280**
クロイツフェルト・ヤコブ病……117
クロナゼパム……46, **325**
クロバザム……325
グルタミン酸受容体に対する自己免疫疾患……307
空欄"placeholder"……14
暗闇過敏……232
車酔い……135
群発・抑制交代……75

け

ケトン食……61
ケトン食およびその変法……62
　　── を試す場合の副作用……63
ゲーム……239
けいれん
　　── を主症状としないさまざまのてんかん発作重積状態の特徴……250
　　── を主症状としないてんかん発作重積状態を表す用語……249
けいれん・意識障害から出発するてんかんおよびてんかん類似症状の鑑別診断マップ……83
けいれん性失神……269
けいれん発作重積状態の初期治療……49
計算……239
痙性斜頸……91

欠神発作
　　── を伴う眼瞼ミオクロニー……156
　　── を伴う口周囲ミオクロニー……148
欠神発作重積状態……105, **248**
血管性認知症……370
結節性硬化症……352
言語障害発作重積状態……106, **264**
言語性高次大脳機能刺激（読書，会話）……237
原発性読書てんかん……237

こ

コフィン・ローリー症候群……235
ゴーシェ病……221
古典的ケトン食……61
公的支援……395
行為誘発性（praxis-induced）反射てんかん……237
抗てんかん薬
　　── による薬疹……391
　　── の血中濃度の有効治療域……34
　　── の作用点……304
　　── の作用点による効果の特徴……305
　　── の適応……31
　　── の半減期……32
　　── の副作用……32
虹彩の小結節……353
後退視……117
後頭葉てんかん……116, **206**, 208
高血糖……289
高浸透圧高血糖症候群……90
高齢発症てんかん……28
構造遺伝子……337
国際分類
　　──, 1989年……6, 7, 9, 161
　　──, 2001年以降の……161

――, 2010 年……6, 7, 131, 143
――, 2017 年……4, 8, 9, 14, 15, 143, 162
国民年金・厚生年金保険（精神の障害）用診断書……396
昏蒙……109
混濁意識……109

さ

さまざまの焦点を伴う家族性部分てんかん……344
鎖骨下動脈盗血症候群……271
最近はあまり用いられない抗てんかん薬の薬品名……300
最高血中濃度到達時間……295
錯視……210
産褥精神病……110

し

シアリドーシス……220
システムてんかん……**162**, 163
シベリアの miryachit……235
シルヴィウス発作……132
ジアゼパム……326
ジーボンス症候群……156
ジャクソン発作……87, **153**, 212
ジャクソン発作関連てんかん……211
しかめ面，発作開始時の……197
子孫のてんかん発症率……336
視床下部過誤腫による笑い発作……180
視床下部の奇形腫……117
自己終息……4
自己終息型焦点性てんかん……4
自動車の運転……386
自閉症スペクトラム障害……393
　――の亜型別てんかん発症率（愛知医科大学自験例）……394

自立支援医療（精神通院医療）用診断書……397
七味唐辛子処方……402
失神発作……85, 99, **269**
　――の分類……270
失語発作……103, 104, **216**
失読を伴う焦点性読書てんかん……238
遮断手術……58
若年型/Spielmeyer–Vogt-Sjöflgren 病……223
若年欠神てんかん……149
若年ミオクロニーてんかん……11, 84, 87, 99, **150**, 151, 355
　――，メンデル型遺伝を示さない……307
手根管症候群……115
手術適応……385
主要抗てんかん薬の薬品名……298
主要な抗てんかん薬同士の相互作用……296
主要な年齢非依存性焦点性てんかんの比率（愛知医科大学自験例）……190
授乳……382
周期性運動失調症＋小児欠神てんかん……147
周期性嘔吐症……113, **273**
周期性四肢運動障害……279
周期性スパスム……160
臭化ナトリウム……333
修正アトキンス食……61
縦断像，てんかんという疾患の……5
初回発作治療開始可否判断のための基本データ……377
初回発作の治療……376
初学者のための脳波判読注意事項……76
書痙……91
書字……239

書字誘発てんかん……238
女性の特発性の転倒……100
徐波睡眠期持続性棘徐波（CSWS）
　　……6, 9
　　── を示すてんかん性脳症……138
小運動発作の混入が目立つ小発作重積状
　　態……255
小鋭棘波……79
小児欠神てんかん
　　……101, 102, **146**, 354
　　──, メンデル型遺伝を示さない
　　……307
小児良性発作性めまい……114
小発作……13, 15
小発作重積状態……105, **249**
症候型, 発作性運動起因性ジスキネジア
　　の……283
症候性びっくりてんかん……234
焦点性意識減損発作……15
　　──, 側頭葉てんかんの
　　……94, 101, **192**
焦点性意識減損発作群発……249
焦点性意識減損発作後のもうろう状態
　　……106
焦点性意識減損発作重積状態
　　……108, **258**
焦点性てんかん……95
焦点性てんかん性放電を伴う昏睡
　　（Coma-LED）……249
焦点性てんかん同士の関係……203
焦点性てんかん発作と意識および観察可
　　能性の有無……26
焦点性発作重積状態
　　──, 意識障害を伴わない……262
上衣下巨細胞性星状細胞腫……352
状況依存性機会性けいれん……217
常染色体優性遺伝若年ミオクロニーてん
　　かん……152

常染色体優性夜間前頭葉てんかん
　　……199, 307
情動脱力発作……100, **276**
心因性非てんかん性発作……77, 85, 88,
　　94, 96, 97, 100, 106, **265**, 267
　　──, 知的障害を伴う場合（クレッチ
　　マー型）……268
　　──, てんかん発作および知的障害を伴
　　わない場合（フロイト型）……267
　　──, てんかん発作が併発する場合
　　……268
心因反応……111
心原性失神……270
身体図式の障害……210
神経線維腫症Ⅰ型……352
神経調節性失神……269
振戦せん妄……109
進行性ミオクローヌスてんかん
　　……84, 152, 153, **219**
新皮質系局在関連てんかんの臨床的特徴
　　……25
新皮質系年齢非依存性焦点性てんかん
　　……202
腎臓の血管筋脂肪腫……352

す

スタージ・ウェーバー症候群……353
スチリペントール……329
スティーブンス・ジョンソン症候群
　　……391
スプライシング……337
スルチアム……331
睡眠関連叩頭症……169
睡眠時後頭部陽性鋭一過波……**77**, 78
睡眠時ミオクローヌス……85, **279**
睡眠時律動性運動障害……281
睡眠時良性てんかん型一過波……79
睡眠紡錘波……70

せ

セロイドリポフスチン症……222
成人型/クフス病……223
精神運動発作……20
精神障害者保健福祉手帳のための診断書
　　……396
精神症状，抗てんかん薬の……44
精神病……118
脆弱性X症候群……347
摂食……242
　　——，側頭葉辺縁型……242
　　——，てんかん性スパスム型……243
　　——，傍中心回下部型……242
切除手術……58
染色体異常……339
染色体と遺伝子座の位置……338
線路様徴候……353
全身性エリテマトーデス（SLE）……368
全身麻酔療法で用いる麻酔薬……54
全般・焦点混合てんかん
　　……11, 18, **162**, 166
全般・焦点混合てんかん亜型……178
全般・焦点混合てんかん群……161
　　——の発作時脳波，鑑別診断……165
全般性あるいは焦点性てんかん性放電を
　　伴う昏睡……260
全般性てんかん性放電を伴う昏睡
　　（Coma-GED）……249
全般てんかん……18
　　——の脳波の年齢による変遷……68
全般てんかん（全般・焦点混合てんかん）
　　の主要な症候群の特徴……23
前側頭部棘波……72〜74
前庭神経炎……114
前頭・頭頂葉髄膜腫……100
前頭極系前頭葉てんかん……205
前頭側頭型認知症……370

前頭葉欠神……148
前頭葉てんかん（乳幼児）……94, **172**
前頭葉内側面の腫瘍……148
前部側頭葉切除術……384

そ

ゾニサミド……313
そろばん……239
双極性障害……44
双極誘導……66
早期発作，頭部外傷の……363
早期ミオクロニー脳症……82, 98, 174
早発良性小児後頭葉てんかん……134
促進現象……133
側頭葉てんかん……38, 40〜42, 97, 99,
　　112, 113, 117, **191**, 192
　　——，新皮質ヘッシェル回周辺に起源を
　　もつ……114
　　——の外科手術適応決定の流れ
　　……384
　　——の焦点性意識減損発作……101
　　——の発作時脳波（蝶形骨誘導を含む）
　　……75
側頭葉てんかん，前頭葉てんかんによる
　　笑い発作……181

た

ダウン症……234
ダウン症候群……346
多因子型遺伝病……339
多棘徐波……**70**, 71
多形紅斑……391
多剤併用時の薬剤整理……400
多発性硬化症……90
　　——のしびれ感……115
体性感覚……240
体性感覚誘発電位……219
大脳異形成グループ……**346**, 347

大発作……**13**, 15
単一遺伝病……339
「単純型」熱性けいれん……218
単純ヘルペス脳炎……109, **110**
蛋白結合率……**295**, 297
断薬後の再燃の危険因子……405

ち

チアリーダー姿位……166
チック……88
チャンネル病……**307**, 342
地中海型ミオクローヌスてんかん
　　　……223
知的障害を伴う脳性麻痺……179
治療経過見取り図……404
遅棘徐波……**68**, 69
遅発性小児後頭葉てんかん（ガストー型）
　　　……116, **136**
中心視の遮断……232
中心部・中側頭部棘波を示す小児良性てんかん……355
中毒性表皮壊死症……391
中年以降に初発する欠神発作重積状態
　　　……105, 108, **253**
注察念慮……43
聴覚症状を伴う常染色体優性部分てんかん……343

て

てんかん
　── と鑑別を要する頻度の高い非てんかん性疾患……7
　── と関連するイオンチャネル
　　　……303
　── に特異的な脳波異常 ……67
　── の新たな定義……6
　── を主たる症状とし，メンデル型遺伝を示すグループ……343

てんかん4大類型……6
　── の発症年齢
てんかん外科手術……59
てんかん国際分類との対比図……19
てんかん症候群，メンデル型遺伝を示さない……307
『てんかん診療ガイドライン2018』
　　　……32, **44**
てんかん診療のフローチャート……2
てんかん性脳症……162
　── におけるてんかん症候群，中核発作，発作間欠期脳波……164
てんかん大分類……27
てんかん治療開始後の流れ……3
てんかん治療開始までの流れ……2
てんかんの定義……5
　── の新旧比較……7
てんかん発作
　──，主要な……16
　──，症候群，類型……13
てんかん発作型と抗てんかん薬の作用点
　　　……306
てんかん発作重積状態
　── における治療介入の優先度
　　　……50
　── に対する定型的な治療介入
　　　……53
　── の検査・問診……51
　── の定型的治療的介入の手順（50 kg程度の成人を基準とした場合の投与量）……52
手帳と年金の等級の目安……399
低GI食……61
低血糖発作……106, 110, **289**
定位放射線治療……60
定型欠神発作重積状態……251
定常状態での細胞内外のイオンの分布状況とイオンポンプ……302

点変異……338
転倒発作……98
電位依存性イオンチャンネル……301
電位依存性ナトリウムイオンチャンネル
　　　……186

と

トピラマート……314
トリプレット……338
ドラベ症候群……83, 95, **183**
　── の大発作……184
　── のミオクロニー発作……184
投薬の終了……403
島回てんかん……201
等級判定……398
頭位性めまい……114
頭蓋頂鋭一過波(瘤波)……**77**, 78
頭頂葉てんかん……114, **210**
頭内爆発音症候群……280
頭部外傷……363
頭部外傷後てんかん発現の危険因子
　　　……364
頭部の漠然とした不快感……197
同一患者(側頭葉てんかん)における複数
　　　の焦点性発作の2017年分類での呼
　　　称……21
同語反復……203
道路交通法施行令……386
特異な原因の後頭葉てんかんの発症年齢
　　　……208
特発性全般てんかん
　── における大発作後欠神発作重積状
　　　態……261
　── の症候群……144
特発性全般てんかん亜型……**144**, 156
特発性全般てんかん群……10, **143**
　── の治療……47
　── の中核群……143

突発性発疹ウイルス……393
遁走, 解離性障害の……106

な

ナトリウムチャンネル遮断薬……39
ナルコレプシー
　　　……100, 106, 118, **274**, 276
ナンセンス変異……338
内側型 vs. 外側型側頭葉てんかん
　　　……193

に

ニトラゼパム……326
入眠時ミオクローヌス……85, 158, **278**
乳児型/Santavuori-Haltia病……223
乳児重症ミオクロニーてんかん……183
乳児ミオクロニーてんかん
　　　……83, 99, **157**
　── に伴う反射てんかん……234
乳幼児の自慰行為……103
妊娠とてんかん……378
認知症……369

ね

熱性けいれん……217
熱性けいれんスペクトラム……184
熱性けいれんプラス……95, **186**
熱性けいれんプラス+小児欠神てんかん
　　　……147
年齢依存性焦点性てんかん……8, **17**
　── に含まれるてんかん症候群の特徴
　　　……23
年齢依存性焦点性てんかん群……131
年齢依存性新生児・乳児てんかん
　　　……127
年齢依存性てんかん……127
年齢非依存性焦点性てんかん……**8**, 10
　── の治療……37

年齢非依存性焦点性てんかん群
　　　……**22**,187
　── の寛解率……188

の

脳血管障害……366
　── によるけいれん発症リスク
　　　……367
脳症に至る年齢依存性焦点性てんかん群
　　　……137
脳卒中の前駆症状……118
脳波記録の原理……66
脳波の周波数……79
脳波判読の原則……67
脳梁離断術……58

は

バルト海型ミオクローヌスてんかん
　　　……224
バルプロ酸……307
パーキンソン病……100,277,284
パナエトポラス症候群……9,113,**134**
パニック障害……112
パリスター・ホール症候群……181
パリラリア……203
背外側系前頭葉てんかん
　　　……89,**204**,205
肺梗塞……112
排尿後失神……8
橋本脳症……368
発語失行を伴う常染色体優性ローランド
　　　てんかん……133
発語停止……103
鼻ぬぐい……193
反射性乳児ミオクロニーてんかん
　　　……158
反射てんかん……227
　── の誘発因子と臨床発作型……228
反復視……117
半球離断術……58
晩期発作，頭部外傷の……364
晩発性レンノックス症候群……99

ひ

ヒトヘルペスウイルス 6……393
ヒプスアリスミア……75
ビガバトリン……327
ビタミン B_6……329
ピーク値と半減期……294
ピクつき
　──, 一側性の……87
　──, 両側性の……82,84
ピュクノレプシー……101,102,**146**
ピラセタム……332
ピリドキサール依存性てんかん……183
ピリドキシン依存性てんかん……181
びっくりてんかん……**234**,240
びっくり病……90,100,**290**
皮質下多切除……58
非けいれん性発作重積状態……248
　──, 意識障害を伴う……251
非ケトーシス高グリシン血症……175
非言語性高次大脳機能刺激……239
非進行性疾患のミオクロニー脳症
　　　……82,**178**
　── のアンゲルマン症候群型……179
非てんかん性を示唆する臨床症状
　　　……266
非定型欠神発作重積状態……105,**252**
非定型精神病（急性一過性精神病性障害）
　　　……110
非定型ローランドてんかん……133,**142**
光過敏性・睡眠時乳児ミオクロニーてん
　　　かん……158
光過敏性後頭葉てんかん……206
光刺激……228

光突発反応……229
描画……239

ふ

ファントム棘徐波……79, 80
ファントム欠神発作を伴う特発性全般てんかん……155
フェジャーマン症候群……291
フェニトイン……320
フェノバルビタール……317
フォリン酸依存性てんかん……182
フレームシフト……338
プリミドン……319
プロモーター……337
不安障害……44
不思議の国のアリス症候群……273
腹性片頭痛……273
複合剤の薬品名……301
複合片頭痛……273
複雑部分発作……15
分節性ミオクローヌス……87
分類不能てんかん……36, 46

へ

ベンゾジアゼピン……324
ベンゾジアゼピン系抗てんかん薬の薬品名……300
ペランパネル……316
閉眼……230
閉眼直後……230
片頭痛……113, 115, **273**
片側顔面けいれん……88
辺縁系焦点性てんかん……103
　── の脳波的特徴(頭皮上脳波)……23
　── の臨床的特徴……23
辺縁系前頭葉……101
辺縁系前頭葉てんかん……89, 94, 99, 110, 173, **197**, 198, 199
　── の帯状回型……199
辺縁系年齢非依存性焦点性てんかん……188
扁桃核……263
扁桃核腫大を伴う側頭葉てんかん……195
弁蓋発作重積状態……142, **265**

ほ

ポートワイン斑……353
ポケモンてんかん……207, 229
ポリアンナ症候群……263
歩行てんかん……244
補足運動野系前頭葉てんかん……89, 90, 103, **202**
紡錘波……77
傍腫瘍性辺縁系脳炎……362
発作
　──, 特定の形によって誘発される……245
　──, 特定の光景によって誘発される……245
　──, 内臓感覚によって誘発される……245
　──, 臭い刺激によって誘発される……245
　──, 排便と排尿のいずれでも誘発される……245
　──, 排便によって誘発される……245
　── が止まっている場合，どの程度積極的に切り替えを話し合うか……38
発作後精神病……108
発作時脳波，事例16の……94
発作重積状態……246

──の初期・完成期治療薬の特徴
　　　　……54
発作症状による局在診断……189
発作性運動起因性ジスキネジア
　　　　……90,282
発作性運動障害……282
発作性ジスキネジアの鑑別ポイント
　　　　……283
発作性失調症Ⅰ型……286
発作性の見当識障害……103
発作性非運動起因性ジスキネジア
　　　　……90,284
発作性両側性のピクつきが主訴（成人）
　　　　──ピクつきの詳細……86
発作性労作誘発性ジスキネジア
　　　　……284,288
　　──と書痙を伴う常染色体劣性ローランドてんかん……133

ま

マックリーンの図式とてんかんグループ
　　　　……191
麻痺性てんかん発作重積……261

み

ミオクロニー欠神てんかん……176
ミオクロニー脱力てんかん
　　　　……84,99,**159**,172,186
ミオクロニー発作重積状態……257
ミオクロニー発作とてんかん性スパスムの相違……169
ミスセンス変異……338
ミトコンドリア遺伝病……339
ミトコンドリア脳筋症・乳酸アシドーシス・脳卒中様発作症候群……116
ミラー・ディーカー症候群……351
耳鳴り発作……215

む

むずむず脚症候群……279
　　──,症候性……279
無酸素脳症後ミオクローヌス……85
無投薬で経過観察する場合の事前説明
　　　　……35

め

メインの飛び跳ねフランス人……235
メッセンジャーRNA……337
メニエール病……114
メンケス病……351
メンデル型遺伝
　　──を示す家族性てんかん……307
　　──を示すてんかん症候群……341
メンデル型遺伝病……339
めまい……210
迷走神経刺激装置……56
迷走神経刺激療法……56
免疫介在性脳炎・脳症……360

や

ヤンツ症候群
　　　　……11,84,87,99,**150**,151,355
夜間せん妄……108
夜間ミオクローヌス……279
夜驚……110,**277**
薬剤起因性過敏症候群……391
薬剤性の発疹……33
薬疹
　　──の好発時期と特徴的出現部位
　　　　……392
　　──の種類別臨床特徴……392
薬物中毒……371

ゆ

湯あみ……241

索　引　**417**

遊走性焦点性発作を伴う乳児てんかん
……178

よ

予防接種……388
予防接種法の改正……388
幼児型/Jansky-Bielschowsky 病……223
要素性幻視……116, 206
陽性棘波……72

ら

ラコサミド……315
ラスムッセン症候群……214
ラフォラ病……116, **222**
ラモトリギン……311
ランス・アダムス症候群……85
ランドー・クレフナー症候群
……6, 9, **140**

り

粒起革様皮膚……352
瘤波……77
両側後頭部石灰化を伴うてんかん症候群
……207
良性家族性新生児・乳児てんかん
……130
良性家族性新生児てんかん……98, **127**
良性家族性乳児てんかんプラス発作性ジスキネジア……130

良性新生児睡眠時ミオクローヌス
……82, 98, 168
良性新生児てんかん……98, **128**
良性成人型家族性ミオクローヌスてんかん……85, **226**
良性乳児てんかん……129
良性非てんかん性乳児スパスム……168

る

ルフィナミド……328

れ

レヴィー小体型認知症
……100, 109, 117, 277, 370
レックリングハウゼン病……352
レベチラセタム……305
レム睡眠行動異常と夜驚のてんかんとの鑑別ポイント……275
レム睡眠行動障害……110, 277
レンノックス・ガストー症候群(レンノックス症候群)
……93, 99, 118, **170**
――, 特発性……172
――, 晩発性……172

ろ

ローランド棘波……**70**, 71, 132
ローランドてんかん
……9, 11, 87, 95, **131**, 355
ローランド発作……132

数字・欧文

数字

1p36 欠失症候群……350
3 c/s 棘徐波……**68**,69
4p 症候群……350
6 Hz 棘徐波……**79**,80
14 & 6 Hz……79
14 & 6 Hz 陽性群発……80
15q テトラソミー症候群……350

A

ABPE……133,**142**
Acetazolamide……330
acute generalized exanthematous pustulosis……391
ADNFLE……199
ADPEF……343
ADRESD……133
AGEP……391
ALDH7A1……182
amaurosis fugax……271
angiomyolipoma……352
anticipation……133
ARX……167
ATP1A2……130
ATP7A……351
atypical benign partial epilepsy of childhood……133,**142**
aura continua……262
autosomal dominant nocturnal frontal lobe epilepsy……199
autosomal dominant partial epilepsy with auditory features……343
autosomal dominant rolandic epilepsy with speech dyspraxia……133

AZA……330

B

BAFME……226
BECTS……131
benign adult familial myoclonus epilepsy……226
benign epilepsy with centrotemporal spikes……131
benign epileptifrom transient of sleep……79
benign familial neonatal epilepsy……127
benign infantile epilepsy……129
benign neonatal epilepsy……128
Benommenheit……109
BETS……79
BFNE……127
BIE……129
BNE……128

C

CACNA1A……147
CACNA1H……354
CAE……146
carbamazepine……309
CBZ……309
CBZ エポキシド……310
CDKL5……167
cephalic sensation……197
childhood absence epilepsy……146
CHRNA4……200
CHRNB2……200
CJD……117
CLB……325
clobazam……325

clonazepam……325
CSTB……224
CSWS……138
　── の，ミオクロニー脱力型……139
　── の，無症候型……140
　── の，ランドー・クレフナー型
　　……140
　── の，ローランドてんかん型
　　……139
CZP……325

D

dentato-rubral-pallido-luysian-
　atrophy……224
diazepam……326
DIHS……391
DRPLA……224
drug-induced hypersensitivity syndrome
　……391
DZP……326

E

early infantile epileptic encephalopathy
　……175
early myoclonic encephalopathy……174
EFHC1……355
EFMR……349
EIEE……175
electrical status epilepticus during sleep
　……139
ELP4……355
EME……174
EPC……87，**214**
　──，高浸透圧高血糖によって誘発され
　　た……91
　── の通常型(非ラスムッセン型)
　　……214
epilepsia partialis continua……87，**214**

epilepsy in females with mental
　retardation……349
epilepsy of infancy with migrating focal
　seizures……178
EPM2A……222
EPM2B……222
erythema multiforme, minor……391
ESES……139
　── 関連てんかん……173
ESM……322
ethosuximide……322
eyelid myoclonias with absence……156

F

faciobrachial dystonic seizure
　……88，90，**361**
FAF……343
familial aphasic fits……343
familial partial epilepsy with variable
　foci……344
familial temporal lobe epilepsy……344
fixation-off……136
fixation-off sensitivity……232
FMR1……347
FOS……232
FPEVF……344
FS+……186
FTLE……344

G

gabapentin……323
GABRA5……348
GABRB3……348
GABRG1……152，354
GABRG2……147，185，186，354
GABRG3……354
GAD(glutamic acid decarboxylase)
　……360

―― 抗体関連脳症……360,361
GBP……323
GEFS+……186
generalized epilepsy with febrile seizures plus……186
Getrübtes Bewusstsein……109
GLI3……181
Glut-1 欠損症……91,101,148
GM2 ガングリオシドーシス（テイ・サックス病，サンドホッフ病）……235
GNAQ……353
GRIN2A……355

H

HHE（hemiconvulsion, hemiplegia, epilepsy）症候群……193,217
HHV-6……393
HVS-GM（high voltage slow wave-grand mal）症候群……95
hyperkinetic seizure……198

I

ictal stupor……105

J

jactatio capitis nocturna……169
JME……150
juvenile myoclonic epilepsy：JME……150

K

K-コンプレックス……279,281
KCNA1……286
KCNQ2……128
KCNQ3……128
Kleine-Levin syndrome……280

L

lacosamide……315

lamotrigine……311
Landau-Kleffner syndrome……140
LCM……315
LEV……305
levetiracetam……305
limb-shaking TIA……271
Lisch nodule……353
LKS……140
LTG……311

M

MELAS……116,**214**
MERRF……222
mitochondrial encephalopathy with "ragged red fibers"……222
MR1……284
MST……59
multiple subpial transection……58

N

NCSE……248
NF1……352
NMDA（*N*-methyl-D-aspartate receptor）……360
―― 受容体脳炎……93,94,110,**362**
nocturnal paroxysmal dystonia……198,**199**
non-convulsive status epilepticus……248

P

palinopsia……117
Pallister-Hall syndrome……181
PB……317
PCDH19……185,349
perampanel……316
phenobarbital……317
phenytoin……320
PHT……320

PME……219
PMP……316
PNPO……183
porropsia……117
positive occipital sharp transient of sleep
……78
POSTS……78
primidone……319
PRM……319
progressive myoclonic epilepsy……219
PRR2……130
PRRT2……282

R

RFN……328
Rufinamide……328

S

SCN1A……185,186
SCN1B……186
SCN2A……130,186
SCN9A……292
scotosensitivity……232
SEGA……352
shagreen patch……352
SJS……391
SLC2A1……285
SME……183
spasmus nutans……169
SPECT……96,198
speech arrest……103
spike-wave stupor……251
Stevens-Johnson syndrome……391
STK9……167
subclavian steal syndrome……271

subependymal giant cell astrocytoma
……352
subtle SE……261
sursum vergens……171

T

temporal intermittent delta activity
……194
TGA……272
TIA……116,**271**
topiramate……314
toxic epidermal necrolysis：TEN……391
TPM……314
tram-track sign……353
transient global amnesia……272
transient ischemic attack……116,271
TSC1……352
TSC2……352

V

valproate……307
verändertes Bewusstsein……109
VGKC（voltage gated potassium channel）
……360
──── 複合体抗体関連脳症……88,361
VGT……327
vigabatrin……327
VPA……307

W

wicket 波……76

Z

ZNS……313
zonisamide……313